金陵医派名家 效验方精选

谢英彪　胥　波　徐晓明　主编

中国科学技术出版社
·北　京·

图书在版编目（CIP）数据

金陵医派名家效验方精选 / 谢英彪，胥波，徐晓明主编 . —北京：中国科学技术出版社，2021.5

ISBN 978-7-5046-8502-5

Ⅰ . ①金… Ⅱ . ①谢… ②胥… ③徐… Ⅲ . ①验方－汇编 Ⅳ . ① R289.5

中国版本图书馆 CIP 数据核字（2019）第 276209 号

策划编辑	崔晓荣
责任编辑	张晶晶
装帧设计	北京胜杰文化发展有限公司
责任校对	凌　雪
责任印制	马宇晨

出　　版	中国科学技术出版社
发　　行	中国科学技术出版社有限公司发行部
地　　址	北京市海淀区中关村南大街 16 号
邮　　编	100081
发行电话	010-62173865
传　　真	010-62173081
网　　址	http://www.cspbooks.com.cn

开　　本	720mm×1000mm　1/16
字　　数	332 千字
印　　张	25.25
版　　次	2021 年 5 月第 1 版
印　　次	2021 年 5 月第 1 次印刷
印　　刷	河北鑫兆源印刷有限公司
书　　号	ISBN 978-7-5046-8502-5/R·2506
定　　价	56.00 元

内容提要

本书收录了近 70 位明代、清代、民国时期和现代已故和健在的著名中医药专家自创的近 200 个病种的名方 300 余首，并逐一加上赏析一项，进行了引导性评价。其中包括国医大师、全国首届名中医、国家级师承导师、省市名中医及活跃在当今临床第一线中年中医专家的效验方，这些名方反映了现代中医临床与方剂学的经验结晶，具有极高的学术水平和实用价值，是临床医家、科研教学人员、基层医务人员不可多得的指导用书，对寻常百姓的自我医疗和养生保健也有现实指导作用。

谢英彪，南京市中医院名医馆主任中医师、教授，从医55年。谢主任文史哲基础扎实，中医功底深厚，思维活跃，视野开阔，是张简斋医术的研究学者和代表性传承人，在传承和创新方面身体力行，硕果累累，为后辈作出了表率。他是一位能治、能讲、能写的"三能"专家。他主编了80多部学术专著，同时在传播中医药文化，推动中医药科普方面倾注了大半个世纪的心血，至今已出版科普著作500多部，为省市科普领军人物。谢主任对中医养生学颇有研究，现为南京中医药大学国家级重点学科"中医养生学"学术带头人。谢老是我们中医人之楷模。

南京市中医院院长：虞鹤鸣

前　言

　　"金陵"是南京最古老又雅致的别称。六朝古都的繁华，十朝都会的鼎盛，铸造了南京丰厚的历史文化底蕴，植根于中华文化的中医药事业，在这座历经沧桑的千年古城中名医辈出，并逐步形成"金陵医派"。

　　金陵医派起始于明代，奠定于清末与民国时期，发展于近代。其中最著名的领军医家为民国一代名医——张简斋，他的第一代传人近百名，当时有"南张北施"（指张简斋与施今墨）之称谓。第二代传人有数百人，目前仍活跃在临床第一线，为南京市中医院、江苏省中医院、南京中医药大学等单位的医疗骨干和教学骨干。他的第三代传人已成为名中医和临床专家。目前，金陵医派中的丁氏肛肠医术已被列为国家级非物质文化遗产名录；张简斋国医医术已列入南京市非物质文化遗产名录；张简斋中医温病医术已列入江苏省非物质文化遗产名录；洪氏眼科医术和金陵推拿医术已列入省、市非物质文化遗产名录。正在准备申报的还有傅氏内科医术、谢氏脾胃病医术、胥氏妇科医术、徐氏外科医术等项目。金陵医派薪火相传，人才辈出。

　　"医圣"张仲景倡导"勤求古训，博采众方"。为了进一步弘扬金陵医派名老中医、现代著名中医临床专家的学术经验，提高中医临床诊疗水平，推动中医"名医战略"的实践；为了突出中医药特色，发挥中医药优势，振兴中医药事业，我们组织了一批金陵医派的中医药临床专家，由"张简斋中医温病医术"代表性传承人谢英彪教授领衔编撰这部《金陵医派名家效验方精选》。本书精选了金陵医派从明代、清代、民国时期到近代的已故和健在的著名中医药专家，其中包括国医大师、全国首届名中医，国家级师承导师、省市名中医及活跃在当今临床第一线中年中医专家自创的效验方300余首，按组成、制法、用法、功效、主治、加减法、赏析等项，逐一进行了详细介绍。

本书收录的效验方涵盖了汤剂、丸剂、膏剂等近20种不同剂型，有的还是创新剂型；本书效验方涉及消化系统、心血管系统、癌症、男科病、妇科病、养生保健等15个系统近200个病种的效验方，覆盖面广泛；本书收录的效验方多数为利用作者的人际关系征集而来，多为第一次公开发表，部分从散在相关书籍、杂志中引用、整理、挖掘而成，在此仅向有关作者致以衷心的谢意；每则效验方特意加上赏析一项，对效验方的组方意义，好在哪里？妙在何处？作了引导性评价；本书收录了主编从医53年研究总结的自创效验方80多首，较集中地反映了作者继承与创新的成果；本书收录效验方过程中强调精良，以组成合理、配伍精当、君臣佐使明确、疗效显著、无不良反应的精良效验方为首选。

"千方易得，一效难求"，本书收载的300多首效验方，凝聚了近70位金陵医派名家数十年心血和毕生临床实践的经验结晶，反映了金陵医派中医药临床和现代方剂学的发展趋势和最新水平、最新成果，具有极高的学术价值与使用价值。

南医堂品牌作为非物质文化遗产"张简斋国医医术"传承转化项目，一直致力于将张氏非遗文化推向全世界，为中国中医药文化的复兴添砖加瓦，并将本书作为推荐图书，特此致谢！

本书不仅可供临床医疗、科研教学人员参考与研究，也是广大基层医务人员临床治病的工具书，对广大寻常百姓的自我医疗和养生保健也有现实指导作用。

编者

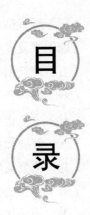

目录

三 肝胆系统疾病名家效验方

四　心血管系统疾病名家效验方

五　神经系统疾病名家效验方

六 呼吸系统疾病名家效验方

七 泌尿系统疾病名家效验方

八 风湿免疫系统疾病名家效验方

九 内分泌代谢性疾病名家效验方

十二　男科疾病名家效验方

十三 外科疾病名家效验方

十四 其他疾病名家效验方

十五　养生保健类名家效验方

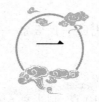

一

温热病名家
效验方

（一）张氏小柴胡汤加减方（张简斋）

金陵医派奠基人、清末民国一代医宗——张简斋治疗流行性感冒效验方——张氏小柴胡汤加减方

【组成】柴胡12克，黄芩10克，制半夏6克，太子参10克，金银花15克，薄荷6克（2次后下），射干10克，陈皮6克，生姜5克，红枣3枚，炙甘草3克。

【制法】以上为每人1天剂量，先用冷水浸泡40分钟，旺火煮沸，改文火煎煮20分钟，煎煮2次，合并滤汁。

【用法】上下午分服。重症患者每日2剂，4次分服。

【功效】升阳达表，解半表之邪；降泻退热，清半里之邪，防邪深入。

【主治】流行性感冒，症见发热不退伴阵发性恶风恶寒，口苦咽干，或见咽喉肿痛，心烦喜呕，舌苔薄白，或薄黄，脉弦数。

【赏析】1925年春夏之交，南京地区瘟疫流行，天天死人逾百，古金陵的几家寿材店的生意好得出奇，丧户每每排队争购。马林医院（有美国教会的背景，即如今南京鼓楼医院的前身）中有几位知名西医也热心地诊疗，曾设法从上海、苏州两地借调美籍医生帮助治疗。但面对汹汹而来的疫情却一时束手无策，当时南京的东南五省联军总司令孙传芳一时也慌了手脚，召集省长、督军等大员开会，发放救济金，以保社会稳定，并广出告示，呼吁市民齐心合力，战胜疫灾，并组织医护人员，逐街消毒。当时南京几位名中医均采用银翘散、清瘟败毒散等清凉之方药，但皆未奏效，疫情日见严峻。张简斋自告奋勇，出来诊治，在中华路三山街的一家中医堂坐诊，以他另辟蹊径配制的小柴胡汤加减方施予患者。小柴胡汤辛温宣发，使很多患者立起沉疴，转危为安，恢复了健康。这令其他医家对身材瘦小又一腿微跛的张简斋

刮目相看，绅商界人士亦都啧啧称奇，遂紧急集资采购柴胡等中药几百担，统交张简斋监制，当时南京老字号的"泰和生""张泰和"等 10 多家中药店日夜加班，配制张简斋的效验方。经月余奋战，瘟疫得以控制，成千上万市民庆幸避免了疫情，恢复了健康，从此张简斋一举成名，蜚声医坛，被尊为"南京二张"（即张栋梁、张简斋）之一，后又被尊为"南张北施"（北施指北京的施今墨）。柴胡善于祛邪解表退热、疏解少阳半表半里之邪，对于外感表证发热，无论风热、风寒表证，皆可使用，现代药理研究证实，柴胡具有良好的解热、镇静、镇咳等广泛的中枢抑制作用，还有抗感冒病毒、增强蛋白质生物合成及增强免疫功能等作用，为张氏效验方之君药；黄芩长于清泄肺部及上焦之热和少阳半表半里之热，现代药理研究发现，对多种细菌、病毒有抑制作用，为臣药；薄荷协助柴胡解表祛邪，且能醒脾开胃，金银花、射干辅助黄芩清热利咽，抗病毒，三味药物为本方的佐药；小柴胡汤原方中的人参可补中扶正，简老恐其力大滋腻，改以清补扶正的太子参代替。生姜、大枣、甘草，和胃降逆，调和诸药，兼为使药。在《伤寒论》中指出应用小柴胡汤"但见一证便是，不必悉具"，说明只要见到一部分主要症候就可使用本方。小柴胡汤原为和解少阳的代表方剂，简老将小柴胡汤加减方巧妙应用于金陵城流行性感冒大爆发，足见其大胆灵活、独具匠心也！原方中的人参，改以清补扶正的太子参代替。生姜、大枣、甘草，和胃降逆，调和诸药。

（二）清凉饮子加减方（随霖）

金陵医派最古老的中医世家鼻祖随霖治疗流行性出血热效验方——清凉饮子加减方

【组成】黄芩 10 克，黄连 5 克，金银花 15 克，大青叶 15 克，玄参 15 克，生山栀 10 克，丹皮 10 克，赤芍 10 克，薄荷 6 克，当归 10 克，生地黄 10 克，生甘草 3 克。

【制法】以上药用冷水浸泡 30 分钟，药锅加水适量，煎煮 2 次，合并滤汁。

【用法】每日 1 剂，2 次分服。重症患者每日 2 剂，4 次分服。

【功效】清热解表、凉血解毒。

【主治】恶寒发热、头痛咽痛、皮肤斑疹等急性瘟疫病。

【赏析】1793 年前后，南京疫病大流行，每天病死者众多，官府及民众惊恐万分。普通老百姓对这种传染快、病情重、死亡率高的疾病更是束手无策。这时城北的随霖挺身而出，他认为这种瘟疫病变在外可化"毛"而成疔毒，在内亦可化"毛"而伏于皮肤及黏膜。其治法可从"羊毛疔"（头痛、畏寒发热、胸背起红点，红点内有羊毛状物的一种致死性疾病）的治法推究而来，此法属于中医内病外治之法。随霖对本病采取独辟蹊径的内外兼治之法，大胆辨证施治，使用古方"清凉饮子"，主要成分为黄芩、黄连、玄参、山栀、丹皮、赤芍、生地黄、薄荷、当归、生甘草等，增加金银花、大青叶等药，共奏清热解毒、凉血透疹、清利咽喉之效，并灵活随症加减，与城南名医周魁一道使金陵的疫情得以控制，活人无数。并提出：羊毛瘟属于伏气温病，易于误诊误治。对于此病，笔者根据文献记载和症状描述，推断可能是流行性出血热、猩红热一类的急性传染病。随霖著有《羊毛瘟症论》一书，又称《瘟症羊毛论》，成书于 1795 年。南京城南的名医周魁，亦为与随霖同时期的清代名医。同样善治疫病，并著有《温病指归》四卷，成书于 1799 年。该书以《广温疫论》为宗，对温病若干问题的论述、多种病证和治法的辨析、治疗方药的选择均有深入记载及个人的临床经验。书末还附有温病危重之证和羊毛瘟症的辨治的医案。现在，该书内容收载于《三三医书》及《中国医学大成》等著作中。当时，"北随（霖）南周（魁）"善治瘟疫病在金陵传为美谈。

（三）陈氏清化痰热方（陈寿春）

金陵医派儿科大家陈寿春主任中医师治疗麻疹合并肺炎效验方——陈氏清化痰热方

【组成】炙麻黄 3 克，杏仁（去皮、尖）6 克，炙甘草 1 克，石膏 10 克（先煎），葶苈子 6 克，紫苏子 6 克，黄芩 10 克，炙百部 6 克，前胡 6 克，鱼腥草 10 克。

【功效】清热豁痰，开肺平喘。

【主治】痰热闭肺型麻疹合并支气管肺炎。症见气喘，鼻翼翕动，喉间痰鸣，发热不退，颜面、口唇青紫，舌有紫气，苔黄腻而厚，脉数。

【制法】每日 1～2 剂，每剂煎煮 2 次，每次 15 分钟，去渣取汁。

【用法】每日口服 2～4 次。

【加减法】

1. 痰多不易咯出加猴枣散 0.5 克（吞服）。

2. 热甚便秘加生大黄 2 克（2 次后下），风化硝 2 克（2 次冲服）。

3. 唇紫加丹参 6 克，赤芍 6 克。

【赏析】本方中麻黄、杏仁、生石膏、甘草清肺平喘；苏子、葶苈子泄肺平喘；百部、前胡宣肺肃肺平喘；银花、黄芩为清肺热之良药。本方系陈主任根据五虎汤合葶苈大枣泻肺汤化裁而来，对麻疹合并支气管肺炎属于痰热闭肺证者收效甚捷。

（四）加味麻杏石甘汤（陈寿春）

金陵医派儿科大家陈寿春主任中医师治疗麻疹合并肺炎效验方——加味麻杏石甘汤

【组成】炙麻黄3克，杏仁6克，石膏10克（先煎），银花6克，甘草2克。

【制法】每日煎服1剂。

【用法】每日2次分服。

【功效】清热化痰，开肺平喘。

【主治】风热闭肺型麻疹并发支气管肺炎。症见发热恶风，烦躁不安，咳嗽剧烈，气急，鼻翼翕动，涕泪俱无，大便干结，舌红苔黄，脉数大。

【加减法】

1. 咳剧痰多加浙贝母6克，鲜竹沥5克，炙枇杷叶6克。

2. 发热重加黄芩6克，连翘6克，鱼腥草6克。

3. 便秘严重加生大黄2克（分2次后下）。

4. 兼夹积滞加莱菔子5克，大腹皮5克。

【赏析】1963年南京市中医院开设麻疹病房30张床位，由陈寿春主任诊治，危重患儿也请濮青宇、傅宗翰两位院长会诊。本人曾在麻疹病区实习，此方便是陈主任治疗风热闭肺型麻疹合并支气管肺炎的效验方。麻黄、银花为君，取其宣肺清热，平喘止咳之功；杏仁降气止咳为臣；生石膏清泄肺热为佐；甘草调和诸药，且能润肺止咳为使药。全方温凉并用，既可清肺热，又可开肺气，还可平喘止咳化痰。

（五）荆防杏苏汤（谢昌仁）

金陵医派奠基人张简斋师传弟子、民国金陵名医王筱石第三代传人谢昌仁主任中医师治疗风温（急性肺炎风寒痰浊型）效验方——荆防杏苏汤

【组成】荆芥5克，防风5克，苏叶5克，桔梗6克，炙百部10克，杏仁10克，前胡6克，苏子梗各6克，橘皮6克，姜夏10克，炙甘草3克。

【制法】每日煎服1剂。

【用法】每日2次分服。

【功效】疏风解表，宣肺化痰。

【主治】肺炎早期出现外感风寒，痰浊伏肺。症见恶寒重而发热不甚，无汗身楚，咳嗽痰白而稀，胸闷或痛，舌苔薄白，脉浮等。

【赏析】肺炎早期以风温（热）之邪，外袭肺卫者多见，但亦有少数患者表现为恶寒重而发热不甚，无汗身楚，咳嗽痰白而稀，胸闷或痛，舌苔薄白，脉浮等症。根据中医辨证，为外感风寒，内舍于肺，郁阻气道，肺气失其宣降。治宜温散之品以疏风散寒，宣降肺气。方选杏苏散、荆防败毒散等加减，忌投寒凉之剂，否则反而容易加重病情，故谢老选用效验方荆防杏苏汤，经观察有利于肺部炎症的吸收。本方荆芥、防风、苏叶为辛温解表之轻剂，前胡、桔梗、炙百部、杏仁为宣肺化痰治疗的临床常用药物，为本效验方主要成分。紫苏、橘皮、姜半夏可化痰和胃，与炙甘草同为佐使药。中医治病重在辨证，并非肺炎一律妄投清热解毒之药方能奏效。本方如果三剂不愈，风寒可能开始转为肺热，应该慎用本效验方。

（六）清疏宣化汤（谢昌仁）

金陵医派奠基人张简斋师传弟子、民国金陵名医王筱石第三代传人谢昌仁主任中医师治疗风温（急性肺炎风温夹痰型）效验方——清疏宣化汤

【组成】桑叶10克，薄荷5克，前胡6克，银花12克，连翘12克，生苡仁12克，冬瓜仁12克，杏仁10克，桔梗5克，炒黄芩5克，浙贝10克，芦根30克，炙甘草3克。

【制法】每日煎服2剂。

【用法】4次分服。

【功效】清肺疏风，宣化痰热。

【主治】风温初起，邪犯肺卫。症见起病急骤，发热微恶风寒，咳嗽微喘，痰白或黄，胸闷或痛，口干微渴，舌边尖红，苔薄黄或薄白，脉浮数。

【赏析】风温为阳邪，风温袭于表卫则卫气阻郁，卫气通于肺，肺合皮毛，故风温病毒外受，肺卫首当其冲。本效验方桑叶、薄荷辛凉解表，银花、连翘清解肺热，为本方主要药，对风温初起，邪犯肺卫颇为合拍；黄芩、浙贝、桔梗、杏仁、苡仁、冬瓜仁为临床清化痰热的常用药物，为本方辅助药；芦根清肺热、生津液，炙甘草调和诸药，为本方佐使药，共奏清疏宣化之功效，可防止风热内传，酿成重症。

（七）清肺泄热方（谢昌仁）

金陵医派奠基人张简斋师传弟子、民国金陵名医王筱石第三代传人谢昌

仁主任中医师治疗风温（急性肺炎风温痰热型）效验方——清肺泄热方

【组成】银花 12 克，连翘 12 克，炒黄芩 6 克，石膏 20 克（先煎），赤芍 10 克，全瓜蒌 10 克，芦根 15 克，炙麻黄 6 克，枇杷叶 10 克，浙贝母 10 克，杏仁 10 克，炙甘草 3 克。

【制法】每日煎服 2 剂。

【用法】4 次分服。

【功效】清肺泄热，宣肺化痰。

【主治】外邪顺传气分，热壅肺气，蒸液为痰，痰热郁阻于肺，气机不利，肺络受损则可出现高热不退，烦渴多饮，面赤咳嗽，胸痛气喘，咯痰黄稠或铁锈色痰，或带血丝，舌红质干苔黄，脉滑数或洪大等症。

【加减法】

1. 热盛者银花增加至 15 克，鱼腥草 10 克。

2. 胸痛者加郁金 10 克。

3. 烦躁者加栀子 10 克，豆豉 10 克。

4. 气喘者加桑白皮 10 克，葶苈子 10 克。

5. 痰中带血者加白茅根 15 克，黛蛤散 10 克（包）。

6. 便秘者去炙麻黄加火麻仁 10 克。

7. 口干舌红阴伤甚者加沙参 10 克，麦冬 10 克，石斛 10 克。

【赏析】外邪顺传气分，热壅肺气，蒸液为痰，痰热郁阻于肺，气机不利，肺络受损则可出现高热不退，烦渴多饮，面赤咳嗽，胸痛气喘，咯痰黄稠或铁锈色痰，或带血丝，舌红质干苔黄，脉滑数或洪大等证。此证可见于各种肺炎的极期。应亟用清肺泄热、宣肺化痰法治疗。此证不解，其传变有二：一是顺传于胃，一是逆传心包。临床常用麻杏石甘汤合千金苇茎汤治疗。谢老清肺泄热方皆根据以上古方化裁而成。

（八）清肺理肠汤（谢昌仁）

金陵医派奠基人张简斋师传弟子、民国金陵名医王筱石第三代传人谢昌仁主任中医师治疗风温（急性肺炎肺热大肠湿热型）效验方——清肺理肠汤

【组成】银花10克，连翘10克，葛根10克，炒黄芩6克，炒川连3克，熟木香5克，生苡仁12克，冬瓜仁12克，前胡6克，赤茯苓10克，芦根30克。

【制法】每日煎服2剂。

【用法】4次分服。

【功效】清肺化痰，清化大肠湿热。

【主治】肺经热盛，下迫大肠而成湿热下利。症见高热，咳嗽气促，胸痛咯痰黄稠，兼见腹痛，泻下黄臭稀粪，小便短赤，苔黄脉濡数等症。

【赏析】肺与大肠相表里，肺经热盛，可下迫大肠而成湿热下利。此时既要清肺化痰，又要清化大肠湿热。吾师在临床常以葛根芩连汤合苇茎汤加味而成清肺理肠汤进行上下调治。

（九）清肺通腑汤（谢昌仁）

金陵医派奠基人张简斋师传弟子、民国金陵名医王筱石第三代传人谢昌仁主任中医师治疗风温（急性肺炎肺热里结型）效验方——清肺通腑汤

【组成】石膏20克（先煎），知母6克，甘草3克，银花12克，连翘12克，杏仁10克，冬瓜仁12克，川贝6克，全瓜蒌12克，生大黄10克（2次后下），

芦根 30 克。

【制法】每日煎服 2 剂。

【用法】4 次分服。

【功效】清肺化痰，泄热通腑。

【主治】肺热传胃，腑气不通，风温传入气分，高热不退，大便秘结，数日不解，舌红苔黄燥或黄厚，脉洪数者。

【赏析】邪入气分热蕴肺气，最易从阳明经证传入阳明腑实证而致里结。根据肺与大肠相表里的关系，肺经邪热可通过清胃通腑而得以下泻。同时通腑攻下方药如大黄，不仅具有泻下作用，还能清热泻火解毒。近代药理研究也证实大黄等药对肺炎双球菌有明显的抑菌作用。所以，临证中凡见风温传入气分，高热不退，大便秘结，数日不解，舌红苔黄燥或黄厚，脉洪数者，均应运用清热通腑法治疗。吾师常用宣白承气汤化裁，或以麻杏石甘汤加大黄、瓜蒌等药清肺通腑汤。经临床观察，药后常能泻下恶臭积粪，高热随便通而得以下降，症情向愈。

（十）清肺养阴汤（谢昌仁）

金陵医派奠基人张简斋师传弟子、民国金陵名医王筱石第三代传人谢昌仁主任中医师治疗风温（急性肺炎热盛阴伤型）效验方——清肺养阴汤

【组成】南沙参 12 克，青蒿 6 克，黄芩 6 克，银柴胡 10 克，鳖甲 12 克，地骨皮 12 克，连翘 12 克，杏仁 10 克，冬瓜仁 12 克，浙贝 10 克，清半夏 10 克，炙甘草 3 克。

【制法】每日煎服 2 剂。

【用法】4 次分服。

【功效】清肺化痰，养阴退热。

【主治】热盛阴伤，正不胜邪。症见咳嗽、痰少不宜咳出、胸痛、身热稽留不退，汗出而热不解，咳嗽胸痛，舌质红少津苔黄，脉细数。

【赏析】风温阳邪，最易伤津耗液，热邪久留，阴液必然被烁，阴伤则正难胜邪，往往出现身热稽留不退，汗出而热不解，咳嗽胸痛，舌质红少津苔黄，脉细数。多见于各种肺炎的末期。此时徒投苦寒泄热之剂而不滋养阴液，则热恋难退，必须清肺养阴并投，顾护阴津，防止阴津失固，热邪内陷出现逆传之症，可选用沙参麦冬汤或青蒿鳖甲汤加清肺化痰之品，常可奏效。

（十一）益气清化汤（谢昌仁）

金陵医派奠基人张简斋师传弟子、民国金陵名医王筱石第三代传人谢昌仁主任中医师治疗风温（急性肺炎气虚痰湿型）效验方——益气清化汤

【组成】生黄芪 15 克，白术 6 克，防风 6 克，桂枝 5 克，炒白芍 10 克，甘草 3 克，炒苡仁 12 克，冬瓜仁 12 克，前胡 6 克，陈皮 5 克，姜半夏 10 克，煨姜 1 片，红枣 4 枚。

【制法】每日煎服 2 剂。

【用法】4 次分服。

【功效】益气固表，清化痰湿。

【主治】肺炎恢复期，发热退而未尽，汗多恶风，咳嗽痰少，苔薄脉濡滑。

【赏析】慢性久病、产后、年老体弱的患者易感肺炎，多因体虚表卫不固卫外力薄、御邪力差所致。对此从整体观念出发，切实注意扶正，根据邪正盛衰的情况，掌握扶正与祛邪的分寸，以提高机体的防卫机能，有利于病原菌的清除及炎症的吸收。方剂可仿照玉屏风散或补中益气汤、六君子汤等

化裁组成益气清化汤，可促进肺部炎症吸收。

（十二）银翘大青叶汤（孙少培）

明末清初金陵儿科中医大家孙少培治疗流行性腮腺炎效验方——银翘大青叶汤

【组成】银花15克，连翘10克，大青叶15克，夏枯草10克，荆芥6克，薄荷6克，牛蒡子6克，芦根15克，柴胡6克，黄芩10克。

【制法】水煎2次，每次20分钟，合并滤汁。

【用法】每日分4次内服。

【功效】清热解毒，疏风泻火。

【主治】流行性腮腺炎（痄腮）。

【加减法】

1. 高热加石膏30克（先煎），知母6克。

2. 颌下腮腺肿痛明显加浙贝母6克，僵蚕6克，延胡索10克。

3. 咽痛明显加玄参10克，桔梗10克，生甘草3克。

4. 睾丸肿痛加龙胆草3克，荔枝核10克，延胡索10克。

【赏析】此效验方系明末清初金陵儿科中医大家孙少培所创制，由嫡传弟子、孙子孙培孙传授给笔者（孙培孙曾任笔者《黄帝内经》教师）。此是孙培孙记得的屈指可数的孙少培效验方之一。流行性腮腺炎，中医称为"痄腮"，为腮腺病毒引起的急性传染病，患者易并发脑膜脑炎，成人患者易并发睾丸炎或卵巢炎及其他涎腺的非化脓性炎症，极少数患者可伴发生殖系腺性组织炎症，而引起成年后的不育症。孙氏认为痄腮系由热毒熏蒸腮腺而引起，故用银花、连翘清热解毒。大青叶清营泻火；腮腺为肝经循行部位，故选用夏枯草、柴胡清泄肝经郁热;荆芥、薄荷疏风解热,芦根清热养阴生津,黄芩清泄肺热。共奏清热解毒,疏风泻火,养阴清肝功效,收效甚捷。近代药理研究已证实方中的银花、连翘、大青叶、黄芩等中药均有良好的抗病毒作用,孙氏辨证所用方药与现代药理研究不谋而合矣!此方为成人剂量,儿童患者应酌情减量。

（十三）孙氏痄腮外用方（孙少培）

明末清初金陵儿科中医大家孙少培治疗流行性腮腺炎效验方——孙氏痄腮外用方

【组成】蚤休 30 克,板蓝根 20 克,冰片 10 克。

【制法】将蚤休、板蓝根碾成极细末,加镇江香醋少许,调成稀糊状,加入碾成细末之冰片,调匀后瓶装备用。

【用法】涂于腮腺肿大部位,每日 6 次。

【功效】清热解毒,凉血散结。

【主治】流行性腮腺炎（痄腮）。

【赏析】此效验方为孙少培创制的外用方,经孙培孙亲授予笔者。蚤休又称七叶一枝花、重楼,入肝经,为临床清热解毒、消肿止痛之良药,专治各种痈肿疔疮。民间有"七叶一枝花,无名肿毒一把抓"的美誉。近代药理研究显示蚤休有广谱抗菌作用,与抗病毒之板蓝根配用,清热解毒作用得以增强;冰片擅长清热止痛,与香醋调敷腮腺肿痛,有良好的透皮吸收作用,可促使肿痛之腮腺肿消痛止。

（十四）银翘玄地射干汤（濮青宇）

金陵医派奠基人张简斋嫡传弟子濮青宇主任中医师治疗白喉效验方——银翘玄地射干汤

【组成】金银花 10 克，连翘 6 克，射干 10 克，生地 10 克，玄参 10 克，土牛膝 10 克，芦根 15 克，生甘草 2 克。

【制法】先用冷水浸泡 30 分钟，加水适量，煎煮 2 次，每次 20 分钟，合并滤汁。

【用法】早中晚 3 次分服。以上为 5 ~ 6 岁小儿剂量。可根据年龄大小酌情增减。

【功效】清热解毒，养阴清肺，利咽消肿。

【主治】白喉。

【加减法】

1. 血热证加丹皮 6 克，赤芍 6 克。

2. 便秘加生大黄 3 克（分 2 次后下）。

3. 痰热盛加浙贝母 6 克，枇杷叶 10 克。

4. 热毒盛加板蓝根 10 克。

5. 高热加生石膏 15 克（先煎），柴胡 6 克。

6. 小便短赤加车前草 10 克。

7. 阴伤盛加麦冬 10 克，天花粉 10 克。

8. 饮食不香加砂仁 2 克（分 2 次后下），六神曲 10 克。

9. 精神不振、心悸加西洋参 2 克。

【赏析】此效验方为濮青宇老师创制，在讲课时传授，原方无剂量，为笔者所加。方中金银花、连翘、射干为君药，取其清热解毒作用，现代药理研究证实，以上三药对外感及咽喉疾患中的多种细菌（包括白喉杆菌）有抑制作用，且能抗炎、解热及止痛；生地、玄参养阴清肺，为臣药；芦根清热生津，土牛膝协助银花、连翘、射干清肺利咽为佐药；生甘草清热解毒、调和诸药，为使药。全方对低热、咽或鼻喉黏膜红肿，或有白色假膜形成及外毒素吸收所致全身中毒症状者，灵活加减后常收捷效。

（十五）侯氏霍乱方（侯席儒）

金陵医派奠基人张简斋嫡传弟子侯席儒主任中医师治疗霍乱病效验方——侯氏霍乱方

【组成】党参9克，制附片9克，川连水炒干姜2.5克，炒苍术1.5克，藿梗1.5克，生扁豆（连皮打碎）9克，淡吴茱萸9克，广橘皮1.5克，木瓜6克，香橼皮6克，赤茯苓9克，灶心土30克。

【制法】每日1剂，分煎2次。

【用法】上下午分服。

【功效】增液养阴，清热平逆，力挽元阳。

【主治】霍乱病，起病急骤，卒然发作，上吐下泻，腹痛或不痛为特征的疾病。（现代医学列为2号烈性传染病，通常称2号病）。

【加减法】

1. 服药后，如吐泻自汗转筋等症渐减，脉象时有时无，渐至口渴引饮，身热懊恼，是肠胃津枯，阴虚生热。须用甘寒之品，如西洋参、石斛、麦冬、白芍之类，徐徐与服，以生津止渴。

2. 如舌苔干强，久久不复，可酌加鲜生地、元参少许，以增液养阴。

3. 如胸闷呕逆，身热不已，可少加半夏、黄芩、陈皮、竹茹之属，以清热平逆。

饮以清汤，食以流汁。切不可用苦寒辛燥之品以伤正阴。休调有方，当可康复。

【赏析】此效验方是以理中四逆等剂综合增减构成，取姜附直达下焦。突入重围，杀灭病菌，以救危殆，收效甚宏，不可忽视。凡吐泻烦难，肢冷罗瘰，自汗脉伏，腿足转筋，或不省人事，在第一阶段最危险时候，急服此方。此方根据已故金陵名医侯席儒先生亲笔论文手稿摘编而成。此论文应为侯老当年在南京市中医院内部学术交流会议上发表的论文稿。成稿时间约为1956年后，1968年前。由医院资料室流失到社会上。此文稿是南京中医药大学筹建"江苏中医药博物馆"时，在民间收集而来。2014年4月，由刘洪老师专程送给侯俊查看，经确认后复印，原件交由博物馆收藏。文稿中谈及其早年获邓亲所赠《黑罗痧问答论》一书，此古医籍是席老亲戚、前清太医邓邦安先生于清·光绪壬寅（光绪二十八年）夏（即1902年夏）在徐州（古称彭城）书摊购得，后赠祖父学习、临床之用。此书现在侯俊处保存。霍乱一病，为夏秋间一种烈性传染病症，其来极速，罹之恒有不及延医而致丧生者，实为人类生命之大敌。但此症有真假之分，寒热之别，不可混淆。盖真性霍乱多由苍蝇传播病菌于食物之上，食者不察，一到肠胃，不久即发，医治稍误，祸不旋踵；假性者，即急慢性肠胃炎一类，其危险性较少，医治较易。其真假之分的最主要特点，就在吐泻交作时，腹部痛与否之上。真者不痛，而假者必痛。医工在临床时，不可不知。早年邓亲赠余《黑罗痧问答论》一单本，见其用药适当，合情合理，后遇此病处方令服疗治，收效颇大。（侯俊整理）

（十六）百部桑皮二子汤（陈寿春）

金陵医派儿科中医大家陈寿春主任中医师治疗痰火阻肺型百日咳效验

方——百部桑皮二子汤

【组成】炙百部 6 克，桑白皮 6 克，炒黄芩 6 克，浙贝母 6 克，葶苈子 5 克，紫苏子 6 克，杏仁 6 克，前胡 6 克，制半夏 6 克，炙甘草 1 克。

【制法】水煎服，每日 1 剂，煎煮 2 次，合并滤汁。

【用法】分 3～4 次内服。

【功效】泻肺清热，涤痰镇咳。

【主治】百日咳出现阵发性痉挛性咳嗽，日轻夜重，咳后伴有深吸气样鸡鸣音，吐出痰涎后痉咳得以缓解，伴目睛红赤，胁痛，舌红苔薄黄，脉数。

【加减法】

1. 痉咳频作者加地龙 5 克，僵蚕 5 克。

2. 面红目赤者加龙胆草 1 克，夏枯草 5 克。

3. 呕吐频繁者加竹茹 3 克，陈皮 3 克。

4. 咯血者加白茅根 10 克，丹皮炭 10 克。

5. 呛咳痰少舌红少苔者加南沙参 6 克，麦冬 6 克。

6. 便秘者加火麻仁 5 克，瓜蒌仁 5 克。

【赏析】中医称百日咳为"顿咳""鹭鸶咳"，为小儿常见传染病。本效验方适用于痉咳期，炙百部润肺止咳，适用于新久咳嗽。现代药理研究证实，百部所含生物碱能抑制咳嗽反射，对支气管痉挛有松弛作用，强度与氨茶碱相似，为本方君药；桑白皮、黄芩清泄肺热，化痰止咳。葶苈子、苏子降逆化痰止咳，同为臣药；杏仁、前胡、半夏辅助百部止咳化痰，同为佐药；炙甘草润肺止咳，调和诸药，为使药。陈寿春主任通过此效验方灵活加减后广泛用于痰火阻肺型的痉挛期百日咳患儿，收效甚佳。

（六十）百泻桑二子汤（痉咳剂）

（十七）疏透凉解方（严荣之）

金陵医派儿科大家严荣之主任中医师治疗急性出疹性疾病（风痧）效验方——疏透凉解方

【组成】桑叶6克，薄荷5克，菊花3克，牛子5克，蝉衣3克，连翘6克，丹皮5克，赤芍3克，黄连2克，生甘草1克。

【制法】水煎2次，每次15分钟，合并滤汁。

【用法】上下午分服。

【功效】疏风透疹，清气凉血，清热解毒。

【主治】小儿风痧，疹色鲜红，分布密集，耳后及颈部淋巴结肿大，舌红苔黄，脉数，指纹青紫。

【加减法】

1. 发热不退加生石膏10克（先煎），大青叶6克。

2. 口渴欲饮加北沙参6克，芦根10克。

3. 烦躁不安加竹叶3克，钩藤3克（分2次后下）。

4. 疹点紫暗加生地黄6克，丹皮5克，紫草5克。

5. 大便干结加生大黄2克（分2次后下）。

【赏析】风痧为风热时邪导致的小儿急性出疹性疾病，患者多有风痧接触病史，初期类似感冒，病邪可由表入里，渐入气营。故本方以桑叶、薄荷、牛子、蝉衣疏风清热，透疹达邪；连翘、黄连清热解毒，清气泄热；丹皮、赤芍清营凉血，透热转气，驱邪外出。本效验方对风痧重症，邪热炽盛颇为适宜。

二

消化系统疾病
名家效验方

（一）参麦芩苡汤（单兆伟）

金陵医派传人、全国首届名中医单兆伟主任中医师治疗慢性萎缩性胃炎效验方——参麦芩苡汤

【组成】太子参 15 克, 炒白术 10 克, 麦冬 15 克, 法半夏 6 克, 黄芩 10 克, 炒苡仁 15 克, 仙鹤草 15 克, 白花蛇舌草 15 克。

【制法】每日 1 剂, 分煎 2 次。取药液 250 毫升。

【用法】分 2 次口服。6 个月为 1 疗程, 连服 2 个疗程。

【功效】益气养阴, 清热利湿。

【主治】慢性萎缩性胃炎（气阴两伤兼湿热中阻证）。

【加减法】

1. 神疲乏力者改太子参为党参, 加炙黄芪。

2. 舌红少苔者加玉竹、石斛。

3. 舌苔厚腻者去麦冬, 加苍术、厚朴。

4. 热重于湿者改炒苡仁为生苡仁。

5. 兼肝气不舒者去太子参, 加柴胡、炒白芍。

6. 胃胀明显者加炒枳壳、佛手。

7. 胃痛明显者加延胡索、九香虫。

8. 反酸明显者加海螵蛸、浙贝母。

9. 口有异味者加佩兰、石菖蒲。

10. 大便溏薄者去麦冬, 加山药、葛根。

11. 大便干结不畅者加决明子、莱菔子。

【赏析】慢性萎缩性胃炎患者多久病脾虚, 水谷运化失司, 湿邪内生, 阻滞中焦, 郁而化热, 湿热内蕴。湿属阴邪, 其性缠绵, 热属阳邪, 湿热夹杂,

缠绵难愈。湿热日久，易于伤阴，导致胃阴不足，出现气阴两虚，湿热夹杂的复杂病机。方中以太子参为君药，其为清补之品，不仅能益气健脾，且能养阴生津。炒白术益气健脾，与太子参配伍，增强补益之力。麦冬滋阴养胃，与法半夏配伍，取麦门冬汤之义，养阴生津而无碍胃之弊，和胃降逆而无温燥之虞，共奏养阴和胃之功。黄芩清热燥湿，且其性不及黄连之苦寒，与法半夏合用，取半夏泻心汤辛开苦降之义，再佐以利湿而不伤阴之苡仁，三药共奏苦辛寒佐淡渗以祛湿热之功，正所谓"总以苦辛寒治湿热，以苦辛温治寒湿，概以淡渗佐之"（《临证指南医案》）。仙鹤草清胃热、益胃虚，蛇舌草清热解毒利湿，且能防癌抗癌，为佐使之用。诸药配伍，标本兼顾，补气而不滞气，养阴而不碍胃，清热而不苦寒，利湿而不伤阴，共奏益气养阴、清热利湿之功。

（二）楂曲合剂（陈寿春）

金陵医派儿科大家陈寿春主任中医师治疗食欲不振效验方——楂曲合剂

【组成】炒山楂 10 克，炒六神曲 10 克，制半夏 10 克，广木香 10 克，陈皮 10 克，青皮 10 克，茯苓 10 克，炒枳壳 6 克，炒麦芽 10 克，炒鸡内金 6 克，炒谷芽 10 克。

【制法】按药物剂量比例及常规方法制成合剂，每瓶装 250 毫升，每 1 毫升相当于原生药 1.4 克。

【用法用量】口服。一日 3 次，一次 20 毫升。

【功效】消食和中。

【主治】胃脘及腹部发胀，食欲不振，嗳气。

【赏析】本方以炒山楂、六神曲为君药，可消食导滞，促进食欲；制半夏、木香、青皮、陈皮、茯苓理气和胃宽胀为臣药；炒麦芽、炒鸡内金、炒谷芽助消化，消食积，协助楂曲为佐使药。本效验方看似平淡无奇，临床应用中发现消食导滞，醒脾开胃，促进食欲、改善胃肠胀气等功效十分显著。

（三）行气拈痛汤（谢英彪）

非物质文化遗产项目"张简斋中医温病医术"代表性传承人谢英彪主任中医师治疗急性脘腹痛效验方——行气拈痛汤

【组成】木香 10 克，炒白芍、延胡索各 15 克，枳壳、郁金、徐长卿各 10 克，炙甘草 5 克。

【制法】水煎服，每日 1 ~ 2 剂。

【用法】分 2 ~ 4 次分服。

【功效】行气拈痛。

【主治】急性脘腹痛。可见于急慢性胃炎、胃及十二指肠溃疡、十二指肠球部炎症、胰腺炎、胆囊炎、胆石症、肠梗阻、阑尾炎、急慢性肠炎、细菌性痢疾、慢性结肠炎、溃疡性结肠炎以及其他各种原因引起的胃肠痉挛疼痛。

【加减法】

1. 肝气郁结，见上腹部或右胁下胀痛，或痛及肩背，或胸、脘、腹部痞闷，嗳气或矢气后疼痛稍减，每因情志不畅而诱发或加重，苔薄脉弦者，加八月札、九香虫各 10 克，以增强疏肝理气止痛药力。

2. 血行瘀滞，见脘腹疼痛较剧，或如针刺，舌有紫点或紫气，舌下经脉青紫粗大者（这是谢老判断血瘀证的经验之一），加五灵脂 10 克，制乳没各 10 克，以活血化瘀拈痛。

3. 中焦寒凝，见脘腹冷痛，受凉加重，热熨痛缓，苔白脉弦紧者，加干姜 6 克，乌药 10 克，吴茱萸 3 克，以温经散寒定痛。

4. 胃部郁热，见胃脘灼热疼痛，口苦，嘈杂吞酸，苔黄者，加姜川连 3 ~ 5 克，蒲公英、川楝子各 10 克，以清胃泻热止痛。

5. 腑气不通，见腹部疼痛拒按，大便秘结，多日未解，口苦口臭，苔黄腻，脉弦紧者，加生大黄 10 克（分 2 次后下），风化硝 10 克（冲服），红藤 30 克。

6. 大肠湿热，见腹痛腹泻，大便次数增多，或夹黏液及脓血，或伴里急后重，苔黄腻，脉滑数者，加川连 5 克，白头翁 15 克，藿香、佩兰各 6 克，去枳壳、郁金，以清肠化湿，缓急止痛。

7. 脾胃虚寒，见脘腹疼痛，时轻时重，喜暖喜按，空腹痛甚，食后缓解，大便溏不成形，形寒怕冷，神疲乏力，舌苔淡白，脉细者，加炙黄芪 15 克，党参 10 克，桂枝 6 克，以温健脾胃定痛。

8. 胃阴不足，见胃脘灼热疼痛，恶心嘈杂，消瘦口干者，加麦冬、石斛、川楝子各 10 克，去枳壳、郁金、徐长卿，以滋阴养胃缓痛。

9. 胃及十二指肠溃疡，溃疡面积较大，泛酸明显者，加海螵蛸 15 克，煅瓦楞 15 克、川贝、白及各 10 克，以护膜生肌止痛。

【赏析】急性脘腹痛可因寒凝、血瘀、郁热、湿热、腑气不通、结石内阻等多种原因导致，气机郁滞、不通则痛是共同的病理变化。不论哪种原因导致的急性脘腹疼痛，必须参合理气、行气、顺气的方药，使气机通畅，方可缓急止痛。本效验方之立方要点，在于调畅胃肠肝胆郁滞之气，使之"通则不痛"。本方以木香为主药。木香行气作用温和，作用部位广泛，总管一身上下内外诸痛，但以中焦脾胃气滞为主要适应证，为临床行气止痛的代表药，可用于各种气滞疼痛之证；白芍、炙甘草、延胡索为本方辅助药，白芍养血柔肝，缓急止痛，为临床脘腹胁肋疼痛必用之品；白芍与甘草配伍，酸甘化阴，镇痛作用更强；延胡索入血分，又入气分，能行气中之血，为活血行气名药，气行血活，血脉流畅，气道通畅，则疼痛缓解，对于急性脘腹痛及胁痛、疝痛、痛经均适合。枳壳、郁金理气和中止痛，为本方佐药；徐长卿为使药，该药是一种尚待开发利用的镇痛良药，经谢老临床观察，徐长卿煎剂单独口服也有良好的缓急止痛效果。本方组成少而精，相辅相成，共奏缓急止痛功效。

（四）半夏止吐方（谢英彪）

非物质文化遗产项目"张简斋中医温病医术"代表性传承人谢英彪主任中医师治疗消化道呕吐效验方——半夏止吐方

【组成】姜半夏 15 克，陈皮 6 克，炒竹茹 6 克，茯苓 10 克，沉香 6 克（分2 次后下），炙甘草 1 克。

【功效】和胃降逆止吐。

【主治】消化道疾病引起的呕吐。

【制法】水煎服，每日 1 剂。

【用法】上下午分服。

【加减法】

1. 因食滞停积而见吐出酸腐食物，脘腹胀满，嗳气厌食，大便或溏或结，苔黄腻、脉滑者。加焦楂曲各 10 克，谷麦芽各 10 克，莱菔子 10 克，乌梅 10 克。

2. 因外感风寒而兼见恶寒发热，胸闷腹胀，苔薄白，脉浮者。加苏叶 6 克，藿香 6 克，厚朴 6 克，生姜 10 克。

3. 因外感暑湿而兼见胸闷脘痞，心烦口渴，苔薄黄腻者，加藿香 10 克，佩兰 10 克，川黄连 3 克，砂仁 4 克（分 2 次后下），鲜荷叶 20 克。

4. 因痰饮内停而见呕吐清水痰涎，脘闷不食，头眩心悸，苔白腻，脉滑者，加白术 10 克，川厚朴 6 克，豆蔻 3 克，丁香 2 克。

5.因肝气犯胃而兼见吞酸嗳气，脘胀胁痛，烦闷不舒，口干苦，舌边红、苔黄腻、脉弦者，加苏梗10克，佛手6克，川黄连3克，吴茱萸1克，柿蒂3克。

6.因脾胃虚寒而兼见面色苍白，倦怠无力，四肢不温，脘腹冷感，呕吐清水及少量食物，时作时止，大便溏薄，舌质淡，苔薄滑，脉细者，去竹茹，加太子参10克，白术10克，干姜6克，砂仁4克（分2次后下），山药10克。

7.因胃阴不足，而兼见口燥咽干，干呕，饥不欲食，便秘，舌红少津，脉细数者，加北沙参10克，麦冬10克，石斛10克，芦根30克，乌梅10克。

8.因腑气不通而兼见腹胀较甚，或腹痛，大便秘结者，加生大黄6～10克（分2次后下）。

【赏析】呕吐为胃失和降，气逆于上，迫使胃中之物从口中吐出的一种疾病。凡因感受外邪，食滞或痰饮内停，或情志失调、肝气犯胃发生呕吐的属于实证；如因热病之后，胃阴受伤或脾胃虚弱、中阳不振而发生呕吐，则属虚证。谢老认为呕吐的基本病机是胃气上逆。故谢老综合二陈汤、温胆汤、小半夏加茯苓汤的组方精华，逐渐改进而形成本效验方。姜半夏辛温性燥，为和胃止吐，燥湿化痰佳品，为君药；陈皮性温，燥湿、理气止呕。竹茹性凉，长于清胃热止呕吐，一温一凉，相辅相成，止吐效果更著，同为臣药；沉香既可降逆止呕，且能助消化，与健脾和胃的茯苓同为使药；炙甘草和胃且矫味，但用量宜小，以免甘甜碍胃。六味合用，共奏和胃降逆止吐功效，适用于消化系统病变而以呕吐为主证者。

（五）理气消痞汤（谢英彪）

非物质文化遗产项目"张简斋中医温病医术"代表性传承人谢英彪主任

中医师治疗胃胀效验方——理气消痞汤

【组成】木香10克，枳壳10克，郁金10克，青陈皮各6克，娑罗子6克，刀豆壳10克，沉香6克（分2次后下）。

【制法】水煎服，每日1剂。

【用法】上下午分服。

【功效】理气和胃，消痞宽胀。

【主治】胃脘痞闷，发胀不适。

【加减法】

1. 因肝胃不和而见胃痞满作胀，情志抑郁时则痞胀加剧，且伴脘痛嗳气，苔薄白，脉弦者，加柴胡6克，炒白芍10克，苏梗6克，金橘叶6克。

2. 因饮食积滞而见胃脘痞闷，胀满不适，泛腐吞酸，并伴疼痛，嗳气厌食，脉弦，舌苔厚腻者，加莱菔子10克，焦楂曲各10克，谷麦芽各10克。

3. 因脾胃虚弱而见胃脘痞胀不适，饮食稍多则加剧，食少，食入难化，或伴绵绵隐痛，泛吐清水，面色苍白无华，乏力神倦，四肢不温，口干而不欲饮，大便溏薄，舌淡，脉濡弱者，加太子参10克，白术10克，茯苓10克，砂仁4克（分2次后下），扁豆衣10克。

【赏析】胃胀即胃脘痞满，是由于各种原因造成胃内有过多气体，使上腹部痞闷，胀满不适，是胃病的常见症状之一。除了器质性疾病造成胃胀外，非器质性疾病因素也可令胃部功能紊乱而导致胃胀。一些人长期活动量太少，能量消耗少，消化功能减弱，常出现食后或少食即感胃胀。过度疲劳、失眠、精神紧张、情志抑郁也可使消化功能紊乱而食欲不振、食后胃胀等。中医认为形成胃脘痞胀不适的原因病机很多，多是肝胃不和、气机不畅；或脾胃虚弱、运化无力；或脾胃虚寒、升降失司；或食积不消、中焦郁滞等。尽管胃胀病机复杂，但以气滞为主要病理。本方立意为理气和胃，宽胀消痞。木香香气浓烈，行气消胀作用甚佳，长于行脾胃、大肠气滞，为本方君药；枳壳、郁金、青陈皮均为行气和胃、消痞除满的佳品，因用后起协同作用，消胀作用更佳，同为臣药；娑罗子、刀豆壳疏肝气，消胃胀，为谢老喜用，系本方使药；沉香降气宽胀，为使药，综观全方，具有良好的理气和胃，消痞除胀功效，经现代药理研究已证实，本效验方具有显著的帮助胃动力作用。

（六）醒脾开胃方（谢英彪）

非物质文化遗产项目"张简斋中医温病医术"代表性传承人谢英彪主任中医师治疗食欲不振效验方——醒脾开胃方

【组成】砂仁 4 克（分 2 次后下），陈皮 6 克，焦楂曲各 10 克，炒谷麦芽各 10 克，乌梅 5 克。

【制法】水煎服，每日 1 剂。

【用法】上下午分服。

【功效】醒脾开胃，促进食欲。

【主治】食欲不振，食量减少。

【加减法】

1. 因食滞胃脘见食欲不振，胃脘胀闷，嗳气泛腐，恶心呕吐等症者，加炒鸡内金 10 克，莱菔子 10 克。

2. 因脾胃虚弱见食欲不振，食量减少，神倦乏力，气短懒言，四肢痿软，面色不华，舌淡脉缓无力者，加太子参 10 克，白术 10 克，莲子 15 克，山药 10 克，茯苓 10 克。

3. 因胃阴不足见食欲不振，饥而不欲食，且脘中嘈杂作痞，口燥咽干，舌红少津，大便干结难出，小便短少，脉细小者，加石斛 10 克，鲜芦根 30 克，麦冬10克。

4.因肝胃不和见食欲不振，胸脘胀满，烦躁不宁，胸胁胃脘疼痛，吞酸或泛吐酸水等症状，食欲不振随情绪变化而改变，苔薄黄，舌偏红，脉弦或细弦者，加佛手花5克，青陈皮各6克，玫瑰花3克，绿梅花3克。

【赏析】本方以砂仁为君药，砂仁不仅可行气、化湿、安胎，具有显著的醒脾开胃，促进食欲的功效，谢老在临床味应用砂仁或嚼服后咀嚼吞下，或泡水代茶饮用，均有良好的开胃口，增食量功效；陈皮为臣药，取其辛散苦降，理气和胃作用。近代研究已证实，陈皮水煎剂及所含挥发油对唾液淀粉酶和消化液的分泌有促进作用；焦楂曲、炒谷麦芽四味药为临床常用的消食积，开口胃良药，同为佐药；乌梅生津开胃，为使药。

（七）下气止噫汤（谢英彪）

非物质文化遗产项目"张简斋中医温病医术"代表性传承人谢英彪主任中医师治疗嗳气频作效验方——下气止噫汤

【组成】娑罗子6克，刀豆壳10克，沉香曲5克，丁香3克，柿蒂5克，枳实10克，郁金10克，炙甘草2克。

【制法】水煎服，每日1剂。

【用法】上下午分服。

【功效】降气下气，止呃逆，止呕吐。

【主治】消化系统疾病引起的嗳气、呃逆。

【加减法】

1.肝气犯胃见嗳气频作，情志不畅时则嗳气程度加剧，伴有胃痛、胃胀、泛酸，苔薄白，脉弦者，加青陈皮各6克，代代花3克。

2.食滞内停见嗳气频作，胃脘闷胀，泛腐吞酸，食欲不振，胃脘疼痛，舌苔厚腻，脉弦者，加焦楂曲各10克，白豆蔻3克（分2次后下），青陈皮各6克。

3.脾胃虚弱见嗳气时作时止，遇寒或饮食稍多则嗳气加剧，同时有胃脘隐痛、痞胀不适、泛吐清水、乏力神倦、大便溏薄、舌淡、脉濡弱者，加太子参10克，木灵芝10克，白扁豆10克，山药10克。

【赏析】嗳气又称噫气，嗳气频作多见于胃黏膜有炎症或有幽门梗阻时，食物停留于胃中发酵并产生气体。当胃及肠道有某些疾病时，常常伴有嗳气症状，如急性胃炎、胃及十二指肠溃疡、幽门梗阻、神经性胃炎、肠道、胆囊、肝脏、胰腺的一些疾病以及出现胃肠内容排空障碍、消化腺分泌障碍、肠壁吸收或消化障碍时，均可有嗳气频作的现象。本病症主要病机为气机上逆，胃的和降功能失调引起，降气和胃为其大法。本方娑罗子味甘，性温。长于降气和胃止噫，与擅长止呃逆、止呕吐、温中下气的刀豆壳及降气止呃的沉香曲配伍后，降胃气，止嗳气作用更为显著，同为君药；丁香、柿蒂自古便是降噫气、止呃逆佳药，为丁香柿蒂汤主药，二味同为臣药；枳实、郁金理气和胃，辅助君臣药止噫气，为佐药；炙甘草调和诸药，为使药。

（八）健脾和胃膏（顾保群）

金陵医派传人顾保群主任中医师治疗慢性萎缩性胃炎（脾胃虚弱型）效验方——健脾和胃膏

【组成】炙黄芪300克，潞党参300克，炒白芍150克，炒白术150克，怀山药200克，绞股蓝、灵芝、茯苓、炒扁豆各150克，木香150克，砂仁50克，白蔻仁50克，龙眼肉200克，干姜150克，吴茱萸50克，乌梅100

克，佛手片 100 克，延胡索 150 克，炒谷芽、麦芽各 150 克，炒楂曲各 200 克，炒莱菔子 150 克，炒枳壳 90 克，姜半夏 120 克，茯苓 150 克，陈皮 60 克，制黄精 150 克，大枣 40 克，炙甘草 50 克，饴糖 200 克。

【制法】按常规方法熬膏。

【用法】每日早、晚各服 1 匙，开水冲服。

【功效】益气健脾，理气活血。

【主治】脾胃虚弱型萎缩性胃炎。

【赏析】萎缩性胃炎多属本虚标实之证，脾胃虚弱为其常见证型之一，临床常见胃脘胀痛或隐痛，以痞满为主，食后胀甚，伴头晕乏力，神疲倦怠，大便溏薄或先干后溏等症。本效验方中以炙黄芪、潞党参、大枣、龙眼肉、炒白术、怀山药、炒扁豆、木灵芝、茯苓、绞股蓝健脾益气养胃为主要药物，木香、砂仁、陈皮、佛手、炒枳壳、姜半夏调理胃气，佐以消食健胃之品，如炒谷芽、炒麦芽、神曲、山楂等药且能助消化，防止本膏方滋腻；干姜、吴茱萸温养脾胃；延胡索行气活血，缓急止痛；乌梅养阴护胃。以上同为辅助之品。炙甘草益气健脾，缓急止痛，调和诸药。全方共奏补脾养胃，理气和中功效。

（九）蒲公英除嘈杂方（谢英彪）

非物质文化遗产项目"张简斋中医温病医术"代表性传承人谢英彪主任中医师治疗胃脘嘈杂效验方——蒲公英除嘈杂方

【组成】蒲公英 15 克，川黄连 3 克，吴茱萸 1 克，石斛 10 克，海螵蛸 15 克，炙甘草 3 克。

【制法】水煎服，每日 1 剂。

【用法】上下午分服。

【功效】清胃火，泻胃热，除嘈杂。

【主治】多种胃病引起的胃脘嘈杂。

【加减法】

1. 因胃热，见胃脘嘈杂不安，口渴喜冷饮，口臭，心烦不寐，同时也可伴泛酸嗳气，胃脘灼痛，舌红苔薄黄或腻，或小便黄赤，大便干结者，加白花蛇舌草 15 克，炒黄芩 10 克，莲心 2 克，陈皮 6 克。

2. 因胃阴虚，见口干舌燥，胃中灼热隐痛，嘈杂不适，嗳气痞胀，泛吐酸水清涎，纳食少，舌质偏淡红，苔薄，脉细者，加北沙参 10 克，麦冬 10 克，炒白芍 10 克，芦根 15 克。

【赏析】嘈杂是一种胃中空虚，似饥非饥，似痛非痛，胃部常感难过不适或灼热不宁，难以说清道明的病症。谢老 53 年临床观察，嘈杂与胃热或阴虚内热、胃气郁滞有关，常因诱因而发作或加重。故本效验方以蒲公英为君药，蒲公英为清胃火、泻胃热良药，《本草新编》认为"蒲公英乃泻胃火之药，但其气甚平，既能泻火，又不损土，可以长服久服而无碍"。川黄连长于清胃火，与吴茱萸合用，称左金丸，对肝经郁火，横逆犯胃引起的脘胁疼痛，吞酸嘈杂，效果颇佳，二药为本方臣药；石斛养胃阴，海螵蛸治胃酸，除嘈杂，同为佐药；炙甘草调和诸药，且能养胃，为使药。

（十）香蒲饮（谢英彪）

非物质文化遗产项目"张简斋中医温病医术"代表性传承人谢英彪主任中医师治疗胃热型慢性胃炎效验方——香蒲饮

【组成】木香 10 克，蒲公英 15 克，川黄连 3～5 克，炒黄芩 10 克，青陈皮各 6 克，枳壳 10 克，郁金 10 克，炙甘草 3 克。

【制法】水煎服，每日 1 剂。

【用法】上下午分服。

【功效】清胃泻热，理气止痛。

【主治】胃热型慢性胃炎。

【加减法】

1. 胃脘胀闷，嗳气明显者，加娑罗子 6 克，刀豆壳 10 克，沉香曲 6 克。

2. 胃脘疼痛剧烈者加川楝子 10 克，延胡索 15 克，白芍 15 克。

3. 肋胁胀痛者加醋柴胡 6 克，白芍 15 克，八月札 10 克，九香虫 10 克。

4. 大便干结者加生大黄 3～5 克（分 2 次后下），决明子 20 克。

5. 食欲不振者加砂仁 4 克（分 2 次后下），薄荷 10 克（分 2 次后下），陈皮 6 克。

6. 肝郁化火，见性情急躁口苦，舌红苔黄者加夏枯草 15 克，决明子 15 克。

【赏析】木香香气浓烈，擅长行脾胃、大肠气滞，有良好的行气止痛功效。蒲公英苦、甘，寒，长于清热解毒，治疗乳痈等阳证痈肿，又能清肝胆湿热，治疗黄疸。谢老喜用蒲公英清泄胃热，曾用单味干品 30 克煎剂或 500 克鲜品捣烂取汁加米汤冲服，治疗急慢性胃炎，均取得显效。此两味为本方君药；川黄连、炒黄芩协助蒲公英清胃热，同为臣药；青皮、陈皮、枳壳、郁金辅助木香行气止痛且能疏肝解郁，同为佐药；炙甘草缓急止痛，调和药性，为使药。九味药合用，组方简洁，配伍巧妙，共奏清胃泄热，理气定痛功效。经谢老长期观察，对慢性浅表性胃炎、慢性萎缩性胃炎、胆汁反流性食道炎发作期、活动期辨证属于胃热型或肝郁化火者均有明显疗效。

（十一）加味连苏饮（濮青宇）

金陵医派奠基人张简斋嫡传弟子濮青宇主任中医师治疗胃脘痛效验方——加味连苏饮

【组成】苏叶 5 克，黄连 3 克，吴茱萸 1 克，白蔻仁 2 克，炒黄芩 6 克，炒白芍 10 克，青陈皮各 6 克，炙甘草 2 克

【制法】水煎服，每日 1 剂。

【用法】上下午分服。

【功效】辛开苦降，理气和胃。

【主治】胃脘痛，嗳气嘈杂，恶心呕吐。

【赏析】连苏饮系从薛生白《湿热病篇》第 17 条"湿热症，呕恶不止，昼夜不差……宜用川连三四分，苏叶二三分，两味煎汤，呷下即止"演变而来。近代名医张简斋在此基础上，增加了吴茱萸、白蔻仁二味，广泛用于胃脘痛、呕吐、嘈杂、嗳气等多种胃病。南京市中医院濮青宇副院长等张氏弟子对此方运用得出神入化，收效甚佳。谢英彪从 60 年代初期学习运用此方，更添加了五味中药，组成加味连苏饮。方中苏叶辛温，能通；黄连味苦，能降，为本方君药，起到辛开苦降，斡旋气机的功效，顺应了胃气下行之性；吴茱萸、白蔻仁温通相合，行气开胃，疏畅气机，为本方臣药；黄芩协助黄连苦降清胃，青皮、陈皮、白芍增加本方理气和胃、缓急止痛功效，同为佐药；炙甘草缓急止痛，调和诸药，为使药。本方用量极轻，为名医张简斋先生一贯用药轻灵平和之风格，即"四两拨千斤"之意也。在临床中，可根据胃病的寒热不同而调整其黄连与吴茱萸的药量比例，偏于胃热者黄连与吴茱萸用量为

3：1，偏于胃寒者可改为1：3或1：2。

（十二）健中理气汤（谢英彪）

非物质文化遗产项目"张简斋中医温病医术"代表性传承人谢英彪主任中医师治疗消化性溃疡效验方——建中理气汤

【组成】炙黄芪15克，党参10克，木香10克，白芍15克，桂枝6克，陈皮6克，延胡索15克，海螵蛸15克，炙甘草3克。

【制法】水煎服，每日1剂。

【用法】上下午分服。

【功效】补虚健中，温阳理气。

【主治】脾胃虚寒型胃及十二指肠溃疡。

【加减法】

1. 胃脘胀病明显者，加青皮6克，枳壳10克，郁金10克，醋柴胡6克。

2. 嘈杂吐酸明显者，加瓦楞子15克，娑罗子10克，白及10克。

3. 胃脘冷痛，苔白者，加干姜10克，制附片6克。

4. 胃中停饮，泛吐清水冷涩，胃部有水声者，去党参，加姜半夏10克，茯苓10克。

5. 湿热蕴结，口苦，苔黄者，去党参，加川黄连3克，黄芩10克，生苡仁15克。

【赏析】消化性溃疡包括胃溃疡、十二指肠溃疡，临床以十二指肠球部溃疡多见，患者多在空腹时胃脘隐痛，进食后缓解，或有进食后痛甚者，但也多喜按喜温。谢老认为本病以虚为本，中阳不振，胃失温煦，气机不畅，而作痛矣，中虚不运，又可造成湿浊、痰饮或食积等病理变化，而导致本病本虚标实之证。本效验方属于补虚温中理气之剂。炙黄芪、党参补元气健脾胃,为君药;木香、陈皮、桂枝,辛温与甘温合用,符合"寒者热之"的原则,起到理气温中作用,为本方臣药;白芍苦甘酸微寒,缓急止痛,且能牵制木香、桂枝之辛热。延胡索协助白芍止痛,海螵蛸制酸,促使溃疡愈合,炙甘草缓急止痛,调和诸药,同为佐使药。本效验方是从汉代张仲景小建中汤化裁而来,药性甘温与辛温相结合,更加适合近代临床治疗消化道溃疡的需求。

（十三）溃疡止血方（粉）（谢昌仁）

金陵医派奠基人张简斋师传弟子、民国金陵名医王筱石第三代传人谢昌仁主任中医师治疗上消化道出血效验方——溃疡止血方（粉）

一、溃疡止血方

【组成】炙黄芪 15 克,太子参 12 克,白术 6 克,炙甘草 5 克,当归 6 克,白芍 10 克,阿胶珠 10 克,地榆炭 10 克,侧柏炭 10 克,海螵蛸 12 克,煅龙牡各 15 克（先煎）。

【制法】溃疡止血方以水两碗约 1000 毫升左右,煎煮滤液约 350～400 毫升。

【用法】上下午分服。

【功效】健脾益气,养血止血,和营定痛。

【主治】上消化道出血,不论便血与吐血,尤以溃疡出血疗效为佳。

【加减法】

1.若肝郁气滞,暴怒伤肝动血,则宜加疏肝和血之郁金 6 克,焦山栀 6 克,当归 6 克,赤芍 10 克,丹皮 6 克,牛膝 12 克,去益气生血之品如生黄芪、太子参等。

2. 热郁气滞，和降失调、久病伤络者可清中止血，加炒川连 3 克，橘皮 6 克，姜夏 10 克，炒竹茹 6 克，茯苓 12 克，甘草 4 克。

3. 胃阴亏虚，内热耗津伤络者宜养胃阴，酌加沙参 12 克，麦冬 10 克，川石斛 12 克，玉竹 12 克等，去生黄芪、白术。

二、溃疡止血粉

【组成】海螵蛸 3 份，白及 2 份，参三七粉 1 份。

【功效】收敛止血、活血化瘀，制酸止痛，生肌护膜。

【主治】上消化道出血，不论便血与吐血，尤以溃疡出血疗效为佳。

【用法】溃疡止血粉以海螵蛸、白及、参三七粉按比例合制，共研极细末，每次 5～10 克，每天 2～3 次，温水服下。

【赏析】上消化道出血者，以脾胃虚寒证型为多，即所谓"阴络伤则血内溢"，脾胃络损，气不摄血而溢出。气与血密切相关，"气为血帅，血为气母"，《内经》早有所云，故治血当治气为其原则。《类证治裁·血证总论》即曰："气和则血循经，气逆则血越络"，"治血宜调气"。治气者，又有降气，清气，益气之别。此因脾胃虚寒，阴络损伤，治当益气。是以参、芪、术、草补脾益气，又取其甘温之性，祛脾胃之虚寒，得以温中摄血固脉，使血行经脉之中；伍当归、白芍、阿胶珠，气血双补，阳中有阴，和营血而能止痛；海螵蛸收敛止血，且能制酸止痛，《本草纲目》言其可治"唾血，下血"；血"见黑即止"，故用地榆炭、侧柏炭；更以龙牡收敛止血、益气固脱双重作用，防血随气脱之变。本方功能益气摄血，气血双调，固涩而能护膜，且能防止虚脱，临床治愈率颇高。

溃疡止血粉中海螵蛸功可收敛止血、制酸止痛，对胃脘痛伴吞酸、嗳气、便血者颇有功效；白及收敛，药性粘涩，止血颇佳；参三七既止血，又可活血散瘀定痛，合而成方，收敛止血，生肌护膜，收效较佳。

（十四）大黄乌及胶囊（谢英彪）

非物质文化遗产项目"张简斋中医温病医术"代表性传承人谢英彪主任中医师治疗上消化道出血效验方——大黄乌及胶囊

【组成】生大黄30克，海螵蛸30克，白及20克。

【制法】将3味中药各研极细粉，混匀后过100目筛去渣，装入胶囊中，瓶装备用。

【用法】每次服4~6粒（每粒含生药0.5克），每4~6小时1次，用凉开水或冰开水送服。

【功效】清胃泻火，收敛止血。

【主治】上消化道出血。

【赏析】生大黄性味苦寒、入血分，清胃泻火，可止血，用于血热妄行之吐血、衄血，或因瘀滞，血不归经而致的出血均有效。经笔者临床观察，对一般胃或十二指肠溃疡引起的黑便（上消化道出血）运用单味生大黄粉2~3克，吞服即可收效。生大黄为本效验方君药；海螵蛸为性味咸、涩、微温，味涩收敛，咸能入血，有收敛止血功效，为临床治疗肺胃出血的常用药，为本方臣药；白及品质黏而涩，乃收敛止血要药，与海螵蛸配伍制成散剂，即古方乌及散，为胃痛泛酸吐血的重要方剂，白及为佐使药。三味配合，共奏清胃泻火，收敛止血作用。

（十五）疏肝和胃健脾膏（单兆伟）

金陵医派传人。全国首届名中医单兆伟主任中医师治疗反流性食管炎效

验方——疏肝和胃健脾膏

【组成】柴胡 50 克,黄芩 100 克,法半夏 60 克,党参 150 克,甘草 50 克,白芍 150 克,炒枳实 100 克,煅海螵蛸 150 克,白及 100 克,木蝴蝶 20 克,浙贝 60 克,红枣 150 克,阿胶 150 克,蜂蜜 150 克。

【制法】按传统方法熬膏。

【用法】早晚空腹各服 1 匙。

【功效】疏肝和胃,健脾制酸。

【主治】肝胃不和型反流性食管炎。

【加减法】

1. 泛酸烧心明显者加煅瓦楞子 150 克。

2. 胀满嗳气明显者加炒谷麦芽各 150 克,鸡内金 100 克。

3. 大便干结不畅者加莱菔子 150 克,杏仁 100 克。

4. 咽部不适或咳嗽者加桔梗 60 克,藏青果 100 克。

【赏析】反流性食管炎病程多较长,病情多较缠绵难愈,久病多虚,久病又易影响肝气的条达,肝失条达,肝气郁结,肝郁化火,横逆犯胃,出现肝胃不和或肝胃郁热,临床可见泛酸,反胃,烧心,呕吐,便秘,胸胁胀满等,胃液反流可致食管黏膜受损,导致食管黏膜的充血、水肿、糜烂、溃疡等;又肝主疏泄,促进胆汁的分泌与排泄,肝的疏泄功能正常,则胆汁能正常地分泌和排泄,从而有助于食物的消化,若肝气郁结,疏泄失常,则可影响胆汁的分泌与排泄,出现胆汁上逆或消化不良之象,临床可见口苦,纳差,嗳气,恶心,腹胀,腹泻等,胆汁合并胃液的反流,进一步加重了食管黏膜的充血、水肿、糜烂、溃疡等。本病在发展过程中始终都存在肝郁脾虚、胃失和降及食管黏膜损害之象,故单兆伟教授认为肝郁脾虚,胃失和降是本病的基本病机,治疗上应将疏肝和胃,健脾制酸法贯穿病程始终。有气虚、阴虚、痰阻、湿停、血瘀等兼证时,则兼以益气、养阴、化痰、祛湿、活血等法。

本效验方由小柴胡汤、四逆散及制酸护膜药加减而成。《素问·至真要大论》曰：诸呕吐酸……皆属于热；《伤寒论》263 条曰：少阳之为病，口苦，咽干，目眩也。96 条曰：伤寒五六日，中风，往来寒热，胸胁苦满，嘿嘿不欲饮食，心烦喜呕，或胸中烦而不呕，或渴，或腹中痛……小柴胡汤主之。101 条曰：伤寒中风，有柴胡证，但见一证便是，不必悉具。反流性食管炎患者多有反酸，烧心，胸胁苦满，不欲饮食，心烦喜呕，口苦等，加之小柴胡汤有使"上焦得通，津液得下，胃气因和"之功，故选用小柴胡汤疏利三焦，调达上下，疏肝泻热，和降胃气；合用四逆散是加强其疏肝柔肝、和胃消痞之功；煅海螵蛸既可制酸护膜，又可收敛止血、敛疮生肌，可促进食管黏膜修复，预防食管黏膜破裂出血，合上白及、浙贝、木蝴蝶则敛疮生肌，促进食管黏膜修复之力更强；加上阿胶则既可补肝柔肝，又有益于收膏，蜂蜜既可润肠通便，又能矫味。诸药相合，共奏疏肝和胃，健脾制酸之功。

（十六）复方蛇舌草煎剂（谢英彪）

非物质文化遗产项目"张简斋中医温病医术"代表性传承人谢英彪主任中医师治疗胃癌前病变效验方——复方蛇舌草煎剂

【组成】白花蛇舌草 20～30 克，半枝莲 20 克，蒲公英 15 克，木灵芝 15 克，生苡仁 30 克，茯苓 15 克，炙甘草 3 克。

【制法】水煎服，每日 1 剂。

【用法】上下午分服。

【功效】清热解毒，扶正健脾，逆转癌前病变。

【主治】胃癌前病变。

【加减法】

1. 胃脘灼热，口苦、嘈杂者，加川黄连 3 克，炒黄芩 10 克。

2. 脘痛明显者，加延胡索 15 克，炒白芍 15 克。

3. 脘胀明显者，加枳壳 10 克，郁金 10 克，沉香曲 6 克。

4. 泛吐酸水者，加海螵蛸 20 克，煅瓦楞子 20 克。

5. 脘闷、恶心、便溏、苔黄腻者，加苍术 10 克，藿香 6 克，佩兰 6 克。

6. 神疲乏力，便溏不成形者，加苍白术各 15 克，山药 15 克，厚朴 6 克。

7. 脘嘈口干、便秘、舌红少津者，加麦冬 10 克，石斛 10 克，乌梅 6 克。

【赏析】 白花蛇舌草有较强的清热解毒利湿作用，近代药理研究证实，白花蛇舌草高浓度对白血病、艾氏腹水癌、吉田肉瘤等癌细胞具有抑制作用。为临床常用的清热解毒、补虚抗癌药，普遍认为白花蛇舌草有广谱抗癌作用。近代药理还证实，白花蛇舌草可清除幽门螺杆菌（HP），逆转肠上皮化生，抗诱变，增强机体免疫力。有临床报道，以白花蛇舌草为主治疗慢性萎缩性胃炎癌前病变 86 例，临床治愈 17 例，显效 25 例，有效 31 例，无效 13 例，总有效率为 84.88%。白花蛇舌草为本效验方君药。半枝莲与蒲公英清热解毒，防癌抗癌，也可清除 HP 感染，逆转肠上皮化生，治疗不典型增生。为本效验方臣药，两者相须为用，效果倍增；木灵芝、生苡仁、茯苓均为扶正健脾、防癌抗癌、防诱变妙药，为本方佐药；炙甘草调和诸药，且能益气养胃，为本方使药。经长期临床观察，本方灵活加减后，对胃癌前病变有良好的控制病情，逆转病理变化的作用。

（十七）蛇舌草清幽汤（谢英彪）

非物质文化遗产项目"张简斋中医温病医术"代表性传承人谢英彪主任中医师治疗胃热型幽门螺杆菌感染相关胃病效验方——蛇舌草清幽汤

【组成】白花蛇舌草 30 克，半枝莲 20 克，川黄连 5 克，蒲公英 15 克，木香 10 克，青陈皮各 6 克，炒黄芩 6 克，炒白芍 10 克，海螵蛸 15 克，炙甘草 3 克。

【制法】水煎服，每日 1 剂。

【用法】上下午分服。

【功效】清胃泻热，清除幽门螺杆菌。

【主治】胃热型幽门螺杆菌感染相关胃病。

【赏析】幽门螺杆菌 (HP) 感染不是单独存在的"胃病"，而是其他胃病产生与存在的病因之一。目前已发现并且证实，幽门螺杆菌的感染与慢性萎缩性胃炎、胃溃疡、十二指肠溃疡甚至胃癌的发生都有密切的关系。过去只认为溃疡病患者的胃酸较高是发病的因素，现在已经知道感染幽门螺杆菌后会产生多种毒素，对胃黏膜起毒性和破坏作用。本效验方以白花蛇舌草、半枝莲为君药，取其清热解毒、防癌功效，经现代药理研究已证实，此两药有清除幽门螺杆菌，防止胃恶变的作用；川黄连、炒黄芩、蒲公英清泻胃热，同为臣药；木香、青皮、陈皮理气止痛，白芍、炙甘草缓急止痛，海螵蛸护膜制酸，同为佐使药。共奏清胃泻热，清除幽门螺杆菌功效。本效验方适用于慢性胃病伴幽门螺杆菌感染，胃脘灼热疼痛，或泛吐酸水，烦躁不安，舌质红，苔黄，脉弦数等症的患者。

（十八）苍术黄连汤（谢英彪）

非物质文化遗产项目"张简斋中医温病医术"代表性传承人谢英彪主任中医师治疗湿热型幽门螺杆菌感染相关胃病——苍术黄连汤

【组成】苍术 10 克，黄连 5 克，蒲公英 15 克，藿香 6 克，佩兰 6 克，扁豆衣 10 克，马齿苋 15 克，青陈皮各 6 克，茯苓 10 克，炙甘草 2 克。

【制法】水煎服，每日 1 剂。

【用法】上下午分服。

【功效】清胃泻热，化湿和胃，清除幽门螺杆菌。

【主治】湿热型幽门螺杆菌感染相关胃病。

【赏析】本方苍术为健脾胃、化湿浊良药，黄连长于清泻胃热，两药同用，清胃化湿功能得以增强，为本方君药；蒲公英、马齿苋，协助黄连清胃热，藿香、佩兰、青皮、陈皮、茯苓、扁豆衣协助苍术化湿和胃，同为臣药；炙甘草调和诸药，系使药。诸药配伍，共奏清胃泻热，化湿和胃，清除幽门螺杆菌功效。本效验方适用于慢性胃病见胃脘痞闷灼热，呕恶纳呆，泛酸嗳气，身肢困重，大便溏，舌苔厚腻且黄等症的患者。

（十九）山药白术汤（谢英彪）

非物质文化遗产项目"张简斋中医温病医术"代表性传承人谢英彪主任中医师治疗脾虚型幽门螺杆菌感染相关胃病——山药白术汤

【组成】山药、天门冬各 10 克，白术 10 克，茯苓 10 克，扁豆 10 克，莲子 15 克，青皮、陈皮各 6 克，川黄连 3 克，连翘 10 克，枳壳 6 克，郁金 10 克，炙甘草 3 克。

【制法】水煎服，每日 1 剂。

【用法】上下午分服。

【功效】益气健脾，清热化湿，理气和胃，清除幽门螺杆菌。

【主治】脾虚型幽门螺杆菌感染相关胃病。

【赏析】山药甘平质润，专于滋补脾胃，与白术合用，补脾气作用更佳，同为本方君药；茯苓、莲子、青皮、陈皮协助山药、白术调理补益脾胃，为臣药；川黄连、连翘，清热化湿，清除幽门螺杆菌；枳壳、郁金，理气和胃，同为佐药；炙甘草补气和胃，调和诸药，为本方使药。诸药合同，共收益气健脾和胃为主，清热化湿为辅的功效。本效验方适用于慢性胃病伴幽门螺杆菌感染者，常因病久体虚、脾胃虚弱而运化失司，或兼夹湿，或兼气滞，症见泛吐清水，面色无华，乏力神倦，四肢萎软，胃脘隐痛或牵引两胁，呕恶纳呆，大便溏薄，舌淡，苔或白或腻，脉濡弱等症的患者。

（二十）天冬乌梅汤（谢英彪）

非物质文化遗产项目"张简斋中医温病医术"代表性传承人谢英彪主任中医师治疗阴虚型幽门螺杆菌感染相关胃病效验方——天冬乌梅汤

【组成】天麦冬各 10 克，沙参 10 克，石斛 10 克，乌梅 6 克，黄连 3 克，荷叶 20 克，玉竹 10 克，全瓜蒌 20 克，银花 10 克，炙甘草 3 克。

【制法】水煎服，每日 1 剂。

【用法】上下午分服。

【功效】滋阴养胃，清除幽门螺杆菌。

【主治】阴虚型幽门螺杆菌感染相关胃病。

【赏析】天冬、麦冬、沙参、石斛为滋阴养胃常见药物，且滋补而不滋腻碍胃，为本方君药；玉竹、乌梅协助君药养阴生津，阴虚易生内热，故用金银花、黄连、荷叶兼清胃热，且能清除幽门螺杆菌。以上 5 味同为臣药；全瓜蒌润肠通便，炙甘草和胃矫味，同为佐使药。本方具有滋阴养胃，清除幽门螺杆菌功效。本效验方适用于慢性胃病伴幽门螺杆菌感染，胃脘隐隐灼痛，或见嘈杂，口干咽燥，大便干结难解，舌质红少津，或光剥无苔，脉弦细无力等症。

（二十一）清肠止泻汤（谢英彪）

非物质文化遗产项目"张简斋中医温病医术"代表性传承人谢英彪主任中医师治疗湿热型腹泻效验方——清肠止泻汤

【组成】木香10克，白头翁10～15克，川黄连3～5克，炒黄芩10克，马齿苋15克，炒白芍10～15克，槐花10克，地榆炭10克，苍白术各10克，炙甘草3克。

【制法】水煎服，每日1剂。

【用法】上下午分服。

【功效】清肠化湿，行气止痛。

【主治】大肠湿热型急慢性腹泻。

【加减法】

1.湿重于热，下利白多赤少，脘痞苔腻者，加厚朴10克，藿香6克。

2.热重于湿，下利红多白少，苔黄腻者，加银化15克，赤芍10克，秦皮10克。

3.兼夹积滞，腹胀满痛，利下不爽，腐臭难闻者，加莱菔子10克，焦楂曲各10克。

4.腹痛明显者，加川楝子10克，延胡索15克，炒白芍15克。

5.腹泻日久，大便稀薄，乏力肢冷者，加制附子6克，肉桂3克（分2次后下）。

【赏析】木香行气止痛，健脾和胃，可解除胃肠痉挛，为胃肠气滞的首选中药。白头翁擅长清热解毒，凉血止痢。药理研究证实，白头翁对痢疾杆菌、葡萄球菌等细菌有较强的抑制作用。两药一偏重理气，一侧重止泻，相须为用，同为君药；黄连、黄芩、马齿苋清肠泻热、止泻止痢，协助白头翁止泻；苍术、白术健脾燥湿，辅助木香化湿，槐花、地榆炭，凉血止血，清肠止泻，同为臣药。炙甘草缓急止痛，调和诸药，为佐使之药。本效验方对急性肠炎、细菌性痢疾、慢性结肠炎、溃疡性结肠炎、放射性肠炎、肠道易激综合征等病表现为大肠湿热证者收效甚捷。

（二十二）苍白术助运汤（谢英彪）

非物质文化遗产项目"张简斋中医温病医术"代表性传承人谢英彪主任中医师治疗脾虚型腹泻——苍白术助运汤

【组成】苍白术各 10～20 克，山药 10～15 克，炒苡仁 10～15 克，厚朴 6～10 克，茯苓 10 克，防风炭 10 克，木香 10 克，青皮、陈皮各 6 克，焦楂曲各 10 克，炙甘草 3 克。

【制法】水煎服，每日 1 剂。

【用法】上下午分服。

【功效】健脾助运，燥湿止泻。

【主治】脾虚湿困型慢性腹泻。

【加减法】

1.形寒怕冷，腹胀腹痛者，加炮姜 6 克，制附片 6 克，延胡索 10 克。

2.饮食停滞，脘胀嗳腐口臭者，加莱菔子 10 克，鸡内金 6 克。

3.面肢浮肿者，加猪苓 10 克，车前子 10 克，泽泻 10 克。

4.便前腹痛，胸闷者，加青皮6克，柴胡10克。

5.久泻肛门下坠，或脱肛者，加升麻10克，炙黄芪15克。

【赏析】苍术、白术均可健脾燥湿，但苍术偏于燥湿，白术偏于健脾，两者合用，为本效验方君药，健脾燥湿并进；山药、炒苡仁、茯苓、厚朴，辅助君药健脾燥湿。木香、青皮、陈皮行脾胃之气，调理、改善肠道功能，缓解腹痛，防风制成炭之后，专于祛风止泻，焦楂曲助消化，止腹泻，同为佐药；炙甘草调和诸药，且能缓急止痛，为本方使药。慢性腹泻以脾虚型最为多见，谢老认为，脾虚在健运而不在补益，临床中很少运用参芪一类的补脾气方药，而喜用健脾助运药物，收效甚显。本效验方适用于消化不良、慢性肠炎、肠功能紊乱、溃疡性结肠炎、肠结核等疾病，慢性活动期出现脾土虚弱，运化吸收功能性障碍导致的慢性腹泻患者，以大便稀溏不成形，或夹有不消化食物，排便次数增多，吃荤菜后加重，面色无华，食少神疲，腹胀不舒，舌淡苔白，脉细弱等症者。

（二十三）补骨脂止泻汤（谢英彪）

非物质文化遗产项目"张简斋中医温病医术"代表性传承人谢英彪主任中医师治疗脾肾阳虚型腹泻效验方——补骨脂止泻汤

【组成】补骨脂10克，苍白术各15克，肉豆蔻6克，吴茱萸3克，熟附片6克（先煎30分钟），木香10克，防风炭10克，焦楂曲各10克，炙甘草3克。

【制法】水煎服，每日1剂。

【用法】上下午分服。

【功效】温补脾肾，燥湿止泻。

【主治】脾肾阳虚型慢性腹泻。

【加减法】

1. 偏于肾阳虚者,加肉桂3克(分2次后下),熟附子增至10～15克(先煎30分钟)。

2. 偏于脾阳虚者,加干姜10克,肉桂3克(分2次后下)。

3. 湿盛脾运失健者,加山药15克,炒苡仁15克,厚朴10克。

4. 气滞腹胀者,加枳壳6克,郁金10克。

5. 滑泄不止者,加诃子10克,五倍子10克,罂粟壳6克。

6. 气虚下陷脱肛者,加炙黄芪15克,升麻10克,柴胡10克。

【赏析】 本效验方是根据《证治准绳》四神丸化裁而成。补骨脂擅于温补肾阳,止泻缩尿,为中医治疗五更泄泻必用之药;苍术、白术乃健脾燥湿首选药物。三者合用,对脾肾阳虚导致的腹泻日久不愈,五更泄泻,颇为合拍,为本方君药;肉豆蔻、吴茱萸、附片协作补骨脂温肾,木香、防风炭协助苍白术理气燥湿止泻。同为本方臣药;焦楂曲消导助运止泻,为佐药;炙甘草健脾调和诸药,为使药。本方重点在温补脾肾,燥湿止泻,对伴有面色淡白,形寒肢冷,面肢浮肿,腰膝冷痛,或阳痿、带下清稀的脾肾阳虚型久泻、五更泻收效甚佳。谢老常将此方加减运用于慢性腹泻、慢性结肠炎、溃疡性结肠炎、慢性细菌性痢疾、慢性阿米巴痢疾、肠结核、肠癌等疾病。

(二十四)溃结灌肠液(谢英彪)

非物质文化遗产项目"张简斋中医温病医术"代表性传承人谢英彪主任中医师治疗溃疡性结肠炎效验方——溃结灌肠液

【组成】 银花120克,地榆炭120克,白及40克,复方珠黄散(本院协定处方)20克。

【制法】先将地榆加水适量，浸泡30分钟后加入金银花，再浸泡15分钟。煎煮2次，第1次1小时，第2次0.5小时，混合后待完全沉淀，浓缩滤汁（约150毫升，冷藏沉淀极少）；白及用水适量，浸泡1小时，煎煮3次，每次30分钟，用纱布过滤成白及胶；取复方珠黄散置乳钵中，加适量甘油（约10毫升），研磨均匀后加入白及胶，充分研匀，再加地榆、金银花浓缩液和防腐剂（苯甲酸钠2.5克），研磨均匀，使全量为1000毫升，分装于250毫升瓶中100℃流通蒸气灭菌30分钟即得。

【功效】清肠泻热，护膜生肌，促使溃疡愈合。

【主治】溃疡性结肠炎，对大肠湿热型患者尤佳。

【灌肠法】

1.直肠推注法：将溃结灌肠液加温后吸入50毫升注射器或灌肠器中，下接导尿管或肛管，将管头插入肛门20厘米，用5分钟左右的时间将药液缓慢推入肠道，留置1～2分钟后缓慢拔出导尿管或肛管，嘱病人右侧卧，将臀部垫高30厘米，保持10分钟，然后再平行、左侧卧及右仰卧，以使药液进入直结肠部位。本方法适用于乙状结肠以下的溃疡性结肠炎患者，尤其适宜门诊患者在家庭中使用。

2.直肠点滴法：将药液经直肠匀速滴入结肠，也是药到病所的一种给药方法。该方法在药物剂型、药物组成等方面和直肠推注法均一致，但在其给药的速度和保留药物的时间方面，优于直肠推注法，适用于急性活动期、病情较重的患者，对保留灌肠耐受性较差的病人尤其适宜。操作方法：取灌肠筒或250毫升玻璃瓶，放入加温后的药液150～200毫升左右，将一端接上输液导管，操作前嘱患者排空大小便。取侧卧位，然后把输液管的另一端缓慢插入直肠，一般深度15～30厘米左右，点滴速度控制在每分钟50～60滴左右，温度、疗程同直肠推注法。

3.直肠气药法：本方法又称直肠气药灌注法，运用适当的气压，将药液灌注至结肠各个部位，使药液均匀分布于结肠黏膜表面，起到治疗作用。该疗法能将药液布满整个结肠，治疗范围广，药物留置时间长对全结肠溃疡的病人尤其适宜，弥补了传统的几种灌肠方法的不足。

4. 灌肠次数：少数全结肠溃疡患者每天早晚 2 次保留灌肠，其余均为每晚保留灌肠 1 次，经观察，每晚临睡前灌肠 1 次比较方便，患者乐于接受，且不影响正常休息或工作。

5. 灌肠液温度：以 39 ~ 40℃ 保留时间最长，腹部不适反应最轻；37 ~ 38℃ 次之；36℃ 以下保留时间较短。

6. 保留灌肠前准备：经观察，排空大便再保留灌肠者，疗效明显提高。若晚间不排便者需作清洁灌肠后再作药物保留灌肠。

7. 灌肠液剂量：经 60 例临床观察，每次灌药 250 ~ 300 毫升者 18 例，125 ~ 175 毫升者 42 例。结果显示，250 ~ 300 毫升组保留时间为 6.5 小时，125 ~ 175 毫升组保留时间为 7.3 小时，提示每次灌药 125 ~ 175 毫升的保留时间较长。

【加减法】

1. 大肠湿热型加白头翁、槐花各 30 克，秦皮 15 克。浓煎 2 次，取浓缩液 50 毫升，加入溃结灌肠液中。

2. 脾虚湿盛型加苍白术各 30 克，蒲公英 30 克，葛根炭 15 克。浓煎 2 次，取浓缩液 50 毫升，加入溃结灌肠液中。

3. 脾肾阳虚型加补骨脂 10 克，肉豆蔻 6 克，苍白术各 20 克。浓煎 2 次，取浓缩液 50 毫升，加入溃结灌肠液中。

【赏析】银花为本效验方君药，银花可清热解毒，它性味甘寒，且能清肠凉血，用于热毒下痢、便下脓血也有良好疗效；地榆炭清热凉血止血，为臣药；白及护膜、生肌、止血，促使溃疡愈合；复方珠黄散，清热凉血，护膜生肌长肉，同为佐使药。四味合用，其奏清热泻热、护膜生肌功效，适用于溃疡性结肠炎急性活动期出现大便次数增多，排黏液脓血便、鲜血便。采用保留灌肠的方法，使药液均匀分布于充血水肿和糜烂、溃破的溃疡结肠黏膜上，药液直达病所，本效验方已制成本院协定处方，临床应用20多年，收效甚佳。

（二十五）地榆白及灌肠方（单兆伟）

金陵医派传人、全国首届名中医单兆伟主任中医师治疗溃疡性结肠炎效验方——地榆白及灌肠方

【组成】地榆30克，白及10克，石菖蒲20克。

【制法】加水浓煎成200毫升。

【用法】患者采取左侧卧位，臀部垫高20厘米，缓慢推注入肛门内。

【功效】清肠化湿，护膜生肌，凉血止血。

【主治】大肠湿热型溃疡性结肠炎。

【加减法】

如有脓血便加云南白药1克，锡类散1克，黄柏20克，败酱草30克。

【赏析】地榆清肠凉血止血，白及护膜、生肌，且能止血，辅以石菖蒲清化湿热。有脓血者加入云南白药、锡类散、黄柏、败酱草可增强清肠化湿，护膜生肌，愈合溃疡，凉血止血功效。单老主张内服辨证中药，结合保留灌肠，可增强治疗溃疡性结肠炎的疗效。

（二十六）补运健脾汤（单兆伟）

金陵医派传人、全国首届名中医单兆伟主任中医师治疗脾虚湿盛型肠病

效验方——补运健脾汤

【组成】太子参 10 克，炒白术 10 克，炒山药 15 克，炒薏苡仁 15 克，云茯苓 12 克，炒建曲 12 克，煨葛根 10 克，炙甘草 3 克。

【制法】水煎服，每日 1 剂。

【用法】上下午分服。

【功效】益气健脾，化湿止泻。

【主治】炎症肠病属于脾虚湿盛证。也可用于治疗慢性结肠炎、肠易激综合征、胆囊术后综合征等属于脾虚湿盛型病症。

【加减法】

脾虚湿盛型炎症性肠病，也会兼夹气滞、食积等不同，日久又可化热伤阴，脾阳虚弱，肾阳不足等，故应综合辨证，药随证转，灵活变通。

1. 如见饮食不化，不思饮食，肠鸣腹痛，大便夹有不消化食物者，加焦山楂、炒谷麦芽等消食开胃，健脾止泻。

2. 如见胃脘胀满痞闷，恶心呕吐，肠鸣下利，不思饮食，舌苔黄腻，脉滑等寒热错杂者，则合散结消痞、和胃降逆之半夏泻心汤加减。

3. 如见胁肋疼痛，情志不舒则泄泻加重，肝郁脾虚者，可合疏肝健脾之痛泻要方化裁。

4. 如见肠鸣腹痛，里急后重者，加煨木香、黄连以清化湿热，理气止泻；大便夹黏液者，加马齿苋、仙鹤草清利肠道湿热；湿热较重，血败肉腐，大便夹有脓血者，可加凤尾草、败酱草、白头翁、地榆、蒲公英等清热解毒利湿之品。

5. 如见肛门坠胀，大便不尽感等中虚气陷证，加黄芪、荷叶、升麻，合补中益气汤之义。

6. 如见四肢不温，畏寒喜暖，泻下清水等脾阳不足者，加干姜、桂枝等温补脾阳。

7. 如见腰膝酸软，畏寒肢冷，五更泄泻等肾阳虚衰者，加补骨脂、附子、炮姜、五味子等合四神丸之意温肾壮阳，涩肠止泻；久泻滑脱不尽，又可酌加石榴皮、诃子肉、罂粟壳等以涩肠止泻，罂粟壳用量宜轻，每剂 5 克，连用不可超过 2 周。

【赏析】本方适用于脾虚湿盛所致的炎症性肠病。脾胃虚弱，运化无力，饮食难消，清浊不分，故见饮食不化，肠鸣，泄泻，大便中夹有不消化食物；湿困中焦，气机阻滞，故见嗳气，脘腹胀满等；脾失健运，气血生化乏源，机体失于濡养，故见四肢无力，少气懒言，形体消瘦，面色萎黄等；舌体胖大，边有齿印，舌淡，苔白腻，脉细或濡等皆为脾虚湿盛之象。方中太子参、炒白术、炒山药为君，益气健脾，扶正固本。炒薏苡仁、云茯苓、炒建曲为臣，燥湿运脾止泻，使补而不滞；《内经》云："清气在下则生飧泄"，煨葛根为使，使清气升而浊气降。药用炒过之品，补气健运脾胃、燥湿止泻之力优增，使脾气充足而其功可用，湿气去而泄泻自止。此方化裁于名方参苓白术散。全方仅七味，共奏补运脾胃，燥湿止泻之功。

（二十七）润肠合剂（谢英彪）

非物质文化遗产项目"张简斋中医温病医术"代表性传承人谢英彪主任中医师治疗虚性便秘效验方——润肠通便合剂

【组成】何首乌（生）500 克，当归 750 克，火麻仁（生，打碎）750 克，生大黄 100 克。

【制法】先将何首乌、当归、火麻仁加水煎煮 2 次，第一次 1.5 小时，第二次 1 小时，合并煎剂，滤过，滤液静置 24 小时，上清液浓缩至 950 毫升左右；生大黄先用冷水浸泡 5 分钟，用浸泡液煎煮生大黄，煮沸 3 分钟后取汁滤过，取上清液 100 毫升兑入前三味的上清液中，共计 1050 毫升，加防腐剂及蔗糖适量，搅拌，静置，取上清液 1000 毫升，分装于 250 毫升瓶中备用。

【用法】每瓶 250 毫升，口服，一次 20～30 毫升，一日 2 次。孕妇慎用。

【功效】滋阴养血，润肠通便，软化血管，降脂降压。

【主治】中老年人虚性便秘、习惯性便秘、妇女产后便秘、长期卧床便秘。对便秘合并高血压病、冠心病、血脂异常、动脉粥样硬化的患者尤为适宜。

【赏析】本方为治疗虚性便秘的治本效验方。方中何首乌为主药，该药性味甘、苦、涩，为中医惯用的养血滋阴，补益肝肾要药，何首乌生用，功专润燥通便，对阴血虚弱、大肠津亏引起的大便燥结有特殊功效。近代研究还发现何首乌具有调血脂、降血压、防治动脉硬化等作用，可用于高血压病、血脂异常、动脉硬化、冠心病。实验研究证实，何首乌含蒽醌衍生物，以大黄酚及大黄素为最多，其次是大黄酸、大黄素甲醚等成分，大部分呈游离状态存在。生何首乌中的结合蒽醌衍生物含量较制首乌高，可促进肠管蠕动，具有缓泻作用。若炮制成制首乌，糖含量增加，结合蒽醌衍生物含量降低，游离蒽醌衍生物含量显著增加，使具有致泻作用的游离蒽醌衍生物，水解成无致泻作用的游离蒽醌衍生物。这是本方采用生首乌而不用制首乌的用意所在；当归味甘质润，为临床补血、活血、调经、止痛、润肠良药，有"血中圣药"的美称，它具有良好的润肠通便功效，尤其适宜久病体弱、老人及产后因血虚而致大便秘结。当归含有维生素 B_{12} 及叶酸类物质，有抗恶性贫血作用，并能增加冠状动脉血流量，预防垂体后叶素引起的心肌缺血，降低心肌耗氧量等药理作用，所以对便秘合并冠心病、心肌损害、贫血的患者更为适宜；火麻仁生用，质润多脂，为润肠通便常用药，对老人、产妇及体弱津血不足所引起的肠燥便秘，用之无不奏效。近代药理发现，火麻仁含胡卢巴碱、异亮氨酸三甲胺乙内脂，脂肪油等成分。油中含火麻酚，本品能刺激肠黏膜，使分泌增多，蠕动加快，减少大肠吸收水分，所以有缓泻作用。火麻仁果皮中可能含有麻醉性树脂成分，加工火麻仁时应将果皮除尽，以防中毒。

以上两味为本方的辅助药。生大黄为苦寒攻下要药,有较强的泻下攻下作用,善治积滞便秘诸症,因能清热泻火,所以对热结便秘尤为适宜。大黄主含蒽醌衍生物(包括蒽醌苷、双蒽醌苷、大黄酸、芦荟大黄素等),能刺激大肠,增加其推进性蠕动而促进排便,但久煎后有效成分大多破坏,泻下力大为减弱,这是本方另煎少煎的原因。中医汤剂使用大黄一般为 5 ~ 10 克,本方每人每天仅用 4 克,分 2 次后下,每次仅为 2 克。经临床观察,小剂量大黄,不仅缓泻,增强润肠通便药效果,微苦还可健胃,增进食欲,且无伤正之弊。本效验方治疗虚性体弱便秘已五十余年,谢老在南京市钟山医院(现南京市中西医结合医院)工作期间,曾将本方制成院内制剂。经系统观察,屡用屡效。即使连续服用一两个月以上也无任何副作用。治愈后间断服用,有预防虚性便秘、习惯性便秘重新发作的作用。

(二十八)便秘通(刘永年)

金陵医派奠基人张简斋第二代嫡传弟子刘永年主任中医师治疗便秘效验方——便秘通

【组成】枳壳 10 克,槟榔 10 克,当归 10 克,生何首乌 10 克,麻仁 10 克,青陈皮各 6 克,生白术 12 克。

【制法】每日 1 剂,分煎 2 次。

【用法】上下午分服。

【功效】顺气行滞,润肠通便。

【主治】由于诸多原因所致肠腑气机阻痹,传导失司所致大便秘结不通。或艰涩难解,排便时间延长,或不能按时而解者。虚秘、实秘皆可使用,但需随证加减用之。

【加减法】

1. 素体阴虚，肠腑积热，腑气郁滞者加玄参、知母、芦荟。

2. 脾虚气滞，大肠传送无力者，加黄芪、党参、升麻。

3. 阴亏血少，不足滋润大肠者，宜用增液行舟之法加玄参、天冬、生地、玉竹、石斛、龟板、白芍等。

4. 脾肾阳虚，阴液凝滞者，加肉苁蓉、牛膝、胡桃肉，如景岳济川煎。

5. 肠络受损，瘀血阻塞，肠腑传导涩滞者，加桃仁、红花、穿山甲，如通幽汤。

【赏析】本方应用生白术强脾助运，润肠通便为君；辅以槟榔降气行滞，枳壳宽中消痞，青皮、陈皮疏肝调气，共促肠腑传导为臣；当归、火麻仁、生何首乌滋养阴血，以润肠道而利腑气为佐；甘草调和诸药为使。本效验方运用指征：用于治疗大便秘结或数日一解，或需费力努挣，或粪便如弹丸或如羊屎，或解后有不尽感，或兼有腹部胀痛，延久已成习惯者，脉实，舌苔净浊亦随证而生也。运用：本方为顽固性便秘的基本方，肠腑涩滞传导不及为其主要病机，因之用时当随便秘的不同原因而灵活增减是为关键，不以单纯通下所能者。诊治便秘，当遵"必伏其所主，而先其所因"之旨，不可专事通下，图一时之快，而徒伤正气，常用的大黄、番泻叶等，有少数敏感患者长期服用，或剂量、配伍不当，可致肠道黑变，不可不慎。此外，近年来由于学习工作压力加大，生活上多静少动，饮食上弃粗取精，作息规律失调，致使便秘者增多。因此，调治便秘不可专赖药物，宜调整饮食结构，改变生活方式，摒弃不良习惯，方可见效。治疗便秘，虽属腑气以通降为用，但对某些虚性便秘者，辨证又当用补益、升提药物，如党参、黄芪、升麻、桔梗之类，而达"塞因塞用"，"以升促降"之目的，常中有变，乃中医诊治之特色。何首乌按照中医传统理论长期服用有保健作用，但近年来的报告，该药在肝损伤草药中名列前茅，可能与生何首乌其中含有的蒽醌相关，制首乌则含量很少。2014年1月14日国家卫生计生委曾发通知，告诫生何首乌长期服用可能造成严重肝损伤，不可不慎。

（二十九）温阳通便方（王业皇）

金陵医派肛肠中医大家丁泽民主任医师第一代传人王业皇主任中医师治疗便秘效验方——温阳通便方

【组成】（酒洗）肉苁蓉 15 克，生白术 20 克，桑椹子 20 克，益智仁 10 克，升麻 10 克，当归 10 克，（麸炒）枳壳 12 克，牛膝 10 克，焦六神曲 10 克。

【制法】以上药用冷水浸泡 30 分钟，药锅加水适量，煎煮 2 次，合并滤汁。

【用法】上下午分服。

【功效】温肾健脾、润肠通便。

【主治】老年人或体虚久病之人由脾肾阳虚导致，以大便艰涩，面色㿠白，喜热畏寒，四肢不温，或有腹中冷痛，舌淡苔白，脉沉迟为主症的便秘。

【加减法】

1. 便秘顽固日久者，加熟大黄、火麻仁、郁李仁。

2. 肾虚甚者，症见腰膝酸软，耳鸣耳聋，加何首乌、熟地黄。

3. 脾虚食积甚者，症见腹痛腹胀，食少不饥，加莱菔子、鸡内金、蒲公英。

4. 阳虚甚者，症见小便清长，下肢浮肿，加肉桂、制附子、干姜。

5. 肝肾阴虚者，症见头晕目眩、视物模糊，加枸杞子、女贞子、决明子。

6. 夜寐不安者，加酸枣仁、柏子仁。

【赏析】本方证病机为患者年老，多阳气虚衰，肾精亏损，气化无力，肠腑失润，脾阳虚弱，运化无力，肠腑失机，致大便艰涩，便下无力，如《景岳全书—秘结》："凡下焦阳虚，则阳气不行，阳气不行，则不能送传，而阴凝于下，此阳虚而阴结也。"治宜温肾健脾、润肠通便。君药肉苁蓉味甘咸性温，温肾益精，暖腰润肠，生白术健脾益气通便。臣以桑椹子滋阴补血，生津润肠，当归补血润燥通便；牛膝补益肝肾，壮腰膝，性善下行。佐以枳壳下气宽肠而助通便；妙用升麻以升清阳，清阳升则浊阴自降，相反相成，以助通便之效，焦六神曲健脾和胃，消食化积。诸药合用，既可温肾健脾治其本，又能润肠通便以治标。

（三十）复方仙桔汤（王业皇）

金陵医派肛肠中医大家丁泽民主任医师第一代传人王业皇主任中医师治疗久痢效验方——复方仙桔汤

【组成】仙鹤草 10 克，桔梗 10 克，广藿香 10 克，地锦草 10 克，炒枳实 10 克，防风 10 克，麸炒白术 10 克，木香 6 克，炒白芍 10 克，乌梅 10 克，炒槐米 10 克，生地榆 10 克，生甘草 3 克。

【用法】以上药用冷水浸泡 30 分钟，药锅加水适量，煎煮 2 次，合并滤汁。

【功效】清化湿热，补脾敛阴。

【主治】由湿热蕴结，肝脾不和，枢机不利导致的久痢。包括溃疡性结肠炎（UC）和克罗恩病（CD）、病原体感染等肠道炎症。

【加减法】

1. 肝强脾弱，湿热下注者，加痛泻要方。

2. 失禁不固者，加诃子肉、石榴皮。

3. 腹痛者加白芍。

4. 瘀痛甚者，加赤芍、莪术、失笑散。

5. 寒甚者，加良附丸。

6. 热痛者，加马齿苋、白头翁、赤芍、金铃子散。

7. 寒湿久困者，加四神丸。

8. 便血者，加地榆、槐花、煅花蕊石、白及、藕节炭、侧柏叶。

9. 气虚甚者加人参、黄芪、升麻。

10. 阿米巴痢，加鸦胆子。

11. 食物过敏，加徐长卿、地龙。

12. 重症者，先予灌肠方。

【赏析】君药仙鹤草涩中有补，轻灵止泻，止中寓通，补脾健胃，对慢性泻痢，虚实夹杂者有标本同治之功，亦以其味辛而涩，微温无毒，伍桔梗辛苦甘平，以其辛制其肝，开其肺，以其涩去其脱，除其滑。盖肺气开则腑气通，其斡旋气化之用能治腹痛、下痢、久泻，更重于桔梗升提肺气和排脓祛痰之功。久泻或久痢多清气下流，清浊相混，臣以枳壳，一升一降，清升浊降则枢机运转如常。地锦草清热解毒利湿，凉血止血，藿香解表、芳香化湿，防风有解表祛风利湿之效，宣通诸腑，引导湿热，直走二阴而出，具有喻氏"逆流挽舟"之意。佐以白术、木香健脾调气；白芍、乌梅、甘草酸甘敛阴，且泄木制肝，缓急止痛，固脱止滑。使以甘草，调和诸药，缓急止痛。诸药共奏升清降浊，通塞互用，气营兼调，补脾敛阴，清化止泻之功。既无参芪之峻补，亦无芩连之苦降，更无硝黄之攻伐，对久病正虚，攻不胜攻，清不耐清，补不能补之久泻、便溏，夹有黏冻，纳呆腹鸣，腹胀乏力，舌尖红，白腻苔，脉濡细之腹泻疗效确切。

（三十一）抑激止泻方（谢英彪）

非物质文化遗产项目"张简斋中医温病医术"代表性传承人谢英彪主任中医师治疗结肠易激综合征效验方——抑激止泻汤

【组成】党参 10 克，焦白术 10 克，茯苓 10 克，怀山药 10 克，煨诃子 10 克，补骨脂 10 克，肉豆蔻 6 克，陈皮 6 克，砂仁 4 克（2 次后下），炙甘草 3 克。

【制法】先用冷水浸泡 30 分钟，水煎 2 次，每次 20 分钟，合并滤汁。

【用法】上下午分服。

【功效】健脾益气，补肾温阳，抑激止泻。

【主治】结肠易激综合征。

【加减法】

1. 气虚明显或气虚下陷者加炙黄芪 12 克，葛根 10 克。

2. 阳虚明显者加制附片 6 克，炮姜 6 克。

3. 腹痛甚者加延胡索 15 克，炒白芍 15 克。

4. 湿热甚者加黄连 3 克，黄芩 10 克。

5. 滑泻不止者加乌梅 10 克，石榴皮 15 克。

【赏析】结肠易激综合征乃一种反复发作、迁延难愈、原因不明的肠道疾病，中医称为"泄泻""久痢""滞下"等病。《黄帝内经》中有"湿胜则濡泻""脾病者……虚则腹满肠鸣，飧泄，食不化"；张景岳在《景岳全书》中认为"泄泻之本，无不由于脾胃"。所以，久泄多因湿盛，其关键为脾虚失运；然脾的运化功能必得肾的温煦才能正常，故泄泻又与肾阳有密切关系。根据以上认识，本效验方以党参、焦白术、茯苓补气健脾，为君药；补骨脂、肉豆蔻温补肾阳，温中止泻；怀山药补脾肾，止泄泻，同为臣药；陈皮、砂仁理气行滞、开胃止泻，为佐药；炙甘草补气调中、调和诸药，为使药。本方组成简洁，共奏健脾温肾，抑激止泻功效，通过灵活化裁，对结肠易激综合征收效甚佳。

（三十二）健脾助运方（张嘉越）

金陵医派儿科名医施益农主任中医师弟子张嘉越治疗儿童泄泻效验方——健脾助运方

【组成】党参3克，白术3克，茯苓3克，薏苡仁3克，白扁豆3克，砂仁2克（分2次后下），山药3克，神曲3克，鸡内金3克，炒麦芽3克。（此方以婴幼儿用量举例）

【制法】以上为每人1天剂量。将药放入药罐，加适量清水搅匀，浸泡90分钟，中火煮沸，小火煎15分钟，灭火闷5分钟滤出药液。二煎加等量水，浸泡5分钟，其余方法同第一煎。

【用法】上下午多次分服。

【功效】健脾益气，化湿助运。

【主治】儿童泄泻脾虚湿滞证。症见大便溏薄，纳少腹胀，面色萎黄，四肢乏力，多汗，舌质较淡，苔白腻等。

【赏析】脾主运化，喜燥恶湿，湿易伤脾，故有"无湿不成泻"之说，因此脾虚湿盛为泄泻的主要病机。小儿"脾常不足"，若遇外感六淫，或内伤饮食，湿困食滞都可引起泄泻。且小儿泻久，容易耗气伤津，易造成脾气虚，胃阴亦有不足，临床证候较复杂，单纯用益气、温阳、滋阴等法难奏效，唯有扶脾阳益胃阴，化湿助运并举才是切中之法。需做到"补不碍滞"，"消不伤正"，故使用补脾益气，健脾化湿的党参、白术、茯苓、砂仁；益胃醒脾的山药、薏苡仁、白扁豆；再合神曲、鸡内金、炒麦芽以消食导滞。如湿聚成痰，上贮于肺，易见咳嗽有痰，可加用杏仁、紫苏子、紫菀等，则本方兼有化痰止咳作用。

（三十三）增食强体方（施益农）

金陵医派中医儿科当代名医——施益农主任中医师治疗儿童厌食效验方——儿童增食强体方

【组成】苍术 3 克，炒麦芽 4 克，鸡内金 3 克，柴胡 2 克，郁金 4 克，佛手 3 克，焦山楂 4 克，焦神曲 4 克，茯苓 5 克，佩兰 4 克，炒砂仁 2 克（分 2 次后下），莱菔子 3 克，地骨皮 4 克，黑豆衣 4 克，浮小麦 4 克。（此方以幼儿用量举例）

【制法】以上为每人 1 天剂量。将药放入药罐，加适量清水搅匀，浸泡 90 分钟，中火煮沸，小火煎 15 分钟，停火闷 6 分钟滤出药液。二煎加等量水，浸泡 10 分钟，其余方法同第一煎。

【用法】上下午多次分服。

【功效】运脾化滞，平肝固表。

【主治】儿童厌食。症见食欲不振，面黄肌瘦，性情急躁，手心发热，脘腹胀软，自汗盗汗，大便干结，苔白腻，脉弦。

【赏析】施益农主任认为儿童厌食发病逐渐增多，脾弱肝亢型较为常见。脾失运化，则无食欲，治疗此证，以调为贵，以运为健。《本草崇原·苍术》说"凡欲运脾，则用苍术"，故选苍术为主药，功能醒脾助运，燥湿健脾，为运脾要药。用炒麦芽、焦山楂、焦神曲、鸡内金、砂仁以消食积，助消化，增强健脾调中之力。柴胡、郁金、佛手疏肝解郁，行气和胃。莱菔子化滞导便。茯苓、佩兰利水渗湿，助脾运化。地骨皮、黑豆衣、浮小麦固表止汗。不少家长对如何正确喂养小儿心中无数，常让小儿脾胃处于超负荷状态而厌食，所以培训家长合理喂食也是重中之重。

肝胆系统疾病
名家效验方

（一）柴芍二皮二花汤（谢英彪）

非物质文化遗产项目"张简斋中医温病医术"代表性传承人谢英彪主任中医师治疗肝郁气滞证效验方——柴芍二皮二花汤

【组成】柴胡 6 ~ 10 克，炒白芍 15 克，枳壳 6 克，郁金 10 克，青陈皮各 6 克，玫瑰花 3 克，绿萼梅 3 克，金橘叶 6 克，炙甘草 3 克。

【功效】疏肝解郁，行气活血。

【主治】肝郁气滞证。

【用法】水煎服，每日 1 剂。

【加减法】

1. 肝郁伤阴，出现口干咽燥，舌质红少津者，加麦冬 10 克，石斛 10 克。

2. 肝郁化火，出现口苦，急躁，苔黄者，加黄芩 10 克，蒲公英 15 克。

3. 兼血虚，出现面黄，头昏，脉细者，加当归 10 克，熟地黄 12 克。

【赏析】柴胡为临床疏肝解郁代表药物，前人有"肝胆之要药""胃肠之要药"之说。近代药理研究发现，柴胡具有镇静、催眠、解热、镇痛、抗炎、护肝、利胆、增强免疫功能、改善胃肠功能等多种作用。肝脏"体阴用阳"，在发挥柴胡疏肝解郁功效的同时，本方配以养血柔肝、镇痛解痉之白芍，相互牵制，相辅相成，不致疏泄太甚，疗效更佳，同为本效验方君药；青皮、陈皮、枳壳、郁金、玫瑰花、绿萼梅功专疏肝解郁，善于行气、活血、止痛，可调节神经、促进胆汁分泌、降低转氨酶、健胃、帮助消化、缓解胃肠道痉挛，可协助君药的疏肝解郁作用，为本方臣药；金橘叶疏肝而不伤阴，为佐药；炙甘草具有缓和及解毒作用，白芍、甘草配伍，护肝之力更佳。本效验方立方要旨，在于"疏肝"，所谓疏肝，是指疏泄肝经郁滞之气，使气机通畅。肝气郁滞证是肝胆和胃肠等脏器多种病症的共有症候群，其病理生理基础很可能是肝、胆功能障碍，胃肠的蠕动和分泌功能减弱，并对全身状况和精神状态产生影响。本效验方具有改善肝胆功能和改善胃肠活动的作用，用中医的话就是具有疏肝解郁、理气和中、缓急止痛之功效。谢老常用本效验方治疗急慢性肝炎、早期肝硬化、急慢性胆道感染、胆石症、慢性胃炎、消化性溃疡、胃肠功能紊乱、脂肪肝、胸膜炎、肋间神经痛、急慢性乳腺炎、乳腺小叶增生，慢性睾丸炎、癔病（脏躁）、神经官能症（如梅核气）、更年期综合征、经前综合征、月经不调、痛经等疾病出现肝郁气滞证，表现为胸胁胀满，疼痛，脘痛，腹痛，疝痛，纳少胃呆，情绪抑郁，咽部物阻，乳房胀痛，月经不调，脉弦者。

（二）清肝降酶汤（谢英彪）

非物质文化遗产项目"张简斋中医温病医术"代表性传承人谢英彪主任中医师治疗黄疸转氨酶增高效验方——清肝降酶汤

【组成】田基黄 20 克，垂盆草 15 克，蒲公英 15 克，猪茯苓各 10 克，车前子 10 克（包煎），生甘草 2 克。

【功效】清肝护肝，降转氨酶、退黄疸。

【主治】病毒性肝炎转氨酶增高或出现黄疸。

【用法】水煎服，每日 1 剂。

【加减法】

1. 气郁化火，便秘口苦者，加生大黄 6 克（分 2 次后下），芒硝 3 克（包煎）。

2. 胁肋隐痛，舌红少苔者，加生地黄 12 克，枸杞子 10 克。

3. 胁痛加重者，加柴胡 6 克，郁金 10 克。

4. 伴胆石症者，加金钱草 30 克，海金砂 10 克（包煎）。

【赏析】田基黄又名地耳草，它味苦性凉，擅长清热化湿，消肿解毒。近代临床发现，单味或复方用于病毒性肝炎，均有显著疗效，并可消除黄疸或降低转氨酶，一般需连续服用 15 天以上，为本方君药。垂盆草、蒲公英可清热化湿，协助田基黄降酶护肝。猪苓、茯苓、车前子协助田基黄排湿利湿化湿，为佐药。炙甘草调和诸药，为使药。现代药理研究证实，田基黄、垂盆草、蒲公英、猪苓、茯苓、车前子均有较为理想的降转氨酶、退黄疸、清肝、护肝、保肝的作用。

（三）茵陈橘皮汤（谢英彪）

非物质文化遗产项目"张简斋中医温病医术"代表性传承人谢英彪主任中医师治疗急性黄疸肝炎效验方——茵陈橘皮汤

【组成】茵陈 30 克，鲜橘皮 30 克（干品 15 克），蜂蜜 20 克。

【制法】先将茵陈、橘皮放入锅中，加水煎煮，去渣，取汁，兑入蜂蜜即成。

【用法】上下午分服。

【功效】清热利湿，利胆退黄，健脾和胃。

【主治】急性黄疸型肝炎，发热，黄疸鲜明，小便短赤，食欲不振，中医辨证为阳黄者尤为适宜。

【赏析】茵陈为菊科多年生草本植物茵陈蒿或滨蒿的幼苗。经实验研究发现，茵陈煎剂有促进胆汁分泌作用，对四氯化碳所致的大鼠肝损害有一定的保护作用，滨蒿利胆作用明显，在增加胆汁分泌的同时，还能增加胆汁中固体物、胆酸和胆红素的含量。有关单用茵陈治疗黄疸型肝炎的临床报道颇多，疗效良好。橘皮具有良好的行气健脾、和胃止呕作用，可帮助自觉症状改善；实验研究发现橘皮所含的挥发油有一定的利胆作用，能促进消化液分泌，排除肠内积气。本效验方应用蜂蜜有双重功效，一是矫味，二是保肝。经多年临床观察，本效验方在退黄疸、降转氨酶、促进急性肝炎康复等方面有显著功效，并具有简便廉价的特点。

（四）垂盆草蒲公英汁（谢英彪）

非物质文化遗产项目"张简斋中医温病医术"代表性传承人谢英彪主任中医师治疗急性病毒性肝炎效验方——垂盆草蒲公英汁

【组成】鲜垂盆草 150 克，鲜蒲公英 200 克，蜂蜜 20 克。

【制法】将新鲜垂盆草、蒲公英洗净，放入温开水中浸泡片刻，捞出后捣烂取汁，备用。

【用法】上下午分服，也可将鲜汁兑入米汤中饮用。

【功效】清热解毒，利湿降酶，保肝利胆。

【主治】急性黄疸型肝炎和无黄疸型肝炎，症见面目、皮肤发黄，黄如橘皮色，小便短少，色黄如浓茶。或见低热，口渴，饮食不香，口苦，恶心呕吐，腹部胀满，肝区疼痛，舌质偏红，苔黄腻，脉弦滑数。对急性肝炎血清谷丙转氨酶增高者尤为适宜。

【赏析】垂盆草为景天科多年生肉质草本植物垂盆草全草。近代实验研究发现，垂盆草能抑制炎性渗出，减少肝细胞损伤，从而使乙型肝炎自然感染模型的血清谷丙转氨酶下降，并能使 γ - 球蛋白降低，使脂肪变性及纤维化程度降低。有关垂盆草制剂治疗急性肝炎有效的报道也屡见不鲜。经谢老临床观察，垂盆草鲜汁优于干品煎剂，对急性肝炎、慢性活动性肝炎并发转氨酶增高有良好的临床疗效；蒲公英，又名黄花地丁，为中医重要的清热解毒药物，民间也将鲜嫩蒲公英当菜食用。古人惯以蒲公英治疗肝胆湿热之胁痛、黄疸，近代常用于治疗病毒性肝炎、胆囊炎等患者。近代实验研究，发现蒲公英具有保肝作用，能防止肝细胞脂肪变性，减轻肝内充血，抑制肝内结缔组织增生；还发现蒲公英煎剂有降低四氯化碳所致的大鼠谷丙转氨酶升高的作用，并能减轻大鼠的肝损害。经药理作用研究，蒲公英有一定的利胆作用，这为本品治疗急性黄疸型肝炎提供了药理学根据。两种鲜汁合用，相辅相成，收效更佳。

（五）丹参五味子粉（谢英彪）

非物质文化遗产项目"张简斋中医温病医术"代表性传承人谢英彪主任中医师治疗急慢性肝炎转氨酶增高效验方——丹参五味子粉

【组成】丹参 250 克，五味子 150 克。

【制法】将丹参、五味子晒干或烘干，共研成细末，瓶装备用。

【用法】每日 2 次，每次 6 克，温开水送服。

【功效】活血保肝，降转氨酸。

【主治】急性肝炎及慢性活动性肝炎转氨酶增高，对出现两胁隐痛，头昏耳鸣，腰膝酸软，五心烦热，失眠多梦，舌质红、少苔或无苔，脉细弦，辨证为肝肾阴虚证为主者尤为适宜。

【赏析】实验研究提示，丹参具有改善肝内微循环作用，能使肝细胞肿胀消退、肝窦显露，可抑制或减轻肝细胞变性坏死及炎症反应，对急慢性肝损伤均有明显的防治作用。它还能改善肝血流，促使肝损伤的修复；还能够抑制肝内纤维增生，防止肝硬化的发生和发展，是一味不可多得的促进肝细胞再生的佳品。五味子的降酶保肝作用已为近代科学研究所证实，五味子粗制剂及其提取物制剂具有明显的降酶作用，所含的五仁醇、五味子甲素、乙素、丙素、醇甲和醇乙均对肝损伤有保护作用。其作用机理是使肝细胞对外界各种损伤因素具有防御、抵抗作用，且能促进肝细胞修复，抑制肝细胞病变，使肝细胞膜发生某种机能性改变，通透性降低；促进肝细胞内蛋白质合成代谢，减轻肝细胞炎症。五味子还有抗氧化作用，对毒物引起的肝细胞脂质过氧化损伤产生保护作用，对肝微粒体酶有诱导作用，能提高毒物及致癌剂的解毒能力，有利于防止肝癌的发生。临床观察及动物实验均证明，五味子粉有降低谷丙转氨酶的作用，其有效成分为种仁中的醇溶部分。经谢老临床长期验证，本方降酶效果明显，但有反跳现象，不宜骤停，转氨酶降低后还应继续服用丹参五味子粉1个月左右。

（六）云芝粉（谢英彪）

非物质文化遗产项目"张简斋中医温病医术"代表性传承人谢英彪主任中医师治疗急慢性肝炎、乙肝表面抗原携带者效验方——云芝粉

【组成】云芝 1000 克。

【用法】每日 2 次，每次 15 克，用蜂蜜水送服。

【功效】益气护肝，增强机体免疫功能。

【主治】急慢性肝炎、乙肝表面抗原（HBsA 克）携带者。对慢性迁延性肝炎、T 细胞、B 细胞功能降低，出现头昏，疲乏无力，食欲减退，腹胀，肝区隐痛或不适，中医辨证属肝脾气虚者尤为适宜。

【赏析】近代实验研究证实，云芝能促进损伤肝细胞功能恢复，增加肝脏和其他网状内皮系统对某些非特异性抗原的清除能力，减少病理性免疫反应的进一步损害作用，用于慢性肝炎能达到降酶功效。近几年来，云芝制剂已广泛应用于肝病临床，其中云芝肝泰、云芝片、云芝糖浆均以云芝为主要

成分。经谢教授临床观察，云芝粉具有调整和增强机体非特异性免疫作用，尤其在增强 T 细胞功能、B 细胞功能，提高免疫球蛋白等方面有特殊的作用。用于慢性肝炎免疫功能低下的虚证患者，对肝功能恢复及其 HBsA 克转阴均有较好疗效。本方制作简单，1000 克粉剂可服用 1 个月，一般需连续服用 3 个月以上。

（七）疏肝利胆汤（谢英彪）

非物质文化遗产项目"张简斋中医温病医术"代表性传承人谢英彪主任中医师治疗慢性胆囊炎效验方——疏肝利胆汤

【组成】柴胡 6～10 克，炒黄芩 10 克，金钱草 15 克，炒白芍 15 克，延胡索 15 克，川楝子 10 克，郁金 10 克，枳壳 10 克，炙甘草 3 克。

【功效】疏肝利胆，理气止痛，排石化石。

【主治】慢性胆囊炎或伴有胆石症。

【用法】水煎服，每日 1 剂。

【加减法】

1. 胁肋胀痛，走窜不定者，加青皮 10 克，八月札 10 克，九香虫 10 克。

2. 胁肋刺痛，痛有定处，舌质紫暗者，加川芎 10 克，蒲黄 10 克，五灵脂 10 克。

3. 目黄身黄、胁痛恶心，舌红苔黄腻者，加茵陈 15 克，生栀子 10 克，泽泻 10 克。

4. 大便干结者，加生大黄 5～10 克（分 2 次后下），芒硝 10 克（冲服）。

5. 胁肋隐痛，口干咽燥，舌红少苔者，加生地 12 克，麦冬 10 克，当归 10 克。

【赏析】慢性胆囊炎属中医"胁痛"范畴，主要症状为反复发作性上腹部疼痛，辨证多为肝郁气滞、肝胆湿热，病位主要在肝胆，常与脾胃同病。本效验方以柴胡疏肝利胆，理气止痛；黄芩清利肝胆湿热，同为君药。胆囊炎与胆石症系难兄难弟，慢性胆囊炎大多伴发有胆石症，故以金钱草清热化湿，利胆排石。白芍、延胡索、川楝子缓急止痛，与金钱草同为臣药；郁金、枳壳行气利胆，缓急止痛，同为佐药，炙甘草缓急止痛，同为使药。全方共奏疏肝利尿，行气止痛功效。

（八）利胆排石汤（谢英彪）

非物质文化遗产项目"张简斋中医温病医术"代表性传承人谢英彪主任中医师治疗胆石症（缓解期）效验方——利胆排石汤

【组成】柴胡10克，枳壳10克，郁金10克，虎杖15克，金钱草15克，海金砂10克（包煎），生大黄5～15克（分2次后下），威灵仙30克，冬葵子30克，炙甘草3克。

【功效】疏肝利胆，化石排石。

【主治】缓解期胆石症。

【用法】水煎服，每日1剂。

【加减法】

1.伴胆囊炎者，加银花15克，黄连3克。

2.伴胆区疼痛者，加川楝子10克，延胡索20克，炒白芍20克。

3.伴上腹部饱胀者，加青陈皮各6克，婆罗子6克。

4.伴食欲不振者，加砂仁4克（分2次后下），薄荷6克（分2次后下）。

【赏析】本效验方系综合天津南开大学医学院、贵州遵义医学院及谢老三家经验组合而成。柴胡、枳壳、郁金疏肝利胆，促进排石，为本方君药；金钱草、海金砂、虎杖化石排石，清化湿热。生大黄利胆通腑，威灵仙可化鱼骨鲠喉，推断有化胆石作用。以上5味同为臣药；冬葵子滑窍排石，为佐药；炙甘草调和诸药，且能矫味，缓解大黄泻下伤正之力，为使药。本方药物的药理研究大多有良好的溶石排石功效。其复方经药理实验研究发现，具有扩张胆总管、增强胆囊收缩功能、促进胆汁分泌量增加等三大作用，故对结石小于0.8厘米、圆形或椭圆形、与胆壁无粘连的胆石症缓解期有较好的排石化石效果。

（九）消水丹（赵国英）

金陵医派传人赵国英副主任中医师治疗肝硬化腹水效验方——消水丹

【组成】黑白丑500克，甘遂120克，琥珀9克，沉香9克。

【制法】上药研末，水泛为丸。

【用法】每日清晨空腹服2.5～4.5克，服药2小时内禁食。

【功效】峻攻逐水。

【主治】肝硬化腹水及肾病综合征腹水，腹部膨胀如鼓，小便少，辨证为肿胀实证者。

【赏析】赵国英为南京市中医院已故名中医，擅长治疗肝病，自创消水丹中黑白丑、甘遂均为主要药物，取其峻下逐水功效。琥珀活血散瘀、消癥软坚、利尿通淋，沉香温中行气，同为辅助药，以增强黑白丑、甘遂泻水逐饮功效。正气已虚者忌用本丸剂，此为治标之剂，不可连续使用，应中病即止。

（十）柴胡归芍速溶茶（顾保群）

金陵医派传人顾保群主任中医师治疗慢性肝炎效验方——柴胡归芍速溶茶

【组成】柴胡颗粒剂1袋（含生药6克），当归颗粒剂1袋（含生药10克），白芍颗粒剂1袋（含生药10克），白术颗粒剂1袋（含生药10克），陈皮颗粒剂1袋（含生药6克），炙甘草1袋（含生药3克）。

【制法】将以上药物的颗粒剂放入杯中，用沸水冲泡，颗粒充分化即成。

【用法】代茶，频频饮用，每日1剂，当日饮完。

【功效】疏肝理气，健脾助运。

【主治】慢性肝炎胸胁胀满，食少便溏，神疲乏力，苔白脉弦，辨证属脾胃不和型。

【赏析】慢性肝炎属于脾胃不和型者最为常见。本效验方以柴胡为君药，取其疏肝理气作用；当归、白芍养血柔肝护肝；白术、陈皮健脾和胃，调节胃肠功能。本效验方以中药配方颗粒剂为原料，配制成速溶茶，便于患者长期冲泡饮用。

（十一）抗脂肪肝胶囊（谢英彪）

非物质文化遗产项目"张简斋中医温病医术"代表性传承人谢英彪主任中医师治疗脂肪肝效验方——抗脂肪肝胶囊

【组成】白芍400克，姜黄300克，丹参300克，泽泻200克，山楂200克，生大黄100克，枳椇子200克，葛花200克。

【规格】每粒重 0.4 克，每瓶装 60 粒。

【用法】每日 3 次，每次 4 粒，口服。

【功效】护肝保肝，化脂泻浊，抗脂肪肝。

【主治】各种脂肪肝。

【赏析】白芍擅于柔肝养血，缓急止痛。近代药理研究提示有良好的护肝保肝，促进肝细胞再生的作用。姜黄长于破血行气，通经止痛，近代药理研究证实所含姜黄素有良好的降血脂、保肝作用。谢老临床曾单味治疗脂肪肝，收效满意。以上两药为本效验方中要药；丹参可祛瘀生新，安神宁心，止痛除烦。中药药理研究提示，丹参有显著的保护肝损伤，促进肝细胞再生，抗肝纤维化、抗动脉粥样硬化、降血脂作用；泽泻泻浊降脂，实验研究已证实可降血脂、抗脂肪肝；山楂消食健胃，行气散瘀，其降血脂、抗脂肪肝作用已被大量的近代药理研究所证实，临床有关用山楂治疗脂肪肝的报道也颇多；生大黄有泻下攻积、清热泻火、止血活血、解毒祛瘀，利胆退黄等功效，现代中药药理研究表明，大黄具有降血脂、抗脂肪肝和减肥作用，并有良好的保肝功效。谢老认为，生大黄的抗脂肪肝作用可能与引起厌食和缓泻有关。枳椇子、葛花自古便是解酒毒、护肝的良药，谢老单用制成枳椇子葛花茶，运用于酒精性脂肪肝，经统计学处理，证实有显效。以上 6 味药同为辅助药。本效验方是中西医理论与现代药理论相结合的产物，是中医传统经验与谢老多年临床实践相结合的产物。已制成院内制剂运用于临床 20 余年，很受患者青睐。

（十二）葛花荷叶茶（谢英彪）

非物质文化遗产项目"张简斋中医温病医术"代表性传承人谢英彪主任

中医师治疗酒精性脂肪肝效验方——葛花荷叶茶

【组成】葛花 10 克，枳椇子 10 克，荷叶半张。

【制法】先将荷叶切成丝状，与葛花、枳椇子同入锅中，加水适量，煮沸 10 分钟，去渣取汁即成。

【用法】当茶频频饮用，每日 1～2 剂，当日服完。

【功效】解酒毒，降血脂。

【主治】酒精性脂肪肝。

【赏析】平时饮酒过量或长期酗酒，酒精对肝细胞有一定的毒性，或使肝细胞对脂肪酸的分解和代谢发生障碍，饮酒越多，肝内脂肪酸越容易堆积，便容易导致酒精性脂肪肝。酒精性脂肪肝容易转变为肝硬化，不可等闲视之。谢老将葛花、枳椇子运用于酒精性脂肪肝，经初步临床观察有效。荷叶色清、气香、性平，过去多用本品清热解暑，近代药理研究证实，荷叶有良好的降血脂、降胆固醇和减脂的作用。解放军 104 医院用荷叶煎剂治疗高脂血症 47 例，1 个疗程为 20 天，降胆固醇总有效率为 91.3%。用荷叶配合葛花、枳椇子煎汤代茶饮用，可明显提高酒精性脂肪肝的疗效。

（十三）理气降脂汤（谢英彪）

非物质文化遗产项目"张简斋中医温病医术"代表性传承人谢英彪主任中医师治疗肝郁气滞型脂肪肝效验方——理气降脂汤

【组成】柴胡 6 克，枳壳 6 克，郁金 10 克，青陈皮各 6 克，佛手 6 克，川楝子 10 克，延胡索 10 克，地鳖虫 6 克，白术 10 克，生山楂 15 克，甘草 3 克。

【用法】水煎服，每日 1 剂。

【功效】理气降脂，抗脂肪肝。

【主治】肝郁气滞型脂肪肝，症见胸闷胁胀，脘痞不舒，有时嗳气，情志抑郁或易怒，腹胀纳少，恶心呕吐，倦怠乏力，苔薄白，脉弦，妇女可见乳房胀痛，月经不调，痛经或闭经。

【赏析】脂肪肝是现代医学病名，在古代医籍中尚无脂肪肝的病名及相关的描述，根据本病的临床表现和体征，可归属于中医的"积聚""痞满""胁痛"等病的范畴。对其辨证分型尚无统一标准，根据脂肪肝特定的部位，结合原发疾病，依靠临床症候及体征，谢老通过长期诊治脂肪肝的实践，对脂肪肝的辨证施治经验进行了总结。本方以柴胡、枳壳、郁金三药为君药，意在疏肝理气，解郁；辅以青皮、陈皮、佛手增加疏肝理气效果；川楝子、延胡索为古方"金铃子散"，可理气活血止痛，同为臣药；地鳖虫活血，白术健脾，生山楂活血化脂，同为佐药；炙甘草调和诸药且能护肝，为本方使药。全方重点在疏肝降脂，对辨证为肝郁气滞型脂肪肝有显效。

（十四）行气活血汤（谢英彪）

非物质文化遗产项目"张简斋中医温病医术"代表性传承人谢英彪主任中医师治疗气滞血瘀型脂肪肝效验方——行气活血汤

【组成】生山楂30克，姜黄10克，紫丹参20克，红花10克，郁金10克，枳壳10克，地鳖虫6克，失笑散10克（包煎），川楝子10克，延胡索10克，炙鳖甲15克（先煎15分钟），炙甘草3克。

【用法】水煎服，每日1剂。

【功效】行气活血。

【主治】气滞血瘀型脂肪肝，症见右胁胀痛或刺痛，或见肝肿大，质稍硬，或右胁下触及包块，或有蜘蛛痣，舌质紫暗，脉细数。

【赏析】此型脂肪肝患者多见于重度或肝炎后脂肪肝患者。本方以生山楂、姜黄、紫丹参、红花活血化瘀，消除肝细胞内脂肪含量，为本方君药；辅以郁金、枳壳、地鳖虫、失笑散理肝气、活肝血，同为臣药；川楝子、延胡索、鳖甲行气活血，软坚散结；炙甘草调和诸药，为使药。连续服用 3 个月；收效显著，但必须同时"管住嘴、迈开腿"，尤其应绝对戒酒。方可收到事半功倍之效。

（十五）涤痰降脂汤（谢英彪）

非物质文化遗产项目"张简斋中医温病医术"代表性传承人谢英彪主任中医师治疗痰湿内阻型脂肪肝效验方——涤痰降脂汤

【组成】陈皮 10 克，制半夏 10 克，炒薏苡仁 30 克，泽泻 30 克，茯苓 10 克，苍白术各 15 克，枳实 10 克，厚朴 10 克，胆南星 6 克，乌龙茶 5 克。

【用法】水煎服，每日 1 剂。

【功效】涤痰祛湿，健脾降脂。

【主治】痰湿内阻型脂肪肝，症见脘胁作胀，体形肥胖，神疲乏力，肢体沉重，舌质淡胖，苔白腻，脉滑。

【赏析】本方以陈皮、制半夏、薏苡仁为君药，意在化痰泻浊化脂；泽泻、茯苓、苍白术为臣药，经近代药理研究，均有降血脂清除肝细胞内过剩脂肪的作用；枳实、厚朴、胆南星理气化痰降脂；乌龙茶消除脂肪，有减肥健美的作用，古代早有认识，唐代陈藏器在《本草拾遗》中记载"茶久食令人瘦，去人脂。"现代研究资料表明，经常饮用乌龙茶，不但可以去脂肪，降低体重，还能调节血脂，清除肝细胞内脂肪含量。单独长期饮用乌龙茶也有一定疗效。

本效验方对肥胖型脂肪肝、营养过剩型脂肪肝尤为适宜。

（十六）健脾降脂汤（谢英彪）

非物质文化遗产项目"张简斋中医温病医术"代表性传承人谢英彪主任中医师治疗脾气虚弱型脂肪肝效验方——健脾降脂汤

【组成】苍白术各20克，怀山药5克，党参10克，茯苓10克，炒薏苡仁30克，白扁豆20克，焦山楂30克，泽泻20克，木香10克，炙甘草3克。

【用法】水煎服，每日1剂。

【功效】健脾降脂，抗脂肪肝。

【主治】脾气虚弱型脂肪肝，症见精神萎靡，面色苍白，气短乏力，饮食减少，食后脘腹作胀，大便稀溏不成形，舌质淡，脉细弱。

【赏析】部分脂肪肝患者，会出现"肝病犯脾"的症状表现。故本方以苍术、白术、山药为君药，意在健脾助运，以杜绝生化痰湿浊脂之源；党参、茯苓、薏苡仁、白扁豆益气健脾化痰除湿为臣药；山楂、泽泻、木香，行气活血，调节血脂，同为佐药；炙甘草护肝调和诸药，为使药。本方为中药辨证施治与现代药理研究的共同产物。

（十七）滋阴护肝降脂汤（谢英彪）

非物质文化遗产项目"张简斋中医温病医术"代表性传承人谢英彪主任中医师治疗肝肾阴虚型脂肪肝效验方——滋阴护肝降脂汤

【组成】制首乌 30 克，蛹虫草 6 克，枸杞子 10 克，决明子 30 克，泽泻 30 克，女贞子 10 克，柴胡 6 克，延胡索 10 克，赤白芍各 10 克，川楝子 10 克，路路通 10 克。

【用法】水煎服，每日 1 剂。

【功效】滋阴护肝，降脂通络。

【主治】肝肾阴虚型脂肪肝。症见右胁隐痛，头昏耳鸣，腰酸乏力，手足心热，口干，体形偏瘦，舌质红，脉细数。

【赏析】对于辨证属于肝肾阴虚型的脂肪肝患者，本效验方以制首乌、北虫草、枸杞子为君药，以滋补肝肾，其中制首乌，经现代药理研究已证实可降低血清胆固醇。临床报道对血脂异常及脂肪肝有显效。北虫草又称蛹虫草，为人工培殖的冬虫夏草菌的子实体，所含虫草菌素高于野生冬虫夏草，为补肾降脂佳品；决明子、泽泻、女贞子为臣，均为调脂良药；余药为佐使药，可缓解或消除脂肪肝患者的自觉症状。

（十八）清肝化脂汤（谢英彪）

非物质文化遗产项目"张简斋中医温病医术"代表性传承人谢英彪主任中医师治疗肝经湿热型脂肪肝效验方——清肝化脂汤

【组成】茵陈 30 克，蒲公英 30 克，垂盆草 30 克，生大黄 3 ~ 10 克（分 2 次后下），苍术 10 克，虎杖 15 克，蒲黄 10 克，泽泻 20 克，夏枯草 15 克，生山楂 30 克。

【用法】水煎服，每日 1 剂。

【功效】清肝化湿，抗脂肪肝。

【主治】肝经湿热型脂肪肝。症见胁肋胀痛，口干且苦，尿黄，大便不调，或有黄疸，心烦易怒，舌苔黄腻，脉弦或滑数。

【赏析】肝经湿热型脂肪肝约占所有脂肪肝的 15%，常伴有轻度转氨酶增高。本效验方以茵陈、蒲公英、垂盆草为君药，意在清肝化湿；生大黄清肝利胆，虎杖清热利肝，苍术健脾燥湿，同为臣药；蒲黄、泽泻、夏枯草、生山楂活血降脂，清肝泻火，同为佐使药。本方仅可以清化湿热，消除肝内浊脂，对降低转氨酶升高也有较好疗效。

（十九）解酒护肝化脂汤（谢英彪）

非物质文化遗产项目"张简斋中医温病医术"代表性传承人谢英彪主任中医师治疗痰瘀交阻型脂肪肝效验方——解酒护肝祛脂汤

【组成】葛花 20 克，枳椇子 10 克，干荷叶 30 克（或鲜荷叶 60 克），青陈皮各 10 克，郁金 10 克，浙贝母粉 10 克（冲服），三棱 10 克，莪术 10 克，牡蛎粉 20 克（包煎），延胡索 20 克，赤白芍各 15 克。

【用法】水煎服，每日 1 剂。

【功效】解酒护肝，化痰祛脂。

【主治】痰瘀交阻型脂肪肝，症见长期酗酒或嗜酒导致酒精性脂肪肝，肝脏肿大，质地较硬，肝区疼痛，或压痛明显，苔淡黄，脉弦数。

【赏析】本型主要见于酒精性脂肪肝，本效验方采用中医古代传统的葛花、枳椇子、荷叶为君药，目的是解酒毒，抗脂肪肝。葛花往往会缺货，可用葛根代替，同样有效。青皮、陈皮、浙贝母化痰浊，为臣药；三棱、莪术、牡蛎软坚散结，回缩肿大的肝脏；白芍养阴护肝，缓解脂肪肝患者的肝区疼痛有良效，此药在谢老治疗脂肪肝时常为护肝必用之品。

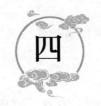

心血管系统疾病
名家效验方

（一）傅氏天仙藤汤（傅宗翰）

金陵医派奠基人张简斋嫡传弟子傅宗翰主任中医师治疗突发性水肿效验方——傅氏天仙藤汤

【组成】天仙藤 12 克，香附 10 克，陈皮 5 克，甘草 3 克，苏叶 4 克，槟榔 5 克，制豨莶草 6 克，木瓜 5 克，丹参 6 克，白术 6 克。

【制法】以上为每人 1 天剂量，先用冷水浸泡 30 分钟，旺火煮沸，改文火煎煮 20 分钟，煎煮 2 次，合并滤汁。

【用法】上下午分服。

【功效】疏肝调气，利化水湿，和营通络。

【主治】突发性水肿。

【加减法】

1. 面足浮肿甚者酌加防风、冬瓜皮、赤小豆。

2. 小便不畅者酌加桂枝或肉桂。

3. 怕冷嗜睡头痛者加吴茱萸、桑寄生。

4. 肢麻难握者加丹参、鸡血藤。

5. 自汗气短无力者酌加黄芪、太子参。

6. 月经不调者酌加当归、茺蔚子、泽兰。

7. 面红升火、心烦热躁者可酌加龙牡、白芍。

8. 纳差腹胀便溏者可酌加熟苡仁、六曲、谷芽。

【赏析】特发性水肿是临床常见病，多发于女性中年患者，目前对其发病机制尚未完全明了，缺少特异性的诊断手段，疗效不够理想。特发性水肿，是现代医学病名。目前倾向于认为属于功能性水肿之列，中医依其临床表现归属于"鼓胀""水肿"范畴。傅老认为本病单纯用利尿剂虽可取效一时，但很快消而复肿如故，常常影响患者的正常活动及生活，给患者带来精神上的压力而深以为苦。《证治汇补》曰："治水之法，行其所无事，随表里寒热上下，因其势而利导之，故宜汗、宜下、宜渗、宜清、宜燥、宜湿，六者之中，变化莫拘"。而对本病的治疗，仍当守"必伏其所主而先其所因"之旨，其病之症结既关乎于气，责之于肝，故其治则首当疏利，使其肝得疏，气得行，血得活，脾得运，肿得消，不利水而水自行矣。征之临床，对于本病的治疗，若拘守套法，专事肃肺降水、健脾利湿、温肾消肿诸种治则，往往收效甚微；若一味泄导，虽或取效一时，亦多随消随肿，徒劳无功，反伤正气。基于此理，必须不拘古训，不违理法，择用天仙藤散随证变通治之，颇能应手。按天仙藤散，出自《妇人大全良方》，原为"子肿"而设，"治妊三月成胎之后，两足自脚面渐肿至腿膝，行步艰难，胸闷妨食，状似水气，甚至足趾间有黄水出者。"此方以天仙藤、香附疏肝行水为君，按天仙藤乃马兜铃的带叶茎藤，性苦温、无毒，有祛风利尿活血通络之功、既可理气，又可活血；紫苏茎叶、乌药，香窜行气，冀达"气行则水行"目的为臣；佐以陈皮、生姜、木瓜理气和中通络；甘草调和诸药为使。临床实践证明，运用此方不独能使肿消，诸症犹可随之缓解，藉妇科专方用治内科杂症，古方发挥新用，此或可作为治肿之蹊径耳。

（二）祛痰调脂方（傅宗翰）

金陵医派奠基人张简斋嫡传弟子傅宗翰主任中医师治疗高脂血症效验方——祛痰调脂方

【组成】瓜蒌 10 克，炙半夏 10 克，薤白 10 克，陈皮 6 克，枳壳 6 克，生山楂 10 克，炙甘草 2 克。

【制法】以上为每人 1 天剂量，先用冷水浸泡 30 分钟，旺火煮沸，改文火煎煮 20 分钟，煎煮 2 次，合并滤汁。

【用法】上下午分服。

【功效】祛痰调脂，活血宣痹。

【主治】痰浊型高脂血症。

【加减法】

1. 有寒象者加白芥子。

2. 有热象者加蚕砂。

3. 胸痹瘀阻之象加丹参、赤芍、蒲黄、五灵脂。

4. 肝阳偏旺，肝阳痰火者加珍珠母、决明子。

5. 高血压动脉硬化而见头项强直者加葛根、槐米、罗布麻。

【赏析】高脂血症的治疗，近几年来，通过实验研究已筛选出一些具有降脂作用的中药，但不能放弃《素问·至真要大论》："谨守病机，各司其属，有者求之，无者求之，盛者责之，虚者责之"的辨证施治的原则，吸取和尊重单味降脂之药理作用，采取辨证辨病综合治疗措施。辨证为痰浊型者当实则泻之，盛者责之，宜豁痰祛浊降脂之治则。本方集中了祛痰调脂，活血宣痹等药物，通过灵活加减，对痰浊型高脂血症收效甚捷。

（三）温阳化浊健脾方（傅宗翰）

金陵医派奠基人张简斋嫡传弟子傅宗翰主任中医师治疗高脂血症效验方——温阳化浊健脾方

【组成】木香 6 克，藿香 6 克，葛根 10 克，太子参 10 克，苍白术各 10 克、建莲 10 克，炒苡仁 10 克，砂仁 2 克（分 2 次后下），生山楂 10 克，六曲

10 克。

【制法】以上为每人 1 天剂量，先用冷水浸泡 30 分钟，旺火煮沸，改文火煎煮 20 分钟，煎煮 2 次，合并滤汁。

【用法】上下午分服。

【功效】温补肾阳，散寒调经。

【主治】阳虚型高脂血症。

【加减法】

1. 脾病及肾，则用济生肾气丸合保元煎加味，酌加熟附子、菟丝子、巴戟天、仙灵脾、怀山药之类。

2. 在阳虚型中见有肝郁、肝失条达之时，则用扶脾调肝法，加用青皮、陈皮、娑罗子、玫瑰花、铁树叶、荷叶。

【赏析】

对于阳虚型高脂血症，基于脾虚水湿不运，凝聚成痰，痰从浊化，脾虚实为高血脂病理中的重要一环，故治疗上必须着眼健脾，纠正脾虚，加强脾脏的运化功能颇为重要，故宜温阳化浊以健脾助运。傅老制成温阳化浊方，仿造古方七味白术散化裁而成。

（四）补气温阳汤（傅宗翰）

金陵医派奠基人张简斋嫡传弟子傅宗翰主任中医师治疗风湿性心脏病效验方——补气温阳汤

【组成】党参 10 克，炙附子 5 克，黄芪 12 克，白术 10 克，白芍 10 克，茯苓 10 克，肉桂 3 克（分 2 次后下），生姜 3 片，炙甘草 3 克。

【制法】以上为每人 1 天剂量，先用冷水浸泡 30 分钟，旺火煮沸，改文

火煎煮 20 分钟，煎煮 2 次，合并滤汁。

【用法】上下午分服。

【功效】温阳化阴，强心益肾。

【主治】心气虚型风湿性心脏病、心内膜炎、二尖瓣狭窄，症见心悸心慌，脉细虚数，自汗气短，活动或劳累后心悸之症加重，兼见面色苍白，倦怠无力，喜呻吟太息，舌质润红，舌体微胖，或有不典型齿痕。

【加减法】

1. 肿甚加五加皮、车前子（包煎）、泽泻。

2. 喘甚加五味子、鹅管石、灵磁石。

3. 悸甚加龟板、朱茯苓。

4. 汗多加龙骨（先煎）、牡蛎（先煎）。

【赏析】风心瓣膜病变已成，基于瓣膜为心脏舒缩功能效应之枢纽，故心脏功能减退，心虚之证必露，由于邪之深浅不同，人体禀赋各异，气血阴阳之虚候皆可见于风心之全过程中，当详察之。心气虚风心病之始，或为心内膜炎，或为二尖瓣狭窄，症见心悸心慌，脉细虚数，自汗气短，活动或劳累后心悸之症加重，兼见面色苍白，倦怠无力，喜呻吟太息，舌质润红，舌体微胖，或有不典型齿痕，体检则心尖区可闻及雷鸣样舒张期杂音，第一心音亢进，可出现第二心音分裂，或闻及二尖瓣之开瓣音，此时心功能虽已受损，但心脏尚存代偿机能，故鲜有心力衰竭者。然随着病情的发展，当心机能代偿不全时，则可出现一派心阳虚之证，其较心气虚为重，不仅可出现心悸怔忡，空虚而悸，脉细微弱或见结代，面色虚浮，自汗尿少，神态沉静，形寒怯冷，气短喘息等阳虚症状，且能导致脾虚肺弱，出现肿满咳喘、痰质稀白、痰声漉漉，肺内有细湿啰音之痰饮水湿之象，所谓"水气凌心射肺"，阴邪偏盛，心阳更衰，波及肾阳，则心肾阳虚，症见心悸如脱，气短不续，腰酸肢肿，四肢不温，头晕视昏，小便不利，脉沉微细或见结代，此时心脏已增大，常已有联合瓣膜病变，呈慢性顽固性心力衰竭状态。傅老以真武汤、保元汤加减，创制补气温阳方，对心气虚型风心病颇为合拍。

（五）人参三七茯神粉（谢英彪）

非物质文化遗产项目"张简斋中医温病医术"代表性传承人谢英彪主任中医师治疗气虚血瘀型冠心病效验方——人参三七茯神粉

【组成】生晒参粉、三七粉、茯神粉各 30 克。

【用法】每日 2 次，每次 3 克，温开水送服。

【功效】补气活血，化瘀宁心。

【主治】气虚血瘀引起的冠心病，对隐性冠心病（无痛性心肌缺血）尤为适宜。

【制法】将以上 3 味药粉混合均匀，瓶装备用。

【加减法】

1. 火盛者加黄连粉 10 克。

2. 寒凝者加肉桂粉 6 克。

3. 痰浊者加川贝粉 15 克。

【赏析】此方为谢老治疗冠心病的效验方，生晒参补心气，三七粉活心血，茯神粉宁心神，对无痛性心肌缺血（隐性冠心病）有较好疗效。

（六）丹参通痹汤（谢英彪）

非物质文化遗产项目"张简斋中医温病医术"代表性传承人谢英彪主任中医师治疗冠心病心绞痛效验方——丹参通痹汤

【组成】丹参 15～30 克,桃仁 10 克,红花 10 克,赤芍 10 克,川芎 10 克,郁金 10 克,降香 6 克。

【用法】水煎服,每日 1 剂。

【功效】活血化瘀,行气止痛。

【主治】各型冠心病心绞痛。

【加减法】

1.气滞明显,见心胸满闷隐痛,情志不畅时加重,喜叹气者加柴胡 10 克,枳壳 10 克。

2.血瘀明显,见心胸疼痛,如刺如绞,舌有紫斑者加乳香 10 克,没药 10 克,蒲黄 10 克,延胡索 15 克。

3.痰浊明显,见心胸憋闷,阴天加重,咳唾痰液,苔白腻者,加全瓜蒌 15 克,薤白 15 克,制半夏 10 克,桂枝 10 克。

4.寒凝心脉,见卒然心胸疼痛,甚则心痛彻背,遇寒加重,肢冷心悸者加桂枝 10 克,细辛 3 克,制附片 6 克。

5.火热郁结,见心中灼痛,烦躁心悸,痰黄口干,苔质舌红者加黄连 5 克,制半夏 10 克,全瓜蒌 15 克。

6.心气虚弱,见心胸隐痛,气短心悸,动则气喘,乏力者加黄芪 15 克,丹参 10 克,白术 10 克,茯神 10 克,炙甘草 3 克。

【赏析】丹参为本效验方君药。丹参临床应用甚广,可活血化瘀,治疗多种瘀血病证。近代临床以丹参为原料制成的多种丹参片、丹参针、丹参冲剂已广泛适用于各种类型的冠心病心绞痛。现代实验研究发现,丹参所含丹参酮ⅡA磺酸钠及丹参素能阻滞钙内流和抗钙调蛋白而具明显的扩张冠状动脉的作用,能增加冠脉血流量,促进侧支循环,改善心肌微循环,而不增加心室做功及心肌耗氧量。此外,丹参所含的有效成分还能抗血栓,改善血液流变,达到防治冠心病的目的。桃仁、红花、赤芍、川芎、郁金为活血化瘀、扩张冠状动脉,改善血液循环的良药,协助丹参活血化瘀,为本方臣药。其中川芎、郁金不仅可活血，且能行气，推动血液运行；降香辛温芳香，入气分，行气降气之力颇强，且可散瘀定痛，与丹参等药配伍后，用于冠心病心绞痛，收效更佳，为本效验必用的佐使药。笔者认为不论何种类型的冠心病心绞痛，气滞血瘀，不通则痛为最基本的病理改变，所以治疗大法离不开行气止痛与活血化瘀两大法则，本效验方便是在这种理念指导下逐步筛选总结而成的。

（七）红花檀香茶（傅宗翰）

金陵医派奠基人张简斋嫡传弟子傅宗翰主任中医师治疗冠心病缓解期效验方——红花檀香茶

【组成】红花 3 克，白檀香 1 克。

【功效】活血行气，化瘀宣痹。

【制法】将以上两味药，放入有盖杯中，用沸水冲泡即成。

【用法】当茶，频频饮用，每日 1 剂，当日饮完。

【主治】各型冠心病及心肌梗死缓解期。

【赏析】红花为常用的活血化瘀佳品。近代药理研究证实，本品具有轻度兴奋心脏、降低冠脉阻力，增加冠脉流量和心肌营养血流量作用，对心肌缺血、心肌梗死有不同程度的对抗作用。白檀香含挥发油，功专芳香行气，散寒止痛。中医认为，"气行则血行"，檀香的行气作用可增强红花活血化瘀，治疗冠心病的效果。经临床观察服用本方 2 个月，可明显减少冠心病心绞痛的发作次数和发作程度。此方简便价廉，共奏活血行气，化瘀宣痹功效，适用于各型冠心病心绞痛、心肌梗死缓解期患者。

（八）二参复脉汤（谢英彪）

非物质文化遗产项目"张简斋中医温病医术"代表性传承人谢英彪主任中医师治疗心律失常效验方——二参复脉汤

【组成】白参 5 克（另煎兑服），丹参 20 克，麦冬 15 克，五味子 6 克，桂枝 6 克，生龙牡各 20 克（先煎），琥珀 5 克（研末冲服），炙甘草 5 ~ 10 克。

【用法】水煎服，每日 1 剂。

【功效】益气养阴，活血通脉，安神定悸，调整心律。

【主治】虚实夹杂型心律失常。

【加减法】

1. 兼见血虚，见失眠、多梦、健忘者，加酸枣仁 10 克，柏子仁 10 克，夜交藤 15 克。

2. 兼见阴虚，见口干舌燥，五心烦热，眩晕盗汗，舌红少苔者，去桂枝，加生地黄 15 克，野百合 10 克，龟板 15 克（先煎），鳖甲 15 克（先煎）。

3. 兼见阳虚，见脉结代，手足不温者，桂枝改为 10 克。

4. 阳虚明显，见脉迟缓者，桂枝改为 15 克，去麦冬；加熟附片 10 克（先煎），肉桂 3 克（分 2 次后下）。

5. 心神不宁者，见加灵磁石 20 克（先煎），石菖蒲 6 克，炙远志 6 克。

6. 热象明显，见口干苦，舌红苔黄者，去桂枝，加苦参 15 克，生山楂 10 克。

7. 心火上炎，见烦热难寐多梦者，去桂枝，加生地 15 克，川黄连 5 克，莲心 3 克。

8. 虚阳浮越，见脉促无力者，去桂枝，加肉桂 3 克（分 2 次后下），熟附片 6 克（先煎），熟地黄 15 克。

9. 心血瘀阻，见胸闷、心胸疼痛，面唇紫暗，舌质紫者加川芎 10 克，桃仁 10 克，红花 10 克。

10. 夹痰浊，见体胖、胸闷、苔腻者，加全瓜蒌 15 克，薤白 10 克，法半夏 10 克。

11. 夹痰火，见心中烦热，失眠多恶梦，口吐黏痰，苔黄腻者加胆南星 10 克，竹沥半夏 10 克，天竺黄 10 克，川贝母 6 克。

12. 血脂异常者，加姜黄 15 克，生山楂 15 克。

【赏析】心律失常可见于器质性心脏病，也可见于神经精神因素或生理因素，属于中医"心悸""怔忡""虚劳"等病的范畴。本方以补气力强的白参与活血养心力著的丹参合用，意在补气养血，养心复脉，为本方君药；麦冬、五味子和白参为生脉散成分，共奏益气养阴生脉，为臣药；桂枝温阳通脉，生龙骨、生牡蛎、琥珀重镇宁心安神，四味同为佐药；炙甘草益气健脾，宁心矫味，为本方使药。全方具有调和阴阳，益气养阴，活血通脉，安神定悸，通顺血脉，调整心律等功效。随证灵活加减，可以通治心动过速、心动过缓、心律不齐等病属于虚实夹杂，以虚为主，包括气血阴阳偏虚夹气、夹痰、夹瘀、夹寒、夹火的各种心律失常证候。

（九）柿叶山楂茶（谢英彪）

非物质文化遗产项目"张简斋中医温病医术"代表性传承人谢英彪主任中医师治疗高血压病效验方——柿叶山楂茶

【组成】干柿叶 10 克，山楂 15 克，绿茶 3 克。

【功效】清热降压，消积散瘀。

【制法】将柿叶晒干，研成粗末，与山楂（敲碎）、茶叶同放入杯中，用沸水冲泡，加盖，闷 10 分钟后，即可饮用。

【用法】当茶，频频饮用，一般可冲泡 3 ～ 5 次。

【主治】肝火上炎型高血压病。症见血压升高，头痛耳鸣，头重昏晕，急躁易怒，睡少梦多，面红目赤，大便干结，舌红苔黄，脉细数等。

【赏析】柿叶含有丰富的维生素 P，具有降低毛细血管通透性和防止毛细血管破裂的功能，还能防止血管硬化，从而具有预防高血压病的特殊功能。柿叶中的维生素 C 含量极为丰富，每 100 克干叶中高达 2135 毫克，较茶叶、辣椒，以及水果中的柑橘、柠檬、橙、猕猴桃等高出数倍甚至数十倍以上。科学家们研究认为：常饮柿叶茶，对高血压病、脑出血、糖尿病等均有较好疗效。据有关资料报道，日本每年要从我国进口几十吨柿叶茶。柿叶茶的制作方法较为简便，凡有柿树生长的地方均可采摘制作。一般在谷雨前后（每年 5 月）采收，摘叶时要选择不开花未挂果的雄株的嫩叶，将摘下的柿叶用清水洗净，以沸水焯 1 ～ 2 分钟，捞出沥干水分，摊开晾晒，在柿叶未干透之前，切成细丝，直到完全晾晒干时，即为柿叶茶。柿叶茶宜贮于器皿中密封，防止香气外溢，经检测，以 90℃左右的开水冲泡，持续 3 ～ 5 分钟，其维生素 C 溶出率可达 81.5%。柿叶茶不仅具有绿茶的清香风味，而且饮后回味甘醇，经常饮用能增强机体代谢功能，促进细胞分裂增生，可稳定和降低血压，增加冠状动脉血流量，对高血压病、高脂血症、肥胖症患者是大有裨益的。现代药理研究证实，从柿叶中提出的黄酮苷，给狗静脉注射 5 毫克 / 千克，能降低血压并增加冠脉流量 33% ～ 36%；在离体兔心标本上，也能增加冠脉流量。山楂有防治高血压病的作用，疗效稳定而持久。与柿叶配伍后，更适用于肝火上炎引起的高血压病患者。此效验方为谢老的一张简便灵验的惯用方，尤其适合农村患者服用。

（十）葛根槐花饮（谢英彪）

非物质文化遗产项目"张简斋中医温病医术"代表性传承人谢英彪主任中医师治疗高血压病效验方——葛根槐花饮

【组成】 葛根 15 克，槐花 20 克，泽泻 30 克，益母草 15 克，夏枯草 5 克，决明子 15 克，钩藤 10 克（分 2 次后下），地龙 10 克，炒黄芩 10 克，炙甘草 3 克。

【用法】 水煎服，每日 1 剂。

【功效】 平肝降压，软化血管。

【主治】 各型各期高血压病。

【加减法】

1. 肝火上炎型及肝阳上亢型，见头痛剧烈，眩晕耳鸣，心烦易怒、口苦面红，便秘尿黄，舌红苔黄，脉弦数者加龙胆草 3 克，栀子 10 克，菊花 10 克。

2. 阴虚阳亢型，见眩晕头痛，失眠健忘，腰膝酸软，两目干涩，五心烦热，舌红少苔，脉弦细者加生地黄 15 克，元参 15 克，石决明 15 克。

3. 肝肾阴虚型，见头脑空痛，眩晕开口，腰膝酸软，失眠多梦，五心烦热，舌红少苔，脉弦细者加枸杞子 10 克，菊花 6 克，熟地黄 15 克。

4. 血瘀阻络型，见头晕头痛，肢体麻木，或短暂舌强语过謇或胸闷心悸，舌质暗或舌有瘀点瘀斑，脉涩者加丹参 15 克，牛膝 15 克，赤芍 10 克。

【赏析】 葛根为中医治疗高血压颈项强痛的传统中药。葛根所含总黄酮大豆苷元和葛根素对高血压引起的头痛、头晕、耳鸣等症状有明显疗效。大量的实验研究已证实葛根降压作用显著，且能扩张冠脉血管和改善心肌缺血缺氧状态；槐花含大量的芸香苷（芦丁）和维生素 C 等物质，可软化血管，对高血压病患者有防止脑血管出血的作用。实验研究发现，槐花水浸液、制剂及提取物杨槐花苷有显著的降压作用。与葛根配伍，同为君药；泽泻利水而不伤阴，近代药理研究已证实，泽泻有良好的利尿降压作用，且可降血脂、抗动脉硬化、改善心脑供血。至于重用泽泻是受西医氯噻嗪类利尿剂用于高血压病的启发，泽泻不仅对早期高血压病有效，也适用于中、晚期患者，临床观察且无西药的某些副作用。益母草协助泽泻利尿降压；夏枯草、决明子、钩藤、炒黄芩协助葛根、槐花降血压，同为臣药；地龙扩张血管，黄芩清热降压，与甘草同为佐使药。谢老认为，本效验方可作为高血压病通治方而广泛用于各型各期高血压病患者。

（十一）滋阴平肝膏（顾保群）

金陵医派传人顾保群主任中医师治疗阴虚阳亢型高血压病效验方——滋阴平肝膏

【组成】生地黄 15 克，天麦冬各 20 克，茯苓 12 克，生薏米仁 30 克，怀山药 30 克，北秫米 30 克，炒防风 9 克，五味子 9 克，黄精 30 克，玉竹 12 克，枸杞子 12 克，制何首乌 12 克，龟板 12 克，鳖甲 9 克，灵芝 12 克，山萸肉 12 克，桑椹子 30 克，桑寄生 30 克，怀牛膝 12 克，丹参 30 克，川芎 12 克，泽兰 9 克，当归 12 克，红花 3 克，穿山甲 6 克，桃仁 6 克，葛根 30 克，天麻 9 克，钩藤 9 克，潼白蒺藜各 30 克，青葙子 12 克，干地龙 12 克，瓜蒌皮 30 克，郁金 12 克，檀香 9 克，柴胡 9 克，佛手 9 克，香橼皮 9 克，川楝子 9 克，旋覆梗 12 克，鸡内金 12 克，谷芽 15 克，麦芽 15 克。上方 15 剂，加阿胶 100 克，鳖甲胶 100 克，龟板胶 150 克，饴糖 200 克，黄酒 200 克，冬虫夏草粉 10 克。

【制法】按常规方法熬膏。

【用法】早晚空腹各服 1 匙，开水冲服或含化。

【功效】滋阴平肝。

【主治】阴虚阳亢型高血压病。

【赏析】肝肾同源，肾水不足以涵木，则肝阴亦亏，阳无所制，风阳上扰；久病耗损，络行不畅，血瘀气滞，清阳失展则发为眩晕头痛，血压升高。本方集中了生地黄、天麦冬、山药、枸杞子、制何首乌、桑椹子、鳖甲胶、龟板胶等滋补肝肾，滋阴的药物；天麻、钩藤、白蒺藜、青葙子等药平肝潜阳，降低血压，治标缓急。共奏滋阴平肝之功效。

（十二）复方槐花茶（谢英彪）

非物质文化遗产项目"张简斋中医温病医术"代表性传承人谢英彪主任中医师治疗动脉粥样硬化效验方——复方槐花茶

【组成】槐花 20 克，生山楂 15 克，柿叶 15 克，陈皮 6 克，绿茶 3 克。

【制法】以上 5 味同入锅中，加水煎煮 2 次，每次 20 分钟，合并滤汁后。

【用法】代茶，频频饮用，每日 1 剂，当日饮完。

【功效】清肝调脂，软化血管。

【主治】动脉粥样硬化，对伴有血脂异常，高血压病患者尤为适宜。

【赏析】动脉粥样硬化，是指全身大、中动脉的管壁内，沉积大量的胆固醇而形成的一种病理变化。其特点为动脉壁呈现脂质条纹或粥样斑块形成，有内皮细胞损伤和内膜下脂质浸润，中层平滑肌细胞增殖和泡沫细胞形成，并有动脉腔壁血小板聚集，甚至附壁血栓形成，导致动脉管壁硬化及管腔狭窄，造成所支配区的供血不足，严重时发生组织缺血坏死，是临床冠心病和脑血管意外的发病基础。本方以槐花为君药，槐花中含有较多的芸香苷（又名芦丁），维生素 A 和维生素 C 的含量也较高。这些成分有明显的软化血管作用，能减少毛细血管的渗透性及脆性，可使因脆性增加而出血的毛细血管恢复正常的弹性，能增强毛细血管的抵抗力，对高血压病患者有防止脑血管破裂的功效。此外，槐花中的成分还有扩张冠状血管、改善心肌循环、降低血压的作用；生山楂消食健胃、行气散瘀，有良好的降血脂及抗动脉粥样硬化作用，山楂对兔实验性动脉粥样硬化有治疗作用，服用以后血脂下降，眼球上脂质斑块沉着明显减轻，主动脉斑块面积减少，主动脉、冠状动脉病变减轻。柿叶含有丰富的维生素 P，具有降低毛细血管通透性和防止毛细血管破裂的功能，还能防止血管硬化，从而具有预防高血压病的特殊功能。柿叶中的维生素 C 含量极为丰富，每 100 克干叶中高达 2135 毫克，较茶叶、辣椒，以及水果中的柑橘、柠檬、橙、猕猴桃等高出数倍甚至数十倍以上。维生素 C 对软化血管也有良好的作用。辅助槐花软化血管，为本方臣药。陈皮理气通脉，降脂泻浊为佐药；绿茶清肝泻火、软化血管，为本方使药。经谢老长期临床观察，饮用槐花茶 3 个月以上，有明显的降脂和软化血管效果，经眼底动脉检查，本方可延缓病变的发展。

（十三）归芪升压汤（谢英彪）

非物质文化遗产项目"张简斋中医温病医术"代表性传承人谢英彪主任中医师治疗气血两虚型慢性低血压病效验方——归芪升压汤

【组成】当归 10 克，黄芪、制首乌各 15 克，茯苓、白术各 10 克，熟地黄 12 克，炙甘草 3 克，红枣 10 枚，龙眼肉 20 克。

【用法】水煎服，每日 1 剂。

【功效】双补气血，升提血压。

【主治】气血两虚型慢性低血压病。

【加减法】

1. 面黄贫血明显者，加阿胶 10 克（烊化冲服）。

2. 腹胀饮食不香者，去熟地黄，加砂仁 4 克（分 2 次后下），陈皮 6 克。

3. 嗳气恶心者，加姜半夏 10 克，青皮、陈皮各 6 克。

4. 大便稀溏不成形、脘腹冷痛者，加苍术 15 克，干姜 6 克，炒薏苡仁 15 克，去熟地黄、当归。

5. 手足不温者，加制附片 5 克（先煎），干姜 6 克。

【赏析】当归补血，黄芪补气，相辅相成，相须为用，为本效验方君药；制首乌、熟地黄协助当归补血，茯苓、白术辅助黄芪健脾益气，同为臣药；红枣、龙眼肉为补益气血的药食两用佳品，为佐药；炙甘草既可补气又能调和诸药为本方使药。共奏双补气血，升提血压功效。适用于血压低于正常，面色无华，头晕目眩，心悸气短，神疲乏力，妇女月经量少或闭经，苔薄质淡，脉细者。

（十四）益气升压汤（谢英彪）

非物质文化遗产项目"张简斋中医温病医术"代表性传承人谢英彪主任中医师治疗中气不足型慢性低血压病效验方——益气升压汤

【组成】黄芪 30 克，党参、白术、枳壳、升麻、葛根、柴胡、红糖各 10 克，麻黄 6 克，炙甘草 5 克。

【用法】水煎服，每日 1 剂。

【功效】益气温阳，升提血压。

【主治】中气不足型慢性低血压病。

【加减法】

1. 伴有胃下垂等内脏下垂者，升麻、葛根改为15克。

2. 乏力气短明显者，加黄精15克，刺五加15克。

3. 手足不温者，加鹿角胶10克（烊化冲服）。

4. 大便不成形者，加苍术15克，山药15克，炒薏苡仁12克。

【赏析】重用黄芪，意在补气升提中气，黄芪有良好的升压功效，对中气不足型慢性低血压病的效果尤佳，为本方君药；党参、白术协助黄芪补气升提；枳壳、升麻、葛根、柴胡均具升提功效，增强黄芪升提作用，同为臣药；麻黄有良好温通心阳，升提血压的功效，麻黄所含麻黄碱等成分的良好升血作用已为大量的现代药理研究所证实，为本效验方佐药；红糖、炙甘草、五味子，同为使药。炙甘草不仅能调和诸药，现代药理研究已证实，甘草为治疗慢性低血压病公认的有效单味中药。本效验方适用于血压低于正常值，头晕目眩，倦怠乏力，懒于语言，气短，舌淡，脉沉细等症。或伴有胃下垂等内脏下垂症。

（十五）生脉升压汤（谢英彪）

非物质文化遗产项目"张简斋中医温病医术"代表性传承人谢英彪主任中医师治疗气阴两虚型慢性低血压病效验方——生脉升压汤

【组成】白参粉3克（分2次冲服），太子参、麦冬、白芍、阿胶（烊化冲服）、制首乌各10克，黄精15克，红枣10枚，五味子6克，白糖20克。

【用法】水煎服，每日1剂。

【功效】益气滋阴，升提血压。

【主治】气阴两虚型慢性低血压病。

【加减法】

1. 低热颧红等阴虚火旺者，加生地黄 12 克，地骨皮 10 克。

2. 胸闷、胸痛兼有血瘀者，加丹参 30 克，红花 6 克，川芎 10 克。

3. 心悸、失眠严重者，加酸枣仁、合欢花各 10 克。

【赏析】 白参、麦冬为本方君药，现代药理研究发现，白参所含皂苷对血压有双向调节作用，可使慢性低血压患者的血压上升。麦冬制成的注射液对急、慢性低血压病均有显著疗效。两药配伍，一补气一滋阴，故对气阴两虚之慢性低血压病患者颇为合拍；太子参、黄精，协助白参粉补气，白芍、阿胶、制首乌，协助麦冬滋阴年能养血，同为臣药；红枣、五味子益气敛阴，为佐药；白糖调和诸药，改善口感。诸药合用，共收益气养阴，生脉升压功效，适用于血压低于正常值，兼见眩晕乏力、气短懒言、口干喜饮、体质较瘦、失眠多梦、舌质偏红、脉细等症。

（十六）桂附升压汤（谢英彪）

非物质文化遗产项目"张简斋中医温病医术"代表性传承人谢英彪主任中医师治疗心肾阳虚型慢性低血压病效验方——桂附升压汤

【组成】 肉桂粉 3 克（分 2 次冲服），桂枝、仙灵牌、仙茅、鹿角胶各 10 克（烊化冲服），制附片 6 克（先煎），熟地黄 12 克，红参 3 克（分 2 次冲服），麻黄 10 克，炙甘草 3 克。

【用法】 水煎服，每日 1 剂。

【功效】 温补心肾，升提血压。

【主治】 心肾阳虚型慢性低血压病。

【加减法】

1. 肾阳虚表现严重者，加菟丝子 20 克。

2. 便溏不成形者，加苍术 15 克，山药 20 克，去熟地黄。

3. 夜尿多者，加益智仁、补骨脂各 10 克。

4. 下肢水肿者，加茯苓、泽泻各 10 克。

5. 胸痛、舌紫者，加丹参 30 克，延胡索 15 克。

【赏析】本效验方以肉桂粉为君药，取其温肾阳、补命门之火、暖脾胃、补中益气等功效。动物实验发现，给狗静脉注射肉桂水提液 2 克 / 千克或其甲醇提取物 1.5 克 / 千克，1～2 分钟即可使狗冠状窦和脑血流明显增加，至 3～5 分钟则使血流稍微降低并使血压下降，至 5 分钟后，血流渐渐增加，血压也随之回升，并使心率稍变缓慢。现代药理研究已证实肉桂对血压有双向调节作用。临床观察发现，肉桂对心肾虚弱所致的慢性低血压病有效。肉桂研细粉吞服，效果明显优于汤剂煎服；桂枝、淫羊藿、仙茅、鹿角胶、附片乃温补心肾的良药，辅助肉桂粉温补心肾，升高血压，同为臣药；红参、麻黄、炙甘草补气升高血压，温补心肾，同为佐使药。本效验方适用于血压低于正常值，兼见面色无华，心悸气短，头晕胸闷，神疲腰酸，畏寒怕冷，四肢不温，小便频数，舌质淡，苔白，脉沉缓或沉细等症。

（十七）育阴升压汤（谢英彪）

非物质文化遗产项目"张简斋中医温病医术"代表性传承人谢英彪主任中医师治疗肝肾阴虚型慢性低血压病效验方——育阴升压汤

【组成】枸杞子、黄精、玄参、山药各 15 克，菊花、茯苓各 10 克，牡丹皮 6 克，泽泻 10 克，麦冬 10 克，熟地黄 20 克，山萸肉 6 克，炙甘草 3 克。

【用法】水煎服，每日 1 剂。

【功效】滋补肝肾，升提血压。

【主治】肝肾阴虚型慢性低血压病。

【加减法】

1. 阴虚表现严重者，加女贞子 10 克，旱莲草 12 克。

2. 火旺明显者，加知母、地骨皮各 10 克。

3. 心烦失眠者，加茯神 10 克，夜交藤 15 克。

【赏析】本效验方中枸杞子、玄参、黄精乃滋阴妙品，对肝肾阴虚证颇为合拍。其中黄精既可益气，又可养阴；既可益肾填精，又可润肺延年。有关黄精升血压的现代药理研究、报道颇多。以上 3 味为本方君药；麦冬、熟地黄、山萸肉辅助君药滋补肝肾，为臣药；菊花、茯苓、丹皮、泽泻，平肝清热，寓六味地黄汤"三泻"之意，为本方佐药；炙甘草调和诸药，为使药。本效验方以六味地黄汤化裁而来，经临床观察，对肝肾阴虚，表现为血压低于正常，见头晕、头昏、目涩耳鸣、腰膝酸软、口干咽干、失眠健忘、手足心热、四肢麻木、颧红盗汗、舌红少苔、脉细数等症的患者有效。

（十八）化浊升压汤（谢英彪）

非物质文化遗产项目"张简斋中医温病医术"代表性传承人谢英彪主任中医师治疗心律失常效验方——二参复脉汤

【组成】胆南星、石菖蒲、陈皮各 6 克，制半夏、苍术、枳实、白术、茯苓各 10 克，泽泻 15 克，白蔻仁 4 克（分 2 次后下），天麻 12 克，炙甘草 2 克。

【用法】水煎服，每日 1 剂。

【功效】化痰泻浊，升提血压。

【主治】痰湿内蕴型慢性低血压病。

【加减法】

1. 头重、胸闷等痰湿严重者，苍白术改为 15 克，加生薏苡仁 15 克。

2. 头痛严重者，加川芎 15 克，白芷 10 克。

3. 脘闷食少者，加砂仁 4 克（分 2 次后下），焦山楂、焦六曲各 10 克。

4. 恶心者，加姜半夏 10 克。

5. 兼有气虚乏力者，加炙黄芪 15 克。

【赏析】胆南星、石菖蒲、陈皮、制半夏均为临床化痰湿、泻湿浊之要药，四药配伍，相须为用，同为本效验方君药；苍术、枳实、茯苓、泽泻燥湿健脾，协助君药化痰湿，同为臣药；白蔻仁化湿浊，醒脾开胃，天麻平肝，通络，定眩晕，二药同为佐药；炙甘草调和诸药，且能提血压，为本方使药。诸药合用，共奏化痰祛湿，升清泻浊，提升血压功效，对辨证为痰湿内蕴，表现为实证的慢性低血压病患者，出现头昏头重、胸脘痞闷、恶心、饮食减少、倦怠无力、嗜睡、肢体困重、口有浊味、舌苔白腻、脉濡或滑等症的患者，用之颇为合拍。

（十九）加减勇安汤（毛荣康）

金陵医派传人毛永康主任中医师治疗热毒内结型血栓闭塞性脉管炎效验方——加减勇安汤

【组成】金银花藤 50 克，蒲公英 50 克，丹参 50 克，赤芍 30 克，玄参 30 克，川牛膝 20 克。

【用法】水煎服，每日 1～2 剂。

【功效】清热解毒，活血止痛。

【主治】热毒内结型血栓闭塞性脉管炎。症见患处灼热疼痛，皮色暗红，间歇性跛行，身热口干，便秘尿赤，趾端皮肤红肿，渐变黑色，呈干性坏死，或溃破腐烂，舌质红、苔薄黄，脉沉数。多见于该病中、晚期患者。

【赏析】金银花藤、蒲公英清热解毒；丹参、赤芍活血通络；玄参滋阴凉血。六味合用，对热毒型脱疽（血栓闭塞性脉管炎）有较好疗效。

（二十）宁心痛（顾宁）

金陵医派传人顾宁主任中医师治疗气虚血瘀型冠心病不稳定性心绞痛效验方——宁心痛

【组成】黄芪 15 克，川芎 10 克，葛根 10 克，毛冬青 10 克，细辛 2 克。

【用法】上述中药（饮片）加水 400 毫升煎成 200 毫升，每日 1 剂，分 2 次口服（现已为院内制剂 - 宁心痛颗粒：苏药制字 Z04000781，10 克 / 次，3 次 / 日，温水冲服）。

【功效】益气活血、化瘀止痛。

【主治】冠心病不稳定性心绞痛（气虚血瘀证）。

【赏析】冠心病不稳定性心绞痛可归属中医学"胸痹""心痛""厥心痛"等范畴，其病理基础是动脉粥样硬化易损斑块。以中医"气血关系理论"为指导，在长期临床实践基础上，提出：气虚是斑块易损的根本病因，瘀血是其主要致病因素，气虚血瘀是冠状动脉粥样硬化易损斑块的重要病机，益气活血法是稳定动脉粥样硬化易损斑块的重要治法之一。"宁心痛颗粒"由黄芪、川芎、葛根、毛冬青、细辛等组方而成。方中重用之君药黄芪，味甘、性温，入脾肺二经，"为补气之要药"；川芎味辛，性温，善走散，能活血祛瘀，兼有行气作用，乃"血中之气药"，兼有活血与行气双重功效；葛根味甘辛、性凉，升举清阳，使脾之清气上达，填充胸中宗气，与川芎相配，川芎行气，葛根提升中气，补而不滞，二药共为臣；同时佐以活血通脉止痛之品毛冬青、细辛等。诸药组方共奏气血并治、补通共行、标本兼顾之功。

（二十一）化湿降浊方（顾宁）

金陵医派传人顾宁主任中医师治疗湿浊内蕴型慢性心力衰竭合并高尿酸血症效验方——化湿降浊方

【组成】泽泻 25 克，土茯苓 25 克，炒黄柏 20 克，炒苍术 15 克，猪苓 10 克，川牛膝 20 克。

【用法】上述中药（饮片）加 400 毫升水煎，煮沸 40 分钟取汁 100 毫升，每日 1 剂，分 2 次温服。

【功效】益气活血、化瘀止痛、祛湿化浊、健脾利水。

【主治】慢性心力衰竭合并高尿酸血症（湿浊内蕴证）。

【赏析】慢性心衰患者易于合并出现高尿酸血症，其危害极大，故积极降低血尿酸水平成为治疗慢性心力衰竭伴高尿酸血症患者的重要原则之一。血尿酸在体内蓄积过多属于代谢废物和形成"痛风"的基础，高尿酸血症乃体内之精血津液化生异常，从而形成有害之物，与中医"湿浊内蕴"密切相关，与慢性心力衰竭形成的病理产物乃同一物质化源。慢性心力衰竭伴高尿酸血症时可分别归属于中医学"心衰病""喘证""痹症""历节"等范畴。共同的病因多为饮食失节，或饮酒过度，或嗜食膏粱厚味，或一些西药（如利尿剂、阿司匹林等）的使用，加之后天患病日久，损伤脾胃，脾失健运，湿浊内生，感受的外湿也易转化成内湿，使得湿浊内蕴，内阻于肺，困阻肺的功能，使肺失宣降，常常导致或加重心衰症状；若湿性趋下，湿浊内蕴日久，积于关节，可发为"痹症（痛风性关节炎）"。"化湿降浊方"由五苓散合四妙散化裁而来，方中重用泽泻、土茯苓化湿健脾为君药；黄柏味苦燥湿为臣药；苍术、猪苓燥湿健脾为佐药；川牛膝引药下行为使药。诸药共凑祛湿化浊、健脾利水功效。本证基本病机为湿浊内蕴，湿浊当渗利祛其标，而桂枝辛甘温，在五苓散中能温阳化气以助利水，本方中去桂枝可以避免助火之弊。本方临床应用时强调以浓煎的煎煮方式，在增加药物浓度的同时可以减少心衰患者的液体摄入量。

（二十二）宁心神（顾宁）

金陵医派传人顾宁主任中医师治疗气阴两虚型慢性心力衰竭合并睡眠障碍效验方——化湿降浊方

【组成】太子参 10 克，麦冬 10 克，五味子 10 克，酸枣仁 15 克，夜交藤 30 克，合欢皮 15 克，茯神 15 克，紫贝齿 15 克（打碎，先煎），煅龙骨 15 克（打碎，先煎），煅牡蛎 15 克（打碎，先煎），甘松 10 克，炙甘草 3 克。

【用法】上述中药（饮片）加 400 毫升水煎，煮沸 40 分钟取汁 100 毫升，每日 1 剂，晚饭后服用。

【功效】益气养阴、宁心安神。

【主治】慢性心力衰竭合并睡眠障碍（气阴两虚证）。

【赏析】慢性心力衰竭是大多数心血管疾病的最后阶段，也是心脏疾病患者缺乏妥善治疗后主要死亡原因，由于长期无法摆脱疾病带来的痛苦，同时背负着沉重的经济负担，慢性心衰患者睡眠障碍的发生较一般人群更为普遍。相关研究证实，睡眠障碍已然成为困扰慢性心衰患者的主要症状之一，患者中发生睡眠障碍者高达 70%，并且 60～90 岁的患病人群中80%～90% 存在睡眠障碍。国外学者在一项关于睡眠障碍与心力衰竭关系的荟萃分析中发现，有 21.6% 的慢性心衰患者出现过严重的睡眠障碍及抑郁，其发生率是普通人群的 2～3 倍。亦有研究发现，睡眠障碍产生的不良精神状态与慢性心衰患者长期死亡率高密切相关。目前西药在治疗心衰合并的睡眠障碍时主要采用镇静催眠药物，但其治疗容易产生一定的依赖性及戒断效应等，病人往往依从性不佳。慢性心衰患者病程迁延、病情反复，多心气虚衰，心动失常，运血无力，合并睡眠障碍者常因思虑劳神太过，暗耗心阴，加之临床慢性心衰患者常伴发感染，西药抗生素的较长时间治疗，更进一步加重了患者阴津受损，可见舌红少苔，脉弦细等一派阴虚之象。"宁心神"是由生脉散化裁而来。方中以太子参为君，太子参味甘、性平，微苦，有生津润肺之功。麦冬、五味子共为臣药，麦冬味甘、微苦，性微寒，主滋阴润肺清心之效；五味子性酸味甘，具收敛固涩、补肾宁心之力。三药联合，君臣相辅，为"宁心神"益气养阴之本。方中酸枣仁、夜交藤、合欢皮、茯神、紫贝齿、煅龙骨、煅牡蛎养心安神定志；甘松理气止痛，开郁醒脾，取其适于脘腹胀满、食欲不振、呕吐等症；上述八药合而为佐。炙甘草阴阳并补，调和诸药为使。诸药合用，气阴同治，标本兼顾，心安神定，使此方益气养阴、宁心安神的功效达到最佳。本方临床应用时强调以浓煎的煎煮方式，在增加药物浓度的同时可以减少心衰患者的液体摄入量，并在晚饭后服用较宜。

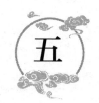

五

神经系统疾病
名家效验方

（一）温肾养肝方（赵杨）

金陵医派传人赵杨主任中医师治疗帕金森病效验方——温肾养肝方

【组成】肉苁蓉 20 克，怀山药 20 克，钩藤 20 克（分 2 次后下），乌药 12 克，炒白芍 15 克，益智仁 12 克。

【制法】以上为每人 1 天剂量，冷水浸泡 40 分钟，药锅加水适量，所有药物（钩藤除外）煎煮 30 分钟后将钩藤放入，10 分钟后第一煎出锅，第二煎将所有药物同时混煎 30 分钟，2 次煎药合并滤汁。

【用法用量】上下午分服。

【功效】温肾助阳，健脾益气，养血柔肝。

【主治】脑卒中合并球麻痹，饮水及进食呛咳，吞咽困难，声音嘶哑等症。颤病之肾阳虚衰、肝血不足、脾虚气弱之证型。症见震颤，肢体僵硬，运动迟缓，或伴有麻木不适、疼痛，或伴有多汗，伴肢寒畏冷，或伴有纳差，不寐，便秘，小便频数，舌质淡红，舌苔薄白，脉沉细。

【赏析】帕金森病是一种中老年人常见的神经系统变性疾病，其患病率、发病率随年龄增长而成倍增高，严重危害中老年患者健康及生活质量。其主要症状表现为静止性震颤、肌肉强直、运动迟缓和姿势步态异常等典型之运动症状。亦表现为复杂、发生率高、识别低、个体表现差异大的非运动症状：睡眠障碍如入睡困难、早醒、片段睡眠、不宁腿综合征、日间打盹、梦魇等；精神障碍如抑郁、焦虑、认知障碍、幻觉、淡漠；自主神经功能障碍如体位性低血压、多汗、便秘、排尿障碍、流涎；感觉障碍如麻木、疼痛、痉挛等。肾阳为一身阳气之根本，肾阳充盛，脏腑形体官窍得以温煦，其功能活动得以促进和推动。颤病多中年后发病，颤病发病与阳气虚衰，特别与肾阳虚衰有密切关系，盖因肾阳虚衰，失于温煦，筋脉不用可致头摇肢颤，筋脉拘挛，畏寒肢冷，四肢麻木，心悸懒言，动则气短，自汗，小便频数，并见行动迟缓，姿势不稳；肾阳虚衰，失于固摄，则见夜尿频多；肾阳不足，推动无力，津液不通，则发为便秘；肾阳虚衰，固摄无权，则多见涎唾。此外，阳虚则内寒生，则可见肢体拘紧，筋急不利，肌张力增高，呈铅管样或呈齿轮样，如冻僵一般。王肯堂《证治准绳·颤振》进而提出："此病壮年鲜有，中年以后仍有之，老年尤多。夫老年阴血不足，少水不能治盛火。"盖因肝血不足，筋不得濡养，还可出现手足震颤、肢体麻木、屈伸不利等征象，即血虚生风之象，治疗应重视养肝血，以起到养血柔筋之效。肾阳为阳，肝血属阴，肾阳虚衰日久，必导致肝血不足。肾阳虚衰与肝血不足存在着主从、标本的关系。《素问阴阳应象大论》曰："阳生阴长，阳杀阴藏"阴阳之间阳为主导，即阳的变化起着主导、决定的作用。阳主阴从，肾阳虚衰起着主导作用，随着肾阳的日益虚衰，逐渐出现肝血不足，这些均提示帕金森病患者的基本病机为肾阳虚、肝血虚，其中阳气的不足尤为重要。赵杨在临床实践中发现，从鼓舞阳气（特别是从温肾阳角度）论治颤病，能明显缓解帕金森病患者运动症状及非运动症状，温肾养肝方应运而生。阳气不足，失于温煦推动，不能柔养筋脉，则筋脉挛急，强直不能为用，见行动迟缓，姿势不稳；肾阳不足，失于固摄，则见夜尿频多；肾阳不足，推动无力，津液不通，则发为便秘；脾肾阳虚，统摄无权，则多见涎唾；心阳不足，心神失养，则见失眠不寐、心烦抑郁。温肾养肝方，其方以肉苁蓉为君温肾助阳，益精填血。《神农本草经》言肉苁蓉"主五劳七伤，补中……养五脏，益精气，久服轻身。"同时配合乌药以温下元，调下焦冷气；益智仁温补肾阳，收敛固涩、缩小便、摄涎唾；白芍以养血柔肝，敛阴止痉，因白芍酸苦，专入肝经，《本草备要》言其"补血，泻肝，涩敛阴"。配伍怀山药平补气血阴阳，同补脾肺肾脏。《神农本草经》言怀山药"补中，益气力，长肌肉"。此二药合用以养血柔肝，平补气血。在缓解震颤、屈伸不利的同时兼顾改善失眠、入睡困难等睡眠障碍之功用。钩藤，因其味甘性凉，入肝与心包二经，《本草纲目》："大人头旋目眩，平肝风，除心热……"。用以约制肝阳，以免他药温燥引动肝阳肝肾同源，肾阳虚衰，则肝血属阴无以化；肝血不足，亦致阳失其使，故肾阳亦无以生。善补阳者必于阴中求阳，则阳得阴助而生化无穷；善补阴者必于阳中求阴，则阴得阳升而化源不竭。治疗帕金森病当以温肾养肝为法，且温肾阳为主，养肝血为辅，标本兼顾，阴中求阳，阳中求阴，以期收到阴阳并补之功，共奏肾阳得温，肝血得养之效。

（二）中风球麻合剂（李继英）

金陵医派传人李继英主任医师治疗脑卒中合并球麻痹效验方——中风球麻合剂

【组成】制半夏10克，僵蚕10克，诃子10克，桔梗10克，苏叶6克，炙甘草3克。

【制法】以上为每人每日剂量，按其比例增加剂量用常规方法制成合剂。

【用法】口服。一次25毫升，一日2次。

【功效】化痰熄风，利咽止咳，和胃止吐。

【主治】脑卒中合并球麻痹，饮水及进食呛咳，吞咽困难，声音嘶哑等症。

【赏析】中风延髓麻痹，简称为球麻，主要症状为饮水及进食后呛咳，吞咽困难，声音嘶哑或失声。中医辨证多从痰浊内痹，夹肝风阻络，脾肺功能失调入手。故本方以擅长化痰浊的制半夏，息内风的白僵蚕为君药，辅以利咽化痰止咳的诃子、桔梗为辅助药；苏叶理气和胃，炙甘草调和诸药。甘草与桔梗配伍，乃甘桔汤，可利咽开音止咳。经临床观察，本合剂对中风球麻痹有显效。

（三）偏瘫复原合剂（李继英）

金陵医派传人李继英主任医师治疗脑卒中恢复期效验方——偏瘫复原合剂

【组成】炙黄芪 15 克，丹参 15 克，川芎 10 克，地龙 10 克，川牛膝 10 克，鸡血藤 15 克。

【制法】以上为每人每日剂量，按其比例增加剂量用常规方法制成合剂。

【用法用量】口服。一次 30 毫升，一日 3 次。

【功效】补气活血通络。

【主治】脑卒中恢复期，症见半身不遂、四肢乏力、语言不利、舌淡苔薄，脉细等症。

【赏析】脑卒中度过急性期后，恢复期患者大多伴有半身不遂、四肢乏力、活动不便、言语不利等后遗症。本效验方重用补气佳品黄芪及活血良药丹参为主要成分，目的是益气活血。乃补阳还五汤之方义，为本方的主要成分；川芎、鸡血藤活血化瘀通络，以增强紫丹参功效，地龙扩张血管通经活络，川牛膝引药下行，且可通经活络，以上同为辅助药，经临床观察，本合剂对中风偏瘫，配合功能锻炼后有良好的康复功效。

（四）六将军胶囊（樊莹）

金陵医派传人、神经内科医学博士樊莹副主任中医师治疗中风后遗症效验方——六将军胶囊

【组成】制全蝎、制水蛭、制蜈蚣、僵蚕、地龙、蝉衣各占 2：2：2：1：1：1。

【制法】以上 6 味共研极细粉末，装入 1 号空心胶囊中，瓶装备用。

【用法】一日 3 次，每次 6 粒，温开水送服。

【功效】搜风、息风、止痉、活血、宁志。

【主治】中风后遗症、癫痫、震颤、抽动症等神经系统病变。

【赏析】本效验方均为虫类药，本方以全蝎、蜈蚣为主要成分，两者均有良好的息风止痉功效，现代药理研究有抗痉厥、镇静、镇痛作用。两药相须有协同增效功效；水蛭长于破血逐瘀，僵蚕擅长息风止痉、抗痉厥，常用于惊痫抽搐、风中经络、口眼歪斜等病症；地龙擅长清热息风、通经活络，与僵蚕配伍，治疗风瘫入络症、高热抽搐症则疗效更佳。以上为本方佐使药，协助全蝎、蜈蚣搜风息风止痉；蝉衣可息风止痉，常用于急慢惊风和破伤风，为本方使药。根据朱良春、谢英彪等老中医经验，虫类药研粉吞服为水煎剂疗效的 8 倍，这是本胶囊剂收效的主要原因之一。

（五）川芎白芷汤（谢英彪）

非物质文化遗产项目"张简斋中医温病医术"代表性传承人谢英彪主任中医师治疗头痛效验方——川芎白芷汤

【组成】川芎 20～30 克，白芷 10 克，当归 10 克，细辛 5 克，延胡索 20 克，炙全蝎 3 克（研末吞服），炙甘草 5 克。

【功效】活血化瘀，行气通窍，缓急止痛。

【主治】头痛、偏头痛、三叉神经痛、血管神经痛。

【用法】水煎服，每日 1 剂。

【加减法】

1. 因寒触发者白芷量加至 15 克，加制川草乌各 6 克（先煎 20 分钟），羌活 10 克。

2. 因热而发者加菊花 10 克，夏枯草 15 克。

3. 大便干结者加生大黄 5～10 克（分 2 次后下）。

4. 肝阳上亢者加天麻 10 克，钩藤 10 克（分 2 次后下），菊花 6 克。

5. 前额痛者白芷量加至 15 克。

6. 偏头痛者加防风 6 克。

7. 颈椎病或枕部痛者加葛根 15 克，羌活 10 克。

8. 鼻渊性头痛者加辛夷 6 克，苍耳子 6 克。

9. 痰浊头痛者加胆南星 10 克，制半夏 10 克，橘红 6 克，石菖蒲 10 克。

10. 瘀血头痛者加赤芍 10 克，三七粉 5 克（分 2 次冲服）。

11. 兼有脾虚者加白术 10 克，茯苓 10 克。

12. 兼有血虚者加白芍 15 克，夜交藤 15 克。

13. 兼有肾亏者加制首乌 15 克，熟地黄 15 克。

14. 兼有阴虚者加枸杞子 10 克，山萸肉 6 克。

【赏析】谢老在临床辨治头痛、偏头痛，一贯以调理气血为主，以改善脑窍的气滞血瘀病理状态，兼去风、寒、痰、瘀等致病因子，兼顾阳亢、血虚、肾亏等虚实变化，从而达到缓解或消除头痛、偏头痛的最终目的。本效验方以川芎、白芷为君药；川芎气味香窜，可活血行气，化瘀止痛，上达巅顶。近代中药药理研究证实，川芎所含挥发油、生物碱、阿魏酸和川芎内酯等物质，可以通过血脑屏障，改善脑细胞及脑神经的缺氧缺血状态，且有良好的镇痛和镇静中枢神经，改善微循环的作用；白芷祛风除湿，通窍止痛，入阳明经。谢老在临床惯用白芷代替麝香，白芷与川芎配伍，活血化瘀、通窍止痛效果倍增。当归协助川芎活血定痛，细辛温经、散寒、定痛，为麻醉止痛药，延胡索止一身上下内外诸痛，为血中之气药，对气滞、血瘀引起的诸痛均有奇效。以上三味为臣药。炙全蝎定风止痉，研粉吞服的止痛效果较汤剂煎服可增强 3 倍以上，为本方佐药；炙甘草调和诸药，且能缓急止痛，为本方使药。全方共奏活血化瘀，行气通窍，缓急止痛之功效。谢老在临床凡遇头痛、偏头痛、三叉神经痛、血管神经痛者，均用此效验方灵活加减，常获捷效。

（六）黄芪治瘫汤（谢英彪）

非物质文化遗产项目"张简斋中医温病医术"代表性传承人谢英彪主任中医师治疗气虚血滞型卒中后遗症效验方——黄芪治瘫汤

【组成】炙黄芪 30 ~ 60 克，党参 15 克，川芎 20 克，赤芍 10 克，丹参 15 克，红花 10 克，鸡血藤 20 克，地龙 10 克，川牛膝 15 克，炙甘草 3 克。

【用法】水煎服，每日 1 剂。

【功效】补气益血，行瘀通络。

【主治】气虚血滞型脑卒中后遗症。

【加减法】

1. 肢体麻木、重着、刺痛、抽掣者，加炮山甲 10 克，豨莶草 15 克，水蛭粉 1.5 克（冲服）。

2. 手足发冷，肌肉麻木不仁者，加炙桂枝 6 克。

3. 舌强不语者，加菖蒲 10 克，郁金 10 克，天竺黄 10 克。

4. 口眼歪斜者，加白附子 10 克，全蝎粉 1.5 克（分 2 次冲服）。

5. 上肢无力，功能恢复较差者，加桂枝 6 克，桑枝 15 克。

6. 下肢无力，功能恢复较差，加千年健 10 克，狗脊 10 克。

7. 血压高者，加石决明 15 克，菊花 6 克，钩藤 15 克（分 2 次后下）。

8. 大便秘结者，加生大黄 3 ~ 10 克（分 2 次后下），瓜蒌仁 20 ~ 30 克。

9. 小便失禁者，加益智仁 10 克，补骨脂 10 克。

【赏析】本效验方重用黄芪补气生血，推动血行。党参协助黄芪补气，同为君药；川芎、赤芍、丹参、红花活血化瘀，同为臣药；鸡血藤、地龙、川牛膝活血通络，其中地龙且能搜风剔络，牛膝又能走下肢。三味同为佐药，能使瘀血行、脉络通；炙甘草益气矫味，为使药。此效验方是从王清任补阳还五汤衍化而来，可补气养血，行瘀通络。对中风后遗症、偏瘫，肢软无力，肌肉萎缩或四肢酸痛麻木，气短少言，懒动乏力，脉细涩，舌质有紫气、瘀点，辨证属气虚血瘀证者颇为合拍。

（七）地黄首乌饮（汪六皆）

金陵医派奠基人张简斋嫡传弟子汪六皆主任中医师治疗肝肾亏虚型卒中后遗症效验方——地黄首乌饮

【组成】干地黄 15 克，制何首乌 15 克，肉苁蓉 10 克，菟丝子 15 克，桑寄生 15 克，杜仲 15 克，川芎 10 克，丹参 15 克，川怀牛膝各 15 克，炙甘草 3 克。

【用法】水煎服，每日 1 剂。

【功效】滋补肝肾，活血通络。

【主治】肝肾阴虚型脑卒中后遗症。

【加减法】

1. 呆痴或智力低下加黄精 10 克，枸杞子 10 克，白芷 6 克。

2. 失眠加炙远志 6 克，石菖蒲 6 克。

3. 血压高加钩藤 10 克（分 2 次后下），夏枯草 10 克。

4. 头痛加天麻 10 克，白芍 15 克。

5. 头昏目眩加菊花 6 克，白蒺藜 10 克。

6. 便秘加火麻仁 15～30 克，郁李仁 15～30 克。

7. 尿失禁加桑螵蛸 10 克，益智仁 10 克。

【赏析】地黄、制首乌为滋补肝肾妙药，近代中药药理研究已证实有软化血管、对抗衰老、降低血压、调整血脂等作用，为本效验方君药；肉苁蓉、菟丝子微温而不燥，与桑寄生、杜仲配伍后可以平补肝肾、改善心脑血管功能，为本方臣药；丹参、牛膝活血化瘀、疏通脉络，促使偏瘫肢体功能恢复，同为佐药；炙甘草调和诸药为使药。本效验方重点在滋补肝肾，故对中风日久不愈，形体消瘦，表情淡漠，反应迟钝，肢体偏瘫，舌质偏红，脉细弱，辨证为肝肾亏虚型者颇为合拍。

（汪季直整理）

（八）老人眩晕膏（虞鹤鸣）

金陵医派传人虞鹤鸣主任中医师治疗眩晕效验方——老人眩晕膏

【组成】枸杞子 300 克，杭菊花 180 克，熟地黄 300 克，怀山药 300 克，山萸肉 200 克，丹皮 300 克，泽兰、泽泻各 300 克，茯苓 300 克，元参 300 克，麦冬 300 克，黄精 300 克，女贞子 300 克，旱莲草 300 克，豨莶草 300 克，白蒺藜 300 克，天麻 300 克，钩藤 300 克（分 2 次后下），石决明 450 克，赤芍 300 克，川芎 300 克，葛根 300 克，浙贝母 300 克，全瓜蒌 360 克，法半夏 300 克，陈皮 180 克，郁金 300 克，丹参 300 克，炒苍白术各 300 克，炒二芽各 300 克，焦楂曲各 300 克，龟甲胶 150 克（烊化），鳖甲胶 150 克（烊化）。

【制法】加水浸泡 2 小时，煎煮 3 次，浓缩，加入烊化后的龟甲胶、鳖甲胶，最后以蜂蜜收膏。

【用法】每日 2 次，每次 20 克，以开水冲服。

【功效】滋肾平肝，化痰定眩。

【主治】肝肾不足，风痰上扰型老年眩晕。

【赏析】眩晕是临床常见病证，多见于中老年人及女性。其病变主要属肝，涉及肾、脾，病理基础为风、火、痰、虚，常相互兼夹。《素问》云："诸风掉眩，皆属于肝"，历代医家又有"无痰不作眩""无虚不作眩"之说。许多老年眩晕患者，肝肾已亏，肝阳偏亢；若形体较胖，痰湿必然偏盛；肝阳夹痰，上扰清空，发为眩晕、头痛、耳鸣等症。本膏滋方调治以杞菊地黄汤为基本方，酌加玄参、麦冬、女贞子、旱莲草、龟甲胶、鳖甲胶等滋补肝肾；佐以天麻、钩藤、石决明、白蒺藜、赤芍、川芎、葛根等平肝潜阳，以浙贝、瓜蒌、半夏等化痰定眩；再辅以苍术、白术、陈皮、炒二芽、焦楂曲等健脾化湿助运防滋腻。诸药合用，共奏滋肾平肝，化痰定眩之功。对老年眩晕肝肾亏虚，肝阳偏亢，痰湿中阻，虚实杂夹者疗效确切。

（九）益气养阴活血膏（吴学苏）

金陵医派传人吴学苏主任中医师治疗糖尿病周围神经病变（气阴两虚型）膏滋效验方——益气养阴活血膏

【组成】黄芪 200 克，桂枝 150 克，赤芍 100 克，白芍 100 克，当归 150 克，怀牛膝 150 克，川芎 150 克，丹参 150 克，鸡血藤 250 克，豨莶草 150 克，海风藤 150 克，太子参 150 克，麦冬 150 克，生地黄 150 克，熟地黄 150 克，茯苓 150 克，怀山药 150 克，山茱萸 250 克，枸杞子 250 克，丹皮 150 克，桃仁 180 克，红花 100 克，木瓜 100 克，桑枝 120 克，羌活 100 克，独活

100 克，仙灵脾 120 克，威灵仙 120 克，路路通 150 克，炙全蝎 50 克，炙蜈蚣 50 克，白术 150 克，焦山楂 150 克，炒谷芽 150 克，陈皮 150 克，生姜 15 克，阿胶 150 克，木糖醇 150 克，冬虫夏草粉 10 克。

【制法】按常规方法熬膏。

【用法】早晚空腹各服 1 匙，开水冲服或含化。

【功效】益气养阴，活血通络。

【主治】气阴两虚型糖尿病周围神经病变。

【赏析】本病患者往往病变日久，元气亏虚，不能鼓动血脉运行，以致脉络瘀阻，故治当大补元气，使气旺则血行，化瘀而不伤正。本效验方重用黄芪为君，黄芪补气固表，桂枝温经通阳，白芍养血益营，配以当归、桃仁、红花、赤芍、川芎、丹参、鸡血藤、海风藤等活血行瘀药相伍，更佐以性善走窜，长于通络之炙全蝎、炙蜈蚣、路路通等，与生黄芪配合，增强补气通络之力，使药力能通行全身。生地黄、茯苓、怀山药、山茱萸、枸杞子、丹皮滋养肾阴，山楂、谷芽、陈皮等醒脾开胃，生姜调和营卫。诸药合用，则气旺血行，瘀消脉通，筋肉得以濡养，病痛自去。

（十）尿崩方（张济群）

金陵医派传人张济群副主任中医师治疗中枢性尿崩症效验方——尿崩方

【组成】生地黄 30 ~ 60 克，山药 30 克，山萸肉 10 ~ 15 克，生地黄 15 ~ 30 克，升麻 10 克，覆盆子 10 克，补骨脂 10 克，金樱子 10 克，煅龙骨 30 克（先煎），煅牡蛎 30 克（先煎），炙甘草 6 ~ 10 克。

【用法】水煎服，每日 1 剂。

【功效】补肾、益气、涩尿。

【主治】中枢性尿崩症。

【加减法】发作间歇期加制附子 10 克（先煎），肉桂 5 克（分 2 次后下）。

【赏析】张老为南京市中医院已故名老中医，擅长运用大剂量治疗疑难重症，张老认为病重药轻，犹如"隔靴搔痒"，故重用生地黄补肾、生黄芪益气，为本方主药；以覆盆子、补骨脂、金樱子、煅龙骨、煅牡蛎缩尿。标本兼顾，故收效甚捷。

（十一）益气活血方（唐莉莉）

非物质文化遗产项目"张简斋中医温病医术"代表性传承人谢英彪主任中医师师承传承人唐莉莉硕士治疗中风后遗症效验方——益气活血方

【组成】炙黄芪 30 克，党参 20 克，太子参 20 克，当归 10 克，地龙 6 克，紫丹参 10 克，三七 6 克，川芎 15 克，红花 6 克，桃仁 10 克。

【制法】以上为每人 1 天剂量，冷水浸泡 40 分钟，药锅加水适量，2 次煎药，合并滤汁。

【用法】上下午分服。

【功效】益气活血、通经活络。

【主治】中风之气虚血瘀证。半身不遂，口眼歪斜，言语艰涩，口角流涎，小便频数或遗尿失禁，舌暗淡，苔白，脉缓无力。

【赏析】中风之后，正气亏虚，气滞血瘀，脉络瘀阻所致。正气亏虚，不能行血，致脉络瘀阻。筋脉肌肉失去濡养，故见半身不遂、口眼歪斜。气虚血瘀，舌本失养，故而言语謇涩；气虚失于固摄，故口角流涎、小便频数、遗尿失禁；舌暗淡，苔白，脉缓无力为气虚血瘀之象。本方证以气虚为本，血瘀为标，即王清任所谓"因虚致瘀"。治疗上以补气为主，活血通络为辅。

本方中重用黄芪、党参、太子参，气旺则血行，瘀去络通。当归活血通络不伤血，赤芍、川芎、桃仁、红花协同当归活血祛瘀，地龙通经活络，力专善走，周行全身。重用补气药与少量活血药相伍，使气旺血行以治本，祛瘀通络以治标，标本兼顾；补气而不壅滞，活血又不伤正，合而用之，气旺、瘀消、络通，诸症向愈。王清任创方以补气为主，兼以活血通络，故原方中重用黄芪大补元气，使气旺以促血行，祛瘀而不伤正。临床上补阳还五汤的使用频率很高，以中风—中经络（证属气虚血瘀）多见。黄芪虽重用，但并未都重用至原方中的"四两"，王氏原方中的四两黄芪，折算后相当于现在的120克。然而在实际使用中，药物剂量根据病情酌情加减。王清任创方以治疗中风偏瘫为主，如今在临床中，则大大加以发挥，证见"气虚血瘀"都可使用。临床要注意用药剂量，因药物的药理作用与剂量密切相关，剂量在最低有效量以下固然无效，但亦并非随药量增加疗效增强，如果超量反而会加重肝肾负担，出现疗效不佳或产生毒副作用现象。应用本方重用黄芪时要避免太过，黄芪功用补气，久用则令人中满，临证可少佐陈皮、木香等行气之品。再则黄芪性味甘温，久用重用有生热之弊，应注意适当配伍金银花、生薏苡仁等清热利湿之品，原方配伍咸寒之地龙，既有活血通络之功，又可防止黄芪甘温太过，即是此意。综合各医家和实验研究黄芪用量每人应以60克/天左右为宜，在治疗中风时，一般在恢复期以大剂量益气加小剂量活血为原则，以免重用活血日久更伤其气，若气虚明显，可以加以党参、太子参等补气药。若伴有半身不遂以上肢为主者，可加桑枝、桂枝以引药上行；下肢为主，加牛膝、杜仲引药下行，补益肝肾；后遗症期患者，病程较长效果不明显，加水蛭、全蝎等破瘀通络；言语不利患者，加石菖蒲、郁金、炙远志等化痰开窍；口眼歪斜者，可配合牵正散化痰通络；痰多肥胖患者加法半夏、天竺黄等化痰；脾胃虚弱者，加党参、白术补气健脾。

（十二）制汗固卫汤（刘永年）

金陵医派奠基人张简斋第二代嫡传弟子刘永年中医师治疗多汗症效验方——制汗固卫汤

【组成】猪苓 12 克，茯苓 12 克，泽泻 10 克，生黄芪 12 克，炒白术 10 克，防风 6 克，景天三七 12 克，浮小麦 15 克，煅牡蛎 15 克（先煎），生甘草 3 克。

【制法】每日 1 剂，水煎 2 次，合并滤汁。

【用法】上下午分服。

【功效】清利湿热，实卫敛汗。

【主治】湿热郁蒸，卫阳空疏所致汗多肢凉凛冷等。

【赏析】本方猪苓、茯苓、泽泻分利小便，淡渗湿热随尿而出，猪苓、茯苓、泽泻为君，伍以生黄芪、炒白术、防风固实卫阳为臣，辅之景天三七、浮小麦、煅牡蛎镇静敛汗为佐，甘草益中调和诸药为使。全方有泻有固，乃治此类证候之神奇也。汗时身燥炽热，汗后肢凉形寒，厚衣重裘不分冬夏，但症虽久而形神不衰，汗质黏稠，浊味甚重，溲黄短少，而四诊探查亦不见真阳式微之证，苔淡黄质厚腻，脉濡或数，相关检查无实质性异常改变。若见，汗泄不止再加糯稻根、碧桃干、麻黄根；口渴引饮、舌红加石斛、芦根、玉竹、黄柏；溲少黄浊加玉米须、车前子、白茅根；寐艰烦躁加首乌藤、百合、竹叶、珍珠母、莲子心；畏寒甚者加山药、淫羊藿、桂枝、红枣；大便秘结加枳壳、槟榔、火麻仁。禁忌：本证畏寒凉冷乃汗出表虚所致，若属真阳式微所致者禁用，以免犯虚虚之诫；若因于火热之邪，迫扰津液蒸腾为汗者，本方亦属不宜。临床诊治汗证，往往汗出日久且与恶风（寒）肢冷并见，有的甚至以怕冷怯寒为求诊主诉者。其轻者仅需避风独处，稍增衣着即可，重者怯怯恶寒，风冷避之犹恐不及，于此值盛暑亦需闭门裹被，着棉衣戴棉帽、穿棉鞋者，临床确见其人。为此医者当仔细辨析汗出与恶风二者之间密切因果关系。

我所实践体会,此种恶风凉冷表现往往由汗出过多所导致。盖汗为津液所化,溺亦津液所变生,其间关系甚为密切,《灵枢·五癃津液别》:"天暑衣厚则腠理开,故汗出,寒留于分肉之间,聚沫则为痛。天寒则腠理闭,气湿不行,水下留于膀胱,则为溺与气。"当汗泄频多则尿少,而气随之外泄,气泄则因之形寒也。此气泄阳伤,出自何部、卫(表)阳、中阳、真阳? 犹当以四诊审慎辨察,如确实真阳式微,津不内敛,频频外泄,而寒冷者,方投以桂、附、仙灵、鹿胶之类,用之不当则益助邪长,蒸腾阴津,则汗不止,阳不固,气不敛,则汗出凛冷永无宁日矣! 余治此等病症甚多,小有弋获,遂议此方,验之临床,每获效验,故公之于众,冀以交流。

(十三)升清活血定晕汤(刘永年)

金陵医派奠基人张简斋第二代嫡传弟子刘永年中医师治疗眩晕综合征效验方——升清活血定晕汤

【组成】丹参 10 克,葛根 10 克,天麻 10 克,川芎 10 克,赤芍 10 克,荷叶 12 克,三七粉(冲服)3 克,生山楂 10 克。

【制法】每日 1 剂,分煎 2 次。

【用法】上下午分服。

【功效】活血通络,升清定晕。

【主治】多种原因所致脑络失疏,清阳不升,清窍失养之头晕目眩,站立不稳等。临床常见于老年脑动脉硬化症、腔隙性脑梗死、颈椎病、椎基底动脉供血不足、高脂血症、高黏血症等。

【赏析】丹参养血活血,为祛瘀要药;葛根味甘带辛,性擅上行而升,有解肌除痉之功,二药合用活血升清为君。川芎乃血中气药,性味辛温,香窜善行，可上走头目，动而不守，辅丹参、三七、生山楂畅络解痉为臣。再以天麻息风定晕，荷叶清轻上浮，降浊扬清而为佐使。本方特点重在祛瘀以畅络，降浊以升清，寓升于通，寓补于行。指征：头晕目眩，尤以改变体位时发作，头昏头重，耳鸣呕恶，动则加剧，躺卧稍减，劳则易发，甚则面色苍白，视物旋转，汗出心慌，肢凉乏力，神萎倦怠，苔薄白或薄腻，脉沉细弱或虚弦。运用：面苍少神，倦怠乏力，肢凉便溏，脉弱无力，脾气虚弱者，加党参、炙黄芪、白术、炙甘草等；口干舌燥，五心燥热，大便燥结，苔少脉弦细或数，属阴虚内热者，加玄参、龟板、女贞子、黄柏、玉竹等；腰膝酸软，健忘耳鸣，遗精早泄，月经量少，属肾精亏损者，加熟地、山萸肉、制首乌、黑大豆、枸杞子、煅牡蛎、菟丝子等；失眠梦多，心烦不宁者，加炙远志、酸枣仁、龙骨、牡蛎、夜交藤、景天三七等；眩晕发作较剧，伴面红气粗，目赤口渴，苔黄脉弦，血压增高，乃肝阳亢旺，气浮于上者，去川芎，加夏枯草、生黄芩、牡丹皮、珍珠母、磁石、牛膝等；头重如裹，胸闷呕恶，多寐，苔腻脉滑，痰浊偏盛者，加竹茹、枳壳、陈皮、法半夏、茯苓、全瓜蒌等。禁忌：该方总以升提为主，肝阳上亢、肝火上炎所致的眩晕不宜使用。先贤论述眩晕，多从虚实分证。属实者，有肝阳、痰浊、火热之论；属虚者，则有气血不足、肾精亏虚之分。本人认为，眩晕之症，病位在头，内纳髓海，而脑又居人体之巅，犹山之峰，其位至高，常赖清阳之升举，偕气血以奉养之。故其升降之机适度与否，是为关键。是故阳气勃升太过，冲巅撼脑，不仅可引发眩晕之证，且有损伤脑络，溢血积瘀之虞。而升之不及，脑府亦因之失养，眩晕者亦恒多。临床所见，工作繁扰，劳多逸少，夜寐艰短，思虑过度，伏案少动，膏粱厚味，积脂酿痰而致血循缓滞，脑络失疏，阻碍清阳上供者，每每见之。是以实践体认，故以平衡升降调之，遂议立活血升清之法组方，常能取效。

（十四）夜交藤松针方（朱永华）

非物质文化遗产传承项目"张简斋中医温病医术"代表性传承人谢英彪主任中医师师承弟子、南京中医药大学丰盛健康学院副院长朱永华硕士防治失眠泡脚验方——夜交藤松针方

【组成】夜交藤 60 克，松针 100 克，合欢皮 50 克，川椒 5 克。

【制法】将以上 4 味药放同一锅中，加水煎煮 40 分钟，去渣取汁，与 50℃热水共同装入泡脚桶中。

【用法】先熏蒸，后泡脚 30 分钟，每晚临睡前 1 次，15 天为 1 疗程。

【功效】宁心安神，镇静催眠。

【主治】防治各类失眠症。

【赏析】泡脚疗法是内病外治的一种方法，也是养生保健、强身健体的一项有效措施。古代关于"一年四季都是沐足天：春天洗脚，升阳固脱；夏天洗脚，祛除暑湿；秋天洗脚，肺润肠濡；冬天洗脚，丹田温灼"的记载，便是对足部药浴功能的形象概括。每晚临睡前用本方煎剂泡脚，可使下肢血液循环，血流量增加，并可借助皮肤感受器而作用于中枢神经系统，使头部血液相对减少，从而使人容易入睡和睡眠深沉，所以对失眠症等神经衰弱的患者有明显的防治疗效。所以说："睡前泡泡脚，犹如吃补药"，它生动得表明了泡脚的好处，实际上古人早把"睡前一盆汤"视为养生之道。本效验方泡脚时若能结合熏蒸，加按摩足底、脚心，则安眠效果更佳。本效验方夜交藤、合欢皮为临床常用安神催眠中药，松针乃民间安神之单方，加川椒少许，目的是促进其他药物的皮肤吸收及其他大分子中药穿透皮肤的作用，可提高泡脚液的渗透质量，提高泡脚配方的防病治病效果。目前促进皮肤吸收的食物与中药已广泛应用于皮肤给药的外洗法、外敷法、外贴法等外治方法，在中医药历史上已有 3000 多年历史。

（十五）定眩止晕方（虞鹤鸣）

金陵医派传人虞鹤鸣主任中医师治疗眩晕效验方——定眩止晕方

【组成】天麻10克，钩藤10克（分2次后下），石决明15克（先煎），熟地10克，石斛10克，桑叶10克，浙贝10克，炒瓜蒌仁10克，茯神10克，葛根10克，郁金10克，石菖蒲10克，炙远志10克，白蒺藜10克，丹参10克，川芎10克。

【制法】每日1剂，先用冷水浸泡30分钟，大火煮开，改小火煎煮20分钟，煎煮2次，合并滤汁。

【用法】上下午分服，饭后半小时服用为佳。

【功效】平肝熄风，化痰逐瘀，定眩止晕。

【主治】眩晕，伴有耳鸣，舌红苔白舌中黄腻，有齿痕，脉小弦。

【赏析】临证之中常遇老年病人眩晕为苦，西医诊之为后循环缺血、高血压头晕者居多，病人常苦于反复发作，体位改变时眩晕更为明显，发作时常伴有恶心欲吐，重者天旋地转，如坐舟车。眩晕的主要病理因素为"风、火、痰、瘀"，病位多在脑，与肝、脾、肾密切相关，《素问·阴阳应象大论》云："年四十而阴气自半也"，患者多老年病人，下焦肾阴不足，肝失所养，肝阴不足，阴不制阳，风从内而生，上扰清窍，发为眩晕，方中以天麻钩藤饮之意为基本方平肝熄风、清热活血，天麻钩藤饮原方出自《杂病证治新义》。现代药理研究表明钩藤可以扩张外周血管，降低外周血管阻力，保持血压稳定，天麻可改善血管的舒缩功能；其中石决明味咸寒质重，与天麻、钩藤合用，以增强平肝熄风之力；石斛滋养胃阴，桑叶清肝润肺，茯神宁心安神，浙贝、炒瓜蒌仁清热化痰；丹参、川芎活血化瘀行气，瘀血去则新血生，肝经得养，脉络通畅，内风自止，眩晕得愈；石菖蒲、远志开窍祛痰；川芎活血行气，葛根升阳解肌，鼓舞脾胃之清阳上升，并可缓解经气不利、筋脉失养之症，并引药上行于头面，现代研究表明葛根能扩张脑血管、减轻血管痉挛引起的症状缓解头晕；白蒺藜，凉血养血，亦善补阴。

（十六）疏肝安眠开郁方（虞鹤鸣）

金陵医派传人虞鹤鸣主任中医师治疗郁病效验方——疏肝安眠开郁方

【组成】柴胡 10 克，郁金 10 克，炒白术芍各 10 克，太子参 10 克，麦冬 10 克，炙五味子 6 克，煨葛根 10 克，连翘 10 克，炙远志 10 克，丹参 10 克，景天三七 10 克，百合 10 克，炒酸枣仁 20 克，合欢皮 10 克，夜交藤 10 克。

【制法】每日 1 剂，先用冷水浸泡 30 分钟，大火煮开，改小火煎煮 20 分钟，煎煮 2 次，合并滤汁。

【用法】上下午分服。

【功效】理气解郁，疏肝化瘀，养心安神。

【主治】肝气郁滞，久之气郁化火之郁病。

【赏析】朱丹溪《丹溪心法·六郁》中曰："一有怫郁，诸病生焉，故人身诸病，多生于郁"，中医言"郁病""郁证"，西医学中焦虑症、抑郁症、癔症、神经衰弱、更年期综合征等当属此范畴。《王梦英医案》中述："肝主一身之气，七情之病必由肝起"，肝主疏泄，具有调节气机、调畅情志的作用，肝失疏泄可引起气机及气血运行不畅，可导致多种情志疾病。心藏神，主司意识、思维、情志等精神活动，统帅全身脏腑、经络、形体、官窍的生理活动，《灵枢·本神》云："所以任物者为之心"，强调了心的重要性。笔者认为郁病主要责之于心、肝二脏，病机关键为肝郁气滞、火旺阴虚，治疗郁病疏肝健脾是关键。方中柴胡、郁金调达肝气、疏肝解郁，白术健脾益气，白芍养血柔肝，白术、白芍与柴胡同用可补肝体助肝用。现代研究表明柴胡和白芍连用抗抑郁作用更明显；炙五味子益气生津、补肾宁心；麦冬养阴生津；太子参补肺健脾、养心益气；连翘可清心热，煨葛根生津止渴；丹参、景天三七活血化瘀；炙远志安神益智，开窍祛痰；百合、炒酸枣仁、合欢皮、夜交藤解郁养血安神。

（十七）滋肾柔肝养心方（虞鹤鸣）

金陵医派传人虞鹤鸣主任中医师治疗失眠效验方——滋肾柔肝养心饮

【组成】枸杞子10克，杭菊6克，熟地10克，麦冬10克，百合10克，炙五味子6克，茯神10克，连翘10克，炒酸枣仁20克，合欢皮10克，炙远志10克，丹参10克，景天三七10克，丹皮10克，浮小麦15克，白芍10克。

【制法】每日1剂，先用冷水浸泡30分钟，大火煮开，改小火煎煮20分钟，煎煮2次，合并滤汁。

【用法】早晚饭后1小时分服。

【功效】滋肾柔肝，养心安神。

【主治】肝肾两虚夹郁之失眠。

【赏析】失眠症是以频繁而持续的入睡困难和（或）睡眠维持困难并导致睡眠感不满意为特征的睡眠障碍。中医学称之为"不寐""目不瞑""不得眠""不得卧"等，主要病因病机为脏腑功能紊乱，阴阳失调。现代医学治疗失眠症的主要方法为苯二氮䓬类镇静安眠药，但存在较多不良反应，中医药辨治失眠症具有较好疗效且副作用较小。笔者认为虽与五脏六腑皆有关系，但主要责之于心、肝、肾，病理因素则主要为郁、火、虚。笔者尝云：不寐乃临床常见病、多发病，既是以主诉为主的病症，又可出现于多种疾病的症状。五脏六腑亦皆令人失眠，然又须以调理心肝肾功能为重点。失眠患者多因各种琐事或者失眠本身导致情绪压抑，压力较大，情志不遂，久而肝气郁结，肝郁化火，肝火扰神，且火能煎灼津液，凝聚成痰，气机不利，痰浊上扰，神不得养，故见失眠。笔者对失眠症的辨治有自己的独到之处，辨证精准，擅用对药及小方，同时重视非药物治疗，主张身心同治，精神调摄、心理疏导以及睡眠卫生教育同时并举，指导患者调整生活起居，适量运动，转移注意力等方法。常于方中使用诸如交泰丸、二至丸等小方，配以合欢皮与夜交藤，丹参合景天三七，酸枣仁、茯神合炙远志等对药。笔者治疗失眠患者时，辨证属肝肾两虚夹郁，常以杞菊地黄丸为基础方，补益肝肾，方中炒酸枣仁、合欢皮、炙远志宁心安神，丹参、丹皮活血化瘀，淮小麦、麦冬，两药取甘麦大枣汤之意，养心安神，调畅情志。若见老年患者，难以入睡或寐而不安，心悸多梦易醒，头晕耳鸣，腰膝酸软，手足心热，潮热盗汗，舌质红，苔少，脉沉细数，辨为肝肾阴虚、心肾不交之证，笔者常选用杞菊地黄丸或知柏地黄丸合交泰丸加减滋补肝肾、清热祛火、交通心肾；若症见不寐多梦，急躁易怒，头晕头胀，口苦口干，舌质淡红，边尖红甚，苔薄，左脉寸关弦滑，证属肝郁化火、上扰心神，治以疏肝邪火、镇心安神，方选柴胡疏肝散加减；若见不易入睡，多梦易醒，心悸健忘，面色少华，唇舌色淡，舌质淡，苔白，脉濡缓或弱，辨为心脾两虚、心神失养，治以益气补血、养心安神，方选归脾汤加减。

呼吸系统疾病
名家效验方

（一）桑杏合剂（陈寿春）

金陵医派儿科大家陈寿春主任中医师治疗风热咳嗽效验方——桑杏合剂

【组成】桑叶 10 克，苦杏仁 10 克，薄荷 5 克，桔梗 6 克，前胡 10 克，牛蒡子 6 克，炙甘草 3 克，陈皮 5 克。

【制法】按药物剂量比例及常规方法制成合剂，每瓶装 250 毫升，每 1 毫升相当于原生药 1.4 克。

【用法】口服。一日 3 次，一次 20 毫升。

【功效】祛风解热，宣肺豁痰。

【主治】外感风热咳嗽，鼻塞流涕。

【赏析】本方桑叶辛凉解表、发散风热，杏仁清化痰热，为临床常用止咳化痰药，两药为本方主要成分。薄荷、牛蒡子协助桑叶祛风解热。桔梗、前胡协助杏仁宣肺止咳化痰，为辅助药物。陈皮理气和胃化痰，炙甘草润肺化痰、调和诸药为本方佐使药。陈老研制的本配方对于外感风热早期引起的鼻塞、恶风、咳嗽、痰多、咽部不适等症收效颇捷。

（二）杏苏速溶茶（顾保群）

金陵医派传人顾保群主任中医师治疗风寒型急性支气管炎效验方——杏苏速溶茶

【组成】杏仁颗粒剂 1 袋（含生药 10 克），紫苏颗粒剂 1 袋（含生药 10 克），前胡颗粒剂 1 袋 (含生药 10 克)，制半夏颗粒剂 1 袋 (含生药 6 克)，陈皮颗粒剂 1 袋 (含生药 6 克)，桔梗颗粒剂 1 袋 (含生药 6 克)，甘草颗粒剂 1 袋 (含生药 3 克)。

【制法】将以上药物的颗粒剂放入杯中，用沸水冲泡，颗粒充分溶化即成。

【用法】代茶，频频饮用，每日 1 剂，当日饮完。

【功效】疏风散寒，宣肺止咳。

【主治】风寒型急性支气管炎，症见咳嗽声重，气急咽痒，痰稀色白，恶寒发热，无汗，头痛鼻塞，骨节酸痛，舌苔薄白，脉浮等。

【赏析】本方紫苏疏风散寒；杏仁、前胡、桔梗宣肺止咳化痰；陈皮、半夏化痰止咳；炙甘草润肺化痰，调和诸药。本药茶方用中药萃取物制成的颗粒剂为原料，制成速溶茶，制作方便，用沸水冲泡后即可饮用。

（三）加味止嗽散（黄志坚）

非遗项目"张简斋中医温病医术"代表性传承人谢英彪主任中医师嫡传弟子、香港逸昇堂中医诊所注册中医师黄志坚博士治疗咳嗽效验方——加味止嗽散

【组成】桔梗 10 克，荆芥 6 克，炙紫菀 10 克，炙百部 10 克，炙白前 10 克，陈皮 6 克，杏仁 10 克，前胡 10 克，炙甘草 3 ~ 5 克。

【用法】水煎服，每日 1 剂。

【功效】调肺下气，止咳化痰，疏风宁嗽。

【主治】急慢性支气管炎引起的各类咳嗽。

【加减法】

1. 风寒咳嗽：症见咳嗽时间不长，声重不扬，咳吐稀薄痰液，色清多沫，

并伴有恶寒发热，全身疼痛，无汗，流清鼻涕，舌质淡红，苔薄白，脉象浮紧等，系因风寒犯肺，肺气失寒引起，治宜疏风散寒，宣肺止咳。加防风、苏叶、羌活。

2. 风热咳嗽：症见咳嗽较剧、痰稠色黄，咳吐不爽，伴有发热头痛，恶风汗出，鼻塞浊涕，口干咽痛，舌质红，苔黄，脉浮数等，乃因风热犯肺，肺失清肃所致。治用疏散风热，清肺止咳法。本方加桑叶、菊花、薄荷、银花、连翘、浙贝母。

3. 风燥咳嗽：症见咳嗽声嘶，干咳无痰或少痰，难以咯出或痰中带血，鼻咽干燥，咳引胸痛，舌质红，苔薄黄，脉数等，多因风燥伤肺，肺失宣肃导致，拟用清燥润肺，宣肃化痰之法。用本方加桑叶、杏仁、南沙参、枇杷叶、瓜蒌皮、炒黄芩、百合、川贝母。

4. 痰热咳嗽：症见咳嗽频作，痰黄黏稠，呛咳气逆，咳剧呕吐，或伴有发热不适，口干咽痛，舌质红，苔白薄，脉滑数等，为痰热蕴肺，肺失清肃引起，法从清肺化痰，肃肺止咳入手。可用本方为银花、炒黄芩、鱼腥草、桑白皮、枇杷叶、瓜蒌皮、浙贝母。

5. 燥邪伤肺：症见咳嗽日久或时值秋季，干咳少痰，咯痰不爽，鼻咽干燥，口干。舌尖红，苔薄少津，脉细数，为燥邪犯肺，肺失清润所致，治法为清肺润燥，生津止咳。用本方去荆芥，加桑叶、杏仁、北沙参、麦冬、瓜蒌皮、炒黄芩。

6. 痰湿蕴肺：症见病程日久，咳逆上气阵作，咳引胁痛，痰少质黏，或如絮条，难以咯出，甚则咯血，心烦易怒，口苦，咽干面红，舌质红，苔黄少津，脉弦数。为痰湿犯肺脾虚失运导致。治宜化痰止咳，定喘健脾。可用本方去荆芥，加制半夏、陈皮、白术、厚朴、苏子、白芥子、莱菔子、葶苈子。

【赏析】本方的桔梗苦辛微温，能宣通肺气，泻火散寒，治痰壅喘促，鼻塞咽痛。荆芥辛苦而温，芳香而散，散风湿，清头目，利咽喉，善治伤风头痛咳嗽。紫菀辛温润肺，苦温下气，补虚调中，消痰止渴，治寒热结气，咳逆上气。百部甘苦微温，能润肺，治肺热咳呛。白前辛甘微寒，长于下痰止嗽，治肺气盛实之咳嗽。陈皮调中快膈，导滞消痰。甘草炒用气温，补三焦元气而散表寒。现代药理研究，本方7味药物均有不同程度的镇咳化痰，缓解支气管平滑肌痉挛，稀释痰液的作用。所以程氏在《医学心悟》中认为"本方温润和平，不寒不热，既无攻击过当之虞，大有启门驱贼之势，是以客邪易散，肺气安宁，宜其投之有效欤！"吾师谢英彪教授认为此方灵活加减，临床疗效甚佳。

（四）双百杏桔糖浆（谢英彪）

非物质文化遗产项目"张简斋中医温病医术"代表性传承人谢英彪主任中医师治疗久咳燥咳效验方——双百杏桔糖浆

【组成】炙百部100克，百合100克，枇杷叶80克，杏仁80克，桔梗80克，炙甘草20克，红糖200克。

【制法】将炙百部、百合、枇杷叶、杏仁、桔梗、炙甘草加5倍量冷水，浸泡1小时，大火煮沸，改小火煎煮40分钟，滤取药液；加水再煮40分钟，合并2次滤汁，浓缩成清膏状，调入红糖熬制成糖浆状稠膏即成。制成的总量约300毫升。

【用法】每日2次，每次30毫升，儿童酌减。

【功效】润肺清肺，止咳化痰，养阴润燥。

【主治】燥热伤肺、秋燥伤肺、久咳化燥引起的咳嗽气喘，干咳少痰，口鼻干燥等症，对小儿百日咳、久咳也有效。

【赏析】本效验方中的百部为止咳润肺要药，可用于新久寒热各种咳嗽。

百合擅于养阴润肺，兼有宁嗽作用。两者为本糖浆剂主要药物；擅长止咳化痰的桔梗、杏仁、枇杷叶为辅佐药；炙甘草不仅可矫味，且能润肺止咳化痰，为本方佐使药。全方共奏润肺清肺、止咳化痰、养阴润燥功效。谢老在钟山医院（现南京市中西医结合医院）工作期间将本方于1978年制成院内制剂——止咳糖浆，受中西医临床医师高度好评。

（五）清肺化脓方（张简斋）

金陵医派奠基人、清末民国一代医宗——张简斋治疗肺脓疡效验方——清肺化脓方

【组成】南沙参6克，天冬6克，冬瓜仁9克，芦根15克，川浙贝各6克，桑皮6克，光杏仁6克，法半夏9克，桔梗5克，橘络白各2克，炙甘草2克。

【制法】以上为每人1天剂量，先用冷水浸泡40分钟，旺火煮沸，改文火煎煮20分钟，煎煮2次，合并滤汁。

【用法】上下午分服。重症患者每日2剂，4次分服。

【功效】清肺排脓，养阴清补。

【主治】肺痈肺脓疡，咳嗽痰多，痰黄质稠，或有低热。舌质红、舌苔黄，脉数。

【加减法】

1. 夹湿者，参以云茯苓9克，薏苡仁12克，以健脾淡渗化湿。

2. 发热不退者，加金银花10克，鱼腥草10克。

3. 咳嗽明显者，加炙百部10克，前胡10克。

【赏析】简老治疗肺痈（肺脓疡），属温邪袭肺，化热成脓者。喜用仲景

桔梗汤、苇茎汤加减而成清肺化脓方。此方以桔梗、芦根为主要成分，以清肺止咳，化痰排脓；南沙参、天冬养阴清补，冬瓜仁、贝母、桑白皮、杏仁、半夏、橘络白清肺热，化痰热，祛湿痰，为本方辅助药；炙甘草调和诸药，且能润肺化痰。纵观本方对肺痈恢复期更为合拍。

（六）补肾纳气汤（张简斋）

金陵医派奠基人、清末民国一代医宗——张简斋治疗慢性支气管炎伴肺气肿效验方——补肾纳气汤

【组成】上沉香1克（研末冲服），乌梅3克，盐水炒小茴香2克，制半夏9克，巴戟天6克，煅牡蛎9克（先煎），紫石英9克，煅鳖甲9克（先煎），熟附片6克，清水桂1克（研粉冲服），秦当归6克，桑寄生12克。

【制法】以上为每人1天剂量，先用冷水浸泡30分钟，旺火煮沸，改文火煎煮20分钟，煎煮2次，合并滤汁。

【用法】上下午分服。

【功效】补肺益肾，固纳气根。

【主治】慢性支气管炎，肺气肿，肺大泡，慢阻肺等病。症见咳嗽气喘，动则加重，气喘难以承接，腰膝酸软发冷，咳喘反复发作，秋冬季加重，或日久不愈。

【赏析】简老治疗老慢支肺气肿等日久不愈的哮喘患者，认为与肺不降气，肾不纳气有密切关系。本方以上沉香为主要药物，纳肾降气，并强调必须研末冲服，方效果显著，如入水久煮，则无效。辅以乌梅、小茴香、巴戟天、紫石英、鳖甲、附片、清水桂等药阴阳双补，引气下沉，以增强补肾纳气功效。可起到固纳气根的治本作用。

（七）羌薄银蓝汤（谢英彪）

非物质文化遗产项目"张简斋中医温病医术"代表性传承人谢英彪主任中医师治疗上呼吸道感染效验方——羌薄银蓝汤

【组成】羌活 6 ~ 10 克，薄荷 6 克，银花 10 ~ 15 克，板蓝根 10 ~ 15 克，（儿童减量）。

【用法】水煎服，每日 1 ~ 2 剂。

【功效】辛温辛凉并用，疏风解表，抗病毒。

【主治】病毒性感冒，上呼吸道感染。

【加减法】

1. 表寒症明显，见恶寒、恶风，头痛、身痛、苔白者，加荆芥 6 克，防风 6 克。

2. 寒热持续不退者，加柴胡 6 ~ 10 克，炒黄芩 10 克。

3. 咽痛、扁桃体肿大者，加射干 10 克，土牛膝 15 克。

4. 咳嗽明显者，加桔梗 6 克，前胡 10 克，炙百部 10 克。

5. 伴腹泻者，加苍术 10 克，焦山楂 10 克。

6. 伴皮疹者，加赤芍 10 克，紫草 10 克。

【赏析】上呼吸道感染，简称"上感"，中医称为感冒，为临床常见疾病，尤其是小儿的多发病，冬春季较多，多因不慎寒暖，外感风邪，侵入肺经所致。在我国南方，包括港澳台地区，因为气候较暖和，人群体质禀赋较弱等缘故，即使感受风寒，出现鼻塞流清水鼻涕、头痛身痛、苔白等症状，往往在第二天即开始向风热转变，出现发热、咽痛、咳嗽等风寒风热并见的症候，本方以羌活、薄荷为君药，疏风祛邪，辛温辛凉并用，风寒风热并治，更加符合"因地制宜"的中医治疗原则，经长期临床观察，收效更佳。感冒及上呼吸道感染病人多为病毒感染，血象中的细胞总数及中性粒细胞百分率正常或减少，本方用银花、板蓝根为本方辅助药，起到抗病毒、清热、利咽作用，辨证与辨病相结合，可明显提高病毒性感冒与上感的治疗效果。本方也适用于流行性腮腺炎、风疹等病的早期治疗。

（八）百杏前桔汤（谢英彪）

非物质文化遗产项目"张简斋中医温病医术"代表性传承人谢英彪主任中医师治疗支气管炎效验方——百杏前桔汤

【组成】炙百部 10 克，杏仁 10 克，前胡 10 克，桔梗 6 克，炙甘草 3 克。

【用法】水煎服，每日 1 剂。

【功效】宣肺肃肺，止咳化痰。

【主治】各种急性支气管炎、慢性支气管炎。

【加减法】

1. 风寒咳嗽加麻黄 6 克，干姜 10 克，紫苏 6 克。

2. 风热咳嗽加桑叶 10 克，银花 10 克，薄荷 6 克（分 2 次后下）。

3. 风燥咳嗽加南沙参 10 克，川贝 10 克，瓜蒌皮 10 克。

4. 湿痰咳嗽加胆南星 10 克，白芥子 10 克，陈皮 6 克，制半夏 10 克。

5. 痰热咳嗽加桑白皮 10 克，炒黄芩 10 克，浙贝母 10 克，鱼腥草 15 克。

6. 外寒内饮咳嗽加炙麻黄 6 克，细辛 3 克，桂枝 6 克。

7. 食痰咳嗽加莱菔子 10 克，枳壳 10 克，陈皮 6 克。

8. 咳嗽剧烈加炙紫菀 10 克，炙款冬花 10 克，炙白前 10 克。

9. 兼有上感加金银花 10 克，板蓝根 10 克。

10. 肺虚咳嗽加太子参 10 克，野百合 10 克，南北沙参各 10 克，去桔梗。

11. 肾虚咳嗽去桔梗，加仙茅 10 克，核桃肉 10 克，五味子 6 克。

12. 兼喘去桔梗、前胡，加黑白苏子各 10 克，炙麻黄 10 克。

【赏析】炙百部为止咳要药，且能润肺。近代药理研究已证实，百部有良好的镇咳、解痉、抗菌、抗病毒作用。谢老遇咳嗽，不论新久寒热咳嗽皆用之，收效甚捷，为本效验方君药；杏仁降气止咳平喘，前胡散风清热，止咳化痰。桔梗宣肺利咽，止咳祛痰。三药的药理研究，均发现有良好的镇咳、祛痰、解痉、平喘作用，同为本方臣药，炙甘草不仅可补气缓急，也有良好的止咳化痰、调和诸药等作用，为本方佐使药。全方共奏宣肺肃肺，止咳化痰的功效，余将此效验方作为治疗急、慢性支气管炎所致咳嗽的通治方而广泛用于咳嗽患者，若加减得法，灵活化裁，疗效颇佳。

（九）补肺益肾方（张钟爱）

金陵医派传人张钟爱主任中医师治疗慢性阻塞性肺病缓解期效验方——补肺益肾方

【组成】生晒参 100 克，黄芪 500 克，白术 300 克，茯苓 200 克，当归 200 克，黑苏子 300 克，沉香 50 克，半夏 200 克，川贝 100 克，橘皮 200 克，肉桂 50 克，炙紫菀 300 克，炙冬花 300 克，紫贝齿 300 克，紫丹参、补骨脂各 300 克，蛤蚧 5 对，熟地 300 克，怀山药 300 克，山萸肉 200 克，五味子 200 克，蛤壳 300 克，寄生 300 克，杜仲 300 克，黄精 300 克，巴戟天 300 克，胡桃仁 100 克，白果 50 克，六神曲 300 克，砂仁 50 克，炙甘草 50 克，坎炁 50 克，龟板胶 200 克，鹿角胶 200 克。

【制法】按常规方法熬膏。

【用法】早晚各 1 匙（约 20 克）。

【功效】补肺益肾，改善通气功能。

【主治】缓解期慢性阻塞性肺病。

【赏析】本方以补肺汤、苏子降气汤、蛤蚧定喘汤、七味都气散等为基本方，在其基础上加减而成。本病以咳、痰、喘为标，肺肾两虚为本，标本同治方可奏效。方中川贝、紫菀、炙冬花、半夏清热润肺化痰止咳，苏子、白果降气平喘以治标；生晒参、黄芪、山药补益肺气；蛤蚧不仅补肺气之虚损，且能定喘、止咳，两相兼顾。白术、茯苓、橘皮、神曲、砂仁益脾气，脾气健运，自然能够营养四肢百骸，使瘦弱之体逐渐恢复；补骨脂、萸肉、五味子、寄生、杜仲、黄精、巴戟天、胡桃仁、熟地黄、肉桂、坎炁益肾纳气；当归、丹参治咳逆上气、养血补肝，同用以治肾不纳气的下虚证，以治肾之本。炙甘草调和诸药。诸药合用，治上顾下，标本兼顾。最后加入龟板胶及鹿角胶以便于收膏。本效验方具有补肺益肾，主治慢性阻塞性肺病缓解期，中、重度通气功能障碍。

（十）温阳化痰纳气膏（顾保群）

金陵医派传人顾保群主任中医师治疗支气管哮喘（阳虚痰盛型）效验方——温阳化痰纳气膏

【组成】炙附子 200 克，桂枝 120 克，肉苁蓉 200 克，炙麻黄 90 克，桔梗 120 克，炙百部 120 克，前胡 120 克，炙紫菀 120 克，款冬花 120 克，黑白苏子各 150 克，桑白皮 120 克，浙贝母 200 克，生炒薏苡仁各 150 克，怀山药 300 克，丹皮 120 克，泽泻 100 克，茯苓 120 克，生熟地黄各 120 克，菟丝子 120 克，桑椹子 300 克，淫羊藿 200 克，桃仁 120 克，浮萍 120 克，紫草 150 克，海蛤壳 120 克，皂荚刺 90 克，紫石英 150 克，女贞子 100 克，潼白蒺藜各 120 克，化橘红 120 克，上方 1 剂，以龟板胶 400 克，鹿角胶 100 克，冰糖 500 克，黄酒 250 克收膏。

【制法】按常规方法熬膏。

【用法】每晨温开水调服 1 汤匙。

【功效】温补肾阳，化痰纳气。

【主治】脾肾两虚、痰浊交阻型支气管哮喘。

【赏析】本膏方集中了附子、桂枝、肉苁蓉、菟丝子、桑椹子、淫羊藿、鹿角胶等温补肾阳的药物，辅以黑白苏子、桑白皮等药纳气平喘；桔梗、炙百部、前胡、炙紫菀、款冬花、化橘红理肺化痰，共奏温补肾阳，理肺化痰，纳气平喘之功效，对老慢支及哮喘日久患者颇为适宜。

（十一）固本咳喘膏（谢英彪）

非物质文化遗产项目"张简斋中医温病医术"代表性传承人谢英彪主任中医师治疗哮喘缓解期膏滋效验方——固本咳喘膏

【组成】红参 30 克，补骨脂 300 克，冬虫夏草 15 克，胡桃肉 300 克，紫河车 200 克，熟地黄 300 克，鹿角胶 300 克，炙黄芪 300 克，黑白苏子各 200 克，五味子 150 克，陈皮 150 克，姜半夏 200 克，杏仁 200 克，炙紫菀 200 克，炙甘草 50 克。

【制法】先将红参、冬虫夏草研成极细粉，备用。其他诸药（鹿角胶除外）用自来水冲洗一遍后倒入紫铜锅内，加水浸泡 1 天，用武火煎煮，煮沸后改文火煎煮 1 小时，榨渣取汁，为头煎煎汁，第二煎、第三煎另加水各煎煮 1 小时左右，取汁后将三煎药汁合并后倒入铜锅用文火浓缩。另取 1 锅，将冰糖 300 克加水溶化，并将鹿角胶用绍兴黄酒隔水炖烊后与冰糖一并入锅收膏，膏将成时调入红参及冬虫夏草细粉，拌匀，再煮2沸即成。瓶装密封后，放入冰箱冷藏备用。

【用法】每日早晚各服1汤匙，约20克，温开水送服。

【功效】扶正固本，补脾益肾，肃肺定喘。

【主治】哮喘缓解期。

【赏析】哮喘缓解期应根据肺、脾、肾三脏虚损之侧重而选用扶正固本药物进行治疗。本方固本咳喘膏红参温阳补气，双益肺脾，为本方君药；补骨脂、冬虫夏草、胡桃肉、紫河车、熟地黄、鹿角胶，益肾固本，温肾纳气，为本方臣药；黄芪辅助红参补气，黑苏子、白苏子纳肾气，降肺气，五味子敛肺定喘，陈皮、半夏、杏仁、百部、紫菀肃肺止咳，化痰定喘，以上诸药同为佐药；炙甘草补肺脾，润肺止咳，且能调和诸药，为本效验方使药。经谢老长期临床观察，对咳喘缓解期有增强免疫力，减少或防止哮喘发作的功效。

（十二）人参蛤蚧粉（谢英彪）

非物质文化遗产项目"张简斋中医温病医术"代表性传承人谢英彪主任中医师治疗虚喘效验方——人参蛤蚧粉

【组成】白参（或红参）100克，蛤蚧100克，蛹虫草50克。

【制法】先将蛤蚧去鳞片及头足，以黄酒浸渍后，微火焙干，与白参、蛹虫草同研细末，瓶装备用。

【用法】每日2次，每次3克，温开水吞服。

【功效】补益肺肾，纳气平喘。

【主治】咳喘间歇期及咳喘病"冬病夏治"。

【赏析】人参为"补气大王"，本方主要取其补益肺气的作用，可明显提高哮喘患者的免疫功能。蛤蚧为峻补肺肾，纳气平喘的妙品，擅长治疗虚喘。近代实验研究发现，蛤蚧提取液有雄性激素样作用的表现。人参与蛤蚧研粉吞服比煎剂、酒浸剂效果更佳。蛹虫草双补肺肾，增强免疫功能，替代野生冬虫夏草。谢老在53年临床中，常以本效验方治疗肺肾两虚的哮喘缓解期，症见哮喘，气短，语言低微，动则气喘加重，苔白腻，脉沉细的患者。发现有明显的扶正固本、补肺气、纳肾气功效。本方也可作为"冬病夏治"的效验方，供夏令及初秋咳喘间歇期患者服用。个别不习惯吞服粉剂的老年病人，可将粉剂装入胶囊中服用。服食期间，如遇感冒应暂时停服。

（十三）消水冲剂（张工彧）

非物质文化遗产项目"张简斋中医温病医术"代表性传承人张工彧主任中医师效验方——消水冲剂

【组成】葶苈子15克，大腹皮8克，大枣8枚，陈葫芦15克，路路通15克，广郁金6克，茯苓10克，车前草15克。

【制法】按上方剂量取中药颗粒剂。

【用法】每日2次，温水冲服。

【功效】活血利水，消肿排浊。

【主治】痰饮蓄积，胸膈胀痞，如杯如盘。相当于西医的心包积液、胸腔积液、腹腔积液等。

【赏析】本方主治中医各类痰饮病，以葶苈子为君药，取葶苈大枣泻肺逐饮；由张景岳"治水者必先治气"之说，广郁金、大腹皮等行气利水；久病瘀血内阻，路路通、陈葫芦等活血利水；全方寓利水于行气之中、于活血之中，收效明显。需说明的是，本方以行气活血利水为主，属于八法中的消法，适合治疗蓄积有形之邪，邪坚病固而来势较缓，且多虚实夹杂，尤其正气尚未亏虚者。

（付怡整理）

（十四）薤白开降汤（李石青）

金陵医派中医大家李石青主任中医师治疗哮喘效验方——薤白开降汤

【组成】薤白 10 克，瓜蒌皮 10 克，射干 10 克，杏仁 10 克，菖蒲 10 克，郁金 10 克，紫菀 10 克，冬花 10 克，枇杷叶 10 克，蛤壳 20 克，姜汁 10 滴，竹沥 30 毫升。

【制法】将以上药物煎煮 2 次，去渣取汁即成。

【用法】上下午分服。

【功效】通阳散结、豁痰下气，止咳平喘。

【主治】肺痹失展，痰湿（浊）互结，清阳失旷，升降失常而见有喘息咳唾，胸闷短气，舌苔腻，脉濡滑为主症之哮喘。

【赏析】此方是金陵名医、江苏省中医院十大名老中医李石青主任的效验方，取瓜蒌薤白半夏汤通阳散结、豁痰下气；开降汤以开泄气、搜剔伏痰；上焦宣痹汤微辛微凉，轻宣肺痹。其中薤白辛滑通阳，泄浊开结，温而不燥，临床报道其有平喘解痉、改善通气功能的作用，故为君药；瓜蒌甘缓润下，宽胸涤痰，与薤白相伍，辛开为用，泄寓其中，为治痰痹喘嗽之要药；菖蒲芳香化痰，开窍通阳，郁金轻开宣痹，二药均有辛香宣发的特点，颇合娇脏之性；射干、杏仁轻清入肺，开结下气；紫菀、冬花，擅入肺经，止咳平喘，新久喘咳皆可入用，枇杷叶轻清降气；蛤壳、姜汁、竹沥尤能软坚入络化痰。整个方药，轻苦微辛，宣中有降，直入肺器。诸药合用，共奏开泄豁痰，宣痹定喘之功，俾痰者化，痹者开，肺气利，则疾可愈。

（十五）温肾利水方（史锁芳）

金陵名医李石青第一代传人史锁芳主任中医师治疗肺心病效验方——温肾利水方

【组成】党参30克，麦冬10克，熟地30克，山萸肉10克，山药30克，生黄芪50克，丹参15克，葶苈子10克，制附片9克（先煎），茯苓15克，炒白术10克，炒枳壳10克，白芍10克，汉防己10克，大枣10克。

【制法】将以上药物煎煮2次，去渣取汁即成。

【用法】上下午分服。

【功效】益气健脾化瘀、温肾泻肺利水。

【主治】肺心病缓解期，出现肺肾两虚、气阳亏虚、兼有水停血瘀者。

【赏析】本方取《伤寒论》之真武汤意温阳利水，取《金匮要略》防己黄芪汤意补气利水，取葶苈大枣泻肺汤以泻肺降气平喘；取参麦都气丸意以补肾纳气平喘，诸药共奏方益气健脾化瘀、温肾泻肺利水之功。本方既兼顾肺心病缓解期病人气阳两虚之本，又不忘其水、瘀犯肺之标实，同时兼顾脾虚失运之机，深合肺心病缓解期临床病机。研究证实：（1）本方在改善肺心病患者主要临床症状体征如咳嗽、气喘、浮肿等方面具有显著优势；（2）本方能显著减少患者感冒次数及发病次数；（3）本方能有效地降低血BNP及AogⅡ水平；（4）本方能有效地降低肺心病患者的平均肺动脉压。

（十六）清源化痰方（史锁芳）

金陵名医李石青第一代传人史锁芳主任中医师治疗慢性阻塞性肺气肿效验方——清源化痰方

【组成】潞党参 10 克，黄芩 10 克，制大黄 5 克，青礞石 12 克，沉香粉 3 克（冲服），炒白术 10 克，云茯苓 10 克，化橘红 6 克，姜半夏 10 克，蜜炙麻黄 6 克，杏仁 10 克，川芎 6 克，炙甘草 3 克。

【制法】将以上药物煎煮 2 次，1 日 1 剂，去渣取汁即成。

【用法】分 2 次服，15 ~ 21 天为 1 个疗程。

【功效】健脾助运、清肺化痰、肃肺平喘。

【主治】慢性阻塞性肺气肿急性发作、支气管扩张，表现为痰热蕴肺、肺脾气虚证者。

【赏析】本方由"六君子汤"与"礞石滚痰丸"加减而成。方中党参、黄芩为君，党参益气健脾以堵生痰之源，黄芩清肺化痰，肃降肺气，既健脾又清肺，共为君臣；白术助党参以健脾助运化痰，大黄通腑，以使肺热下行，一补一泄，共为臣药；茯苓、半夏、橘红燥湿化痰，礞石消痰逐痰。麻黄、杏仁宣肺平喘，沉香纳气平喘，大黄性下降逆，共成升降之势，升降诸气，有利于恢复肺的肃降之职，与川芎行气活血，共为佐药，甘草调和诸药为使药，全方突出健脾清肺、气血同调、肺病治脾、脏病治腑、升降互济、澄本清源，诸药合用共奏健脾助运、清肺化痰、肃肺平喘之效，现代药理研究表明，本方能通过减少气道病菌的侵袭，减少炎症细胞的侵润，减少痰液，疏通气道，降低气道阻力，改善临床症状，同时具有平喘、提高机体免疫力的功效。

（十七）温润止咳汤（史锁芳）

金陵名医李石青第一代传人史锁芳主任中医师治疗经久难愈之燥咳效验方——清源化痰方

【组成】 紫菀、款冬花、杏仁、百部、苏子、当归各 10 克，生甘草、五味子、桔梗各 5 克，橘皮 5 克，姜汁 10 滴，白蜜 2 匙（冲服）。

【制法】 将以上药物煎煮 2 次，1 日 1 剂，去渣取汁即成。

【用法】 分 2 次服。

【功效】 温肺润燥止咳。

【主治】 经久难愈之燥咳。

【赏析】 本方是史锁芳主任效验方，深秋燥气盛而凉气袭，易致凉燥咳嗽，素禀阴虚内热之人感受风寒极易形成凉燥伤肺，此时往往风寒表证易除，而燥咳经久难愈。若兼恶风畏寒、头痛鼻塞等候，可选杏苏散化裁。若表证不显，症见咳嗽胸痛，喉痒，口干，舌苔干燥，舌质淡嫩时用药当以温而不燥、润而不凉为原则，可选温润止咳汤治之。因此，本方不同于杏苏散，也与止嗽散有别。临床遇此等咳嗽可参。方中紫菀、款冬花温而且润，能宣畅肺气、止咳化痰；百部润肺止咳，暴咳久咳咸宜；杏仁、苏子润降肺气，当归温润止咳，尤宜于血虚夜咳甚者；桔梗、甘草（甘桔汤）利咽止痒，五味子酸敛肺气，尤宜于久咳不愈者，姜汁温肺驱寒，橘皮温肺化痰、理气顺气，气行则痰消。以蜂蜜为引，取其润肺止嗽之功。全方温润相宜、辛敛相制，共奏温肺润燥止咳之功。

（十八）暑湿感冒方（汪季直）

金陵医派奠基人张简斋嫡传弟子汪六皆主任中医师传人汪季直治疗暑湿感冒效验方——暑湿感冒方

【组成】藿香10克，佩兰10克，板蓝根10克，苍术6克，薄荷6克，防风6克，薏苡仁10克，砂仁2克（分2次后下），炙甘草3克。

【制法】先浸泡30分钟，加水煎煮2次，每次15分钟，合并滤汁。

【用法】上下午分服。

【功效】清暑化湿，解肌开胃。

【主治】暑湿感冒。

【赏析】本效验方藿香、佩兰芳香化浊，清暑化湿，为主要药物；苍术解表除湿，且能健脾；板蓝根清热抗病毒；薄荷、防风解肌发表；砂仁与薄荷有醒脾开胃功效；薏苡仁健脾利湿。以上同为辅助药。炙甘草调和诸药。本方对夏季暑湿型感冒，用之颇为合拍。

（十九）儿童久咳方（随建屏）

金陵医派随氏儿科近代名中医——随建屏主任中医师治疗儿童久咳效验方

【组成】南沙参9克，杏仁9克，冬瓜仁9克，生薏苡仁9克，浙贝9克，苏子9克，陈皮9克，紫菀9克，冬花9克，枇杷叶9克。（此方以学龄儿童用量举例）

【制法】以上为每人 1 天剂量。将药放入药罐，加适量清水搅匀，浸泡 30 分钟，中火煮沸，小火煎 20 分钟，滤出药液。二煎加等量水，浸泡 10 分钟，其余方法同第一煎。

【用法】上下午多次分服。

【功效】益肺护阴，肃肺化痰。

【主治】咳嗽较久，辨证为痰热未尽，肺失清肃，阴津未复。症见咳声不爽，每日数发，反复不愈，痰少质黏，口干欲饮，舌尖偏红，苔薄腻，脉濡。

【赏析】患儿病咳若迁延不愈，随建屏老先生常用南沙参、杏仁、冬瓜仁、生薏苡仁、浙贝等清肺生津化痰，使肺热渐去，津液自复，痰滞易化；如与陈皮、法半夏联用，有化痰不伤阴津之效，痰除津生，肺清肃之令得行，则咳易止。此法标本兼顾，用于正气耗损，肺之气阴两伤，失于肃化，痰滞未清之咳嗽；对脾虚便溏者，以太子参、白术、茯苓等代南沙参、冬瓜仁；阴虚苔少者用川贝代浙贝。随建屏老先生明辨寒热错杂，虚实多少，用药或宣降互佐，或清温并举，或补泻相参，不拘一格，实用有效，确为医林大家之风。

（二十）儿童哮喘方（随建屏）

金陵医派随氏儿科近代名中医——随建屏主任中医师治疗儿童哮喘效验方

【组成】杏仁 6 克，苏子 6 克，菖蒲 6 克，浙贝 6 克，陈皮 5 克，白术 5 克，枳壳 5 克，制南星 5 克，甘草 5 克。（此方以学龄前儿童用量举例）

【制法】以上为每人 1 天剂量。将药放入药罐，加适量清水搅匀，浸泡 30 分钟，中火煮沸，小火煎 20 分钟滤出药液。二煎加等量水，浸泡 10 分钟，其余方法同第一煎。

【用法】上下午多次分服。

【功效】肃肺降气，逐痰平喘，和胃运脾。

【主治】哮喘，辨证属肺失肃降，痰湿壅盛，脾胃失运。症见:咳嗽频作，气喘息粗，痰多鸣响，无热有涕，咳甚呕吐粘白痰液，纳食不香，舌质略淡，苔白腻。

【赏析】随建屏老先生认为对咳喘颇重，痰湿蕴肺，屡治乏效者，用常药恐难见功，故用菖蒲、制南星加强逐痰肃肺之力；脾为生痰之源，肺为贮痰之器，用白术、陈皮、枳壳健脾和胃、化痰理气，尚可获立竿见影之效。对病情一般者常用杏仁、苏子、陈皮、法半夏、茯苓、紫菀、枳壳、浙贝、莱菔子等药；哮喘痰湿重者加白芥子、葶苈子、白前、苍术等。随老重视肺与脾胃生理、病理上的密切关系，注重整体观念，治标必求其本，以利于把握病理枢机，正本清源。

（二十一）小儿培元片（陈寿春）

金陵医派儿科中医大家陈寿春主任中医师治疗支气管哮喘缓解期效验方——小儿培元片

【组成】紫河车1具，党参45克，黄芪45克，茯苓30克，天冬30克，麦冬30克，龟板胶30克，熟地黄30克，法半夏15克。

【制法】熟地、麦冬熬膏与烊化的龟板胶作赋形，党参、黄芪、法半夏、茯苓、紫河车研成细粉与赋形剂混合压片，每片重0.3克。

【用法】1日2次，每服2～4片，温开水送服。

【功效】补肾培元。

【主治】虚损劳瘵，气虚久咳，形体消瘦及哮喘缓解期。

【赏析】陈寿春主任从事中医儿科50年，擅长诊治支气管哮喘等儿科疾病，对于哮喘缓解期主张"补肾培元"，以增强免疫力，减少秋冬季节发作或加重，本效验方以血肉有情之品紫河车为主要成分，取其补肾气，温肾阳作用；因紫河车货源紧缺，加上乙肝病毒携带者的产妇较多，故近代已较少使用，主张用平补肺肾之蛹虫草（人工培制的冬虫夏草）500克代用；黄芪、党参、茯苓补气益肺健脾；天冬、麦冬、龟板胶、熟地黄滋补肾阴，为本方辅助药；法半夏和胃化痰为佐使药。经临床观察，本片剂对久咳久喘，虚劳亏损之小儿患者及小儿缓解期、恢复期的哮喘性支气管炎患儿确有培本固元之功效。哮喘实证患儿及咳喘急性发作期忌用本片剂。

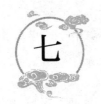

泌尿系统疾病
名家效验方

（一）疏宣利水方（邹云翔）

金陵医派奠基人张简斋私淑弟子、中医肾病大家邹云翔主任中医师治疗急性肾炎效验方——疏宣利水方

【组成】净麻黄3克，杏仁5克，苏叶2克，苏子5克，防风3克，荆芥5克，连皮茯苓15克，薏苡仁12克，白术10克，川断10克，生姜皮3克，车前子10克（包），炙甘草1克。

【制法】先用冷水浸泡30分钟，加水煎煮2次，每次20分钟，合并滤汁。

【用法】上下午分服。

【功效】疏风宣肺利水。

【主治】急性肾炎风水相搏型，即慢性肾炎急性发作，或合并外感而兼有肺卫症状者，症见浮肿症状从头面部开始，畏寒发热，头痛鼻塞，咳嗽痰少。

【加减法】

1. 偏于风寒者，寒重热轻，咳嗽痰白，脉浮苔白者，加桂枝、羌活。

2. 偏于风热者，发热口渴，痰少色黄，咽痛，加银花、连翘、桔梗。

3. 水肿严重，气喘不能平卧者，加葶苈子、桑白皮。

【赏析】肺主一身之气，开窍于鼻，外合皮毛，为水之上源，如壶之盖，可通调水道，下疏膀胱。如风水袭于肺卫，则肺失宣肃，水液不能下疏膀胱，导致风遏水阻，风水相搏，发为水肿。急性肺炎初期，多为实证，所以本方选用疏风宣肺兼以渗湿利尿之品，以收提壶揭盖之效。本方主以连皮茯苓、苡仁、白术等健脾利湿益肾之品，宣中寓补。

（注解：私淑系指没有得到某人的亲自教授而又敬仰他的学问并尊之为师，受其影响；指未能亲自受业但敬仰并传承其学术而尊之为师之意。）

（二）清解利水方（邹云翔）

金陵医派奠基人张简斋私淑弟子、中医肾病大家邹云翔主任中医师治疗急性肾炎效验方——清解利水方

【组成】黑玄参 10 克，麦冬 10 克，桔梗 6 克，南沙参 10 克，银花 10 克，连翘 10 克，牛蒡子 6 克，前胡 6 克，防风 6 克，浮萍 15 克，车前子 10 克（包），芦根 15 克，射干 6 克。

【制法】先用冷水浸泡 30 分钟，加水煎煮 2 次，每次 20 分钟，合并滤汁。

【用法】上下午分服。

【功效】清肺解毒利水。

【主治】急性肾炎或慢性肾炎急性发作，咽喉肿痛明显，发热浮肿，尿少而黄，苔黄脉数等。

【加减法】

1. 咽痛明显者，加蚤休、土牛膝。

2. 发热重者，加黄芩。

3. 口干者，加石斛、天花粉。

4. 咽痒者，加玉蝴蝶、蝉衣。

5. 恶心呕吐者，加玉枢丹。

6. 湿重者，加苍术、薏苡仁、六一散。

【赏析】本效验方适用于风水热毒搏结咽喉，蕴于肺系，传变于肾，故选用银花、连翘之类药物清肺解毒，辅以防风、桔梗、浮萍、车前子之类疏风渗湿药物通过灵活加减，使之表里双解，上下分消，佐以玄参、麦冬养阴清肺，防治外邪内陷而收效。邹老对于此型咽喉肿痛者，也常以锡类散配合，每日 4 次，或采用银花甘草茶或玄麦甘桔茶，代茶漱口后内服。

（三）降肺理气方（邹云翔）

金陵医派奠基人张简斋私淑弟子、中医肾病大家邹云翔主任中医师治疗急性肾炎效验方——降肺理气方

【组成】麻黄 3 克，苏子 6 克，白芥子 6 克，葶苈子 6 克，川厚朴 6 克，香橼皮 6 克，大腹皮 6 克，莱菔子 6 克，陈葫芦瓢 10 克，杏仁 6 克，炙甘草 2 克。

【制法】先用冷水浸泡 30 分钟，加水煎煮 2 次，每次 20 分钟，合并滤汁。

【用法】上下午分服。

【功效】降肺理气，化痰利水。

【主治】急慢性肾炎，水湿泛滥，上逆清窍，肺气不利。症见浮肿，胸闷咳嗽，气急心悸，不能平卧，苔白，脉细等，并且胸透或胸腔积液。

【赏析】本效验方由三子养亲汤和三拗汤化裁，结合邹老经验而组成，苏子降气平喘，以平咳逆气喘，白芥子温肺利气以消胸膈痰饮，莱菔子降气消食以化痰食之滞，麻黄辛温散寒以宣肺利水，杏仁降气止咳平气急，炙甘草化痰止咳。邹老增以葶苈子、川厚朴、香橼皮、大腹皮、葫芦瓢，用意是降肺化痰利水，故对肾炎水肿泛滥及伴胸腔积液者有效。

（四）养肺滋肾方（邹云翔）

金陵医派奠基人张简斋私淑弟子、中医肾病大家邹云翔主任中医师治疗急性肾炎效验方——养肺滋肾方

【组成】太子参 10 克，生黄芪 10 克，黑玄参 10 克，麦门冬 10 克，花百合 10 克，细生地 10 克，山萸肉 10 克，怀山药 10 克，云茯苓 10 克，枸杞子 10 克，芦根 15 克。

【制法】先用冷水浸泡 30 分钟，加水煎煮 2 次，每次 20 分钟，合并滤汁。

【用法】上下午分服。

【功效】养肺滋肾利水。

【主治】急性肾炎恢复期及慢性肾炎出现肺肾气阴虚弱者。症见低热咽干，咳嗽痰少，腰酸倦怠，咽炎及扁桃体红肿疼痛，脉细，舌苔少，舌质红，尿常规检查随咽部炎症反复发作而更趋异常。

【加减法】

1. 咽部红肿疼痛可加桔梗、射干、银花、

2. 咳嗽明显加前胡、炙百部。

【赏析】本效验方集中了滋养肺肾之药，主要适用于急慢性肾炎患者肺肾气阴两虚，肺热或湿热余邪未尽之症候，助扶正固本以祛邪之意也。

（五）疏达清里方（邹云翔）

金陵医派奠基人张简斋私淑弟子、中医肾病大家邹云翔主任中医师治疗急性肾炎效验方——疏达清里方

【组成】麻黄 6 克，连翘 10 克，赤小豆 10 克，荆芥 6 克，防风 6 克，生地 10 克，细生地 10 克，山萸肉 6 克，怀山药 10 克，云茯苓 10 克，枸杞子 10 克，芦根 10 克。

【制法】先用冷水浸泡 30 分钟，加水煎煮 2 次，每次 20 分钟，合并滤汁。

【用法】上下午分服。

【功效】疏表清热、除湿解毒、表里分化。

【主治】急性肾炎或慢性肾炎急性发作,由皮肤湿热、毒邪内攻而致病者。症见发热浮肿,皮肤红肿或生疮疖、湿疹、疱疹、荨麻疹等,或有以上病史皮肤尚有痕迹,脉数、苔黄。

【加减法】

1. 皮肤湿疮未愈,加清解渗利湿毒之药:银花、紫花地丁、苦参、地肤子、玉米须。

2. 皮肤疮毒加紫金锭以醋磨或玉枢丹醋调涂患处。

3. 丹毒用如意金黄散麻油调敷。

【赏析】邹老认为本效验方适用于皮肤湿热邪毒内攻,稽留营血,乘虚内陷所致的肾炎,运用疏达清里方可使皮肤疮毒向外透发,营血之热内清,蕴肾之湿下渗,湿祛毒清,病可向愈。

(六)补气固卫方(邹云翔)

金陵医派奠基人张简斋私淑弟子、中医肾病大家邹云翔主任中医师治疗急性肾炎效验方——补气固卫方

【组成】生黄芪10克,防风6克,白术10克,南沙参10克,糯根须10克,云茯苓10克,浮小麦10克,冬虫夏草3克,白茅根15克,芦根15克。

【制法】先用冷水浸泡30分钟,加水煎煮2次,每次20分钟,合并滤汁。

【用法】上下午分服。

【功效】补气固卫,培补实表。

【主治】急慢性肾炎,肺气虚弱,卫外不固而易感冒者,症见气短乏力,汗出恶风,脉细,苔薄白。有的是患者自觉症状不明显,但易经常感冒,尿

检随之异常。

【赏析】肾炎患者并发感冒、上呼吸道感染时可出现气虚感冒症候。邹老以古方玉屏风散加味而成补气固卫方。方中生黄芪益气固表，白术健脾益气，助黄芪以加强益气固表之功。二药配伍运用，可使气旺表实，汗不外泄，邪也不易内侵。更加防风走表祛风并抵御风邪。黄芪得防风，固表而不留邪，祛邪而不伤正；沙参、冬虫夏草滋阴补肾，糯根须、浮小麦收涩止汗，茯苓健脾利水，白茅根、芦根清热凉血生津，对改善尿检红细胞增多有效。全方补气固表之力颇佳。

（七）补气行水方（邹云翔）

金陵医派奠基人张简斋私淑弟子、中医肾病大家邹云翔主任中医师治疗急性肾炎效验方——补气行水方

【组成】黄芪 30 克、党参 10 克、防风 6 克、连皮茯苓 10 克，薏苡仁 12 克，炒山药 10 克，炒白术 10 克，车前子 10 克（包），玉米须 15 克，炙甘草 3 克。

【制法】先用冷水浸泡 30 分钟，加水煎煮 2 次，每次 20 分钟，合并滤汁。

【用法】上下午分服。

【功效】补气健脾，利水消肿。

【主治】急慢性肾炎及慢性肾炎水肿明显，属于肺脾气虚者，症见面肢浮肿不易消退，气短乏力，饮食减少，大便稀溏不成形，排便次数增多，脉细，苔薄白，易感冒而致水肿反复发作等。

【赏析】本效验方是邹老仿照黄芪防己汤化载而成。因防己的近代临床和药理研究发现对肾功能有损害而弃而不用。黄芪重用，邹老最多用之每剂 60 克。辅以党参、山药、连皮苓、薏苡仁、白术，协助黄芪补气健脾，且

能增强免疫功能；车前子、玉米须利尿消肿，炙甘草调和诸药，全方共奏补气利水作用。

（八）健脾益气方（邹云翔）

金陵医派奠基人张简斋私淑弟子、中医肾病大家邹云翔主任中医师治疗急性肾炎效验方——健脾益气方

【组成】党参 10 克，黄芪 15 克，炒白术 10 克，炒山药 10 克，云茯苓 10 克，薏苡仁 12 克，炒扁豆 10 克，法半夏 10 克，陈皮 6 克，炙甘草 3 克。

【制法】先用冷水浸泡 30 分钟，加水煎煮 2 次，每次 20 分钟，合并滤汁。

【用法】上下午分服。

【功效】健脾益气消肿。

【主治】隐匿性慢性肾炎或急性肾炎恢复期脾虚气弱者，症见气短少食，倦怠无力，有时腹部微胀，大便不实，面肢轻度浮肿，脉细，苔薄白。

【加减法】

1. 腹胀气滞症状明显，加木香、佛手片。

2. 食欲不振，加砂仁、六神曲。

【赏析】本效验方仿照参苓白术散、香砂六君子汤，结合邹老经验而组方。党参、黄芪配伍，补气健脾之力增强，辅以白术、山药、茯苓、薏苡仁、扁豆，健脾之力更卓；陈皮、半夏理气和胃消胀，甘草调和诸药，故本方对隐匿慢性肾炎及脾气虚弱型急性肾炎有治本之效。

（九）运脾化湿方（邹云翔）

金陵医派奠基人张简斋私淑弟子、中医肾病大家邹云翔主任中医师治疗急性肾炎效验方——运脾化湿方

【组成】苍术 10 克，白术 10 克，炒苡仁 12 克，云茯苓 10 克，炒山药 10 克，炒扁豆 10 克，陈皮 6 克，制半夏 10 克，谷麦芽各 10 克，炙甘草 3 克。

【制法】先用冷水浸泡 30 分钟，加水煎煮 2 次，每次 20 分钟，合并滤汁。

【用法】上下午分服。

【功效】运脾健中，利水消肿。

【主治】慢性肾炎或急性肾炎恢复期出现脾虚湿困者，症见胸脘胀闷，食少便溏，头重微肿，脉细濡，苔白腻。

【赏析】邹老主张脾虚在运而不在补，故本效验方集中了苍术、白术、苡仁、茯苓、山药、扁豆等健脾助运、燥湿消肿中药。脾为中州，主运化水湿，脾气得健则水湿运化功能正常，有利于急慢性肾炎恢复期的疗效巩固与康复；陈皮、制半夏为二陈汤的主要成分，可和胃降逆；谷芽、麦芽消食导滞，炙甘草调和诸药，均有利于脾胃功能改变。本方系邹老仿照胃苓汤化裁创制。临床中，若浮肿明显，邹老常加温阳利水方药，以增强疗效。

（十）和胃降逆方（邹云翔）

金陵医派奠基人张简斋私淑弟子、中医肾病大家邹云翔主任中医师治疗急性肾炎效验方——和胃降逆方

【组成】代赭石 10 克（先煎），旋复花 10 克，法半夏 10 克，广陈皮 6 克，姜竹茹 6 克，云茯苓 10 克，潞党参 10 克，薏苡仁 10 克，炒谷麦芽各 10 克。

【制法】先用冷水浸泡 30 分钟，加水煎煮 2 次，每次 20 分钟，合并滤汁。

【用法】上下午分服。

【功效】降逆止吐，和胃化痰。

【主治】急性肾炎、慢性肾炎胃气上逆者，症见恶心呕吐，不能进食等。

【加减法】

1. 偏于胃寒者，加干姜、吴茱萸、肉桂。

2. 偏于胃热者，加炒黄连、炒黄芩。

3. 便溏者，加炒山药、炒扁豆。

【赏析】此效验方系根据《伤寒论》旋复代赭汤化裁而成。旋复花降气消痰，代赭石重镇降逆，两药配伍，长于治疗胃气上逆引起的嗳气、呃逆、呕吐等症，为本方主要药物；配姜半夏、陈皮、竹茹降逆和胃，化痰散结，且可利水，为辅助药；党参健脾和胃，苡仁健脾利水，谷麦芽和胃助消化。合而用之，使中焦运化，湿浊得除，清升浊降，而肾炎痞满、呕吐等症可解，故对肾炎胃气上逆者颇为适宜。邹老临床中常以吴茱萸配黄连，或肉桂配黄连，温清并用，苦辛通降之法也！

（十一）健脾补肾方（邹云翔）

金陵医派奠基人张简斋私淑弟子、中医肾病大家邹云翔主任中医师治疗急性肾炎效验方——健脾补肾方

【组成】党参 10 克，黄芪 10 克，白术 10 克，云茯苓 10 克，薏苡仁 10 克，山药 10 克，枸杞子 10 克，生地黄 10 克，川断 10 克，桑寄生 10 克，巴戟

天 10 克，陈皮 6 克，冬虫夏草 3 克（研粉 2 次吞服）。

【制法】先用冷水浸泡 30 分钟，加水煎煮 2 次，每次 20 分钟，合并滤汁。

【用法】上下午分服。

【功效】健脾补肾。

【主治】慢性肾炎、急性肾炎恢复期脾肾两虚者，症见胃纳减少，腹胀便溏，神惫乏力，腰部酸痛，耳鸣耳聋，轻微浮肿，脉细，苔白。

【加减法】

1. 阳虚明显者，加肉桂、制附子、鹿角片、制附子。

2. 便溏严重者，加苍术、白术。

【赏析】本效验方实由健脾益气与补肾强腰两组药物组成。党参、黄芪、白术、山药、薏苡仁、茯苓健脾益气利水；生地黄、枸杞子、川断、桑寄生、巴戟天、冬虫夏草滋补肾阴肾阳，强壮腰膝。本方对脾肾两虚肾炎患者，用之颇为合拍。

（十二）温阳利水方（邹云翔）

金陵医派奠基人张简斋私淑弟子、中医肾病大家邹云翔主任中医师治疗急性肾炎效验方——温阳利水方

【组成】制附子 10 克（先煎），桂枝 10 克，川椒目 6 克，巴戟天 10 克，葫芦巴 10 克，干姜 6 克，陈皮 6 克，黄芪 10 克，云茯苓 10 克，薏苡仁 10 克，山药 10 克，商陆 5 克，车前子 10 克（包煎）。

【制法】先用冷水浸泡 30 分钟，加水煎煮 2 次，每次 20 分钟，合并滤汁。

【用法】上下午分服。

【功效】温补肾阳，健脾利水。

【主治】慢性肾炎、急性肾炎全身浮肿，脾肾阳虚者，症见面、肢、胸、腹一身尽肿，久久不退，面色苍白或黧黑，腰酸乏力，肢冷怯寒，大便不实，腹胀气急，脉沉细，苔白质淡，有齿痕。

【加减法】

1. 胸水明显者，加三子养亲汤或控涎丹。

2. 腹水明显，腹胀难忍者，加大腹皮、香橼皮、陈皮。

3. 气血虚滞者，加养血和络药当归、白芍、桃仁、红花。

【赏析】本效验方是遵照金匮肾气丸化裁而成。附子、桂枝温补肾中之阳。邹老认为，水肿重症，本虚标实，阳虚阴盛，重在温阳，剂量宜重，制附子可用30～60克，但须久煎150分钟以上，以去其毒性而存温阳之效力。同时认为，对于本虚标实之肾炎重症，峻猛逐水、泻水、抽取腹水、胸水的方法，均不适宜；椒目、巴戟天、葫芦巴、干姜辅助桂附温阳；商陆泻下逐水，且有一定毒性，若非水肿臌胀、水肿胀满实证，一般不宜使用；车前子利尿、陈皮和胃，同为佐使之药。本方为脾肾阳虚之重症肾炎、全身浮肿之良方。

（十三）滋养肝肾方（邹云翔）

金陵医派奠基人张简斋私淑弟子、中医肾病大家邹云翔主任中医师治疗急性肾炎效验方——滋养肝肾方

【组成】制何首乌10克，枸杞子10克，杭菊花6克，制豨莶草10克，怀牛膝10克，杜仲10克，生地黄12克，红花6克，磁石15克（先煎），山萸肉10克，云茯苓10克，怀山药10克，阿胶10克（烊化）。

【制法】先用冷水浸泡30分钟，加水煎煮2次，每次20分钟，合并滤汁。

【用法】上下午分服。

【功效】滋补肝肾，养阴利水。

【主治】慢性肾炎肝肾阴虚者，症见头晕头痛，耳鸣目眩，咽干少饮，腰酸乏力，脉细弦，苔薄质红，血压升高等。

【赏析】制首乌补肝肾，益精血之佳品，但须认真炮制后方可运用，生首乌对肝、肾功能有损害，应禁用；地黄、枸杞子、菊花、山萸肉、怀牛膝、杜仲均为平补肝肾之阴的良药；怀山药、阿胶、茯苓健脾利水；磁石重镇安神，阿胶滋阴补血。本方重点在滋补肝肾之阴，对于出现肝肾阴虚证候的慢性肾炎，用之有效。

（十四）补肾固摄方（邹云翔）

金陵医派奠基人张简斋私淑弟子、中医肾病大家邹云翔主任中医师治疗急性肾炎效验方——补肾固摄方

【组成】沙苑蒺藜 10 克，芡实 10 克，莲须 10 克，煅龙骨 20 克（先煎），煅牡蛎 20 克（先煎），桑螵蛸 10 克，金樱子 10 克，菟丝子 10 克，怀山药 10 克，枸杞子 10 克，炙甘草 3 克。

【制法】先用冷水浸泡 30 分钟，加水煎煮 2 次，每次 20 分钟，合并滤汁。

【用法】上下午分服。

【功效】补肾固摄。

【主治】慢性肾炎肾气失固者，症见头昏目眩，耳鸣乏力，腰酸膝软，遗精滑精，脉细，苔薄白。

【加减法】

1. 偏于阴虚者，加白芍、桑椹子、地黄、五味子。

2. 偏于阳虚者，加巴戟天、杜仲、鹿角霜、紫河车。

【赏析】沙苑蒺藜长于补肾固精，养肝明目。辅以芡实、莲须、煅龙骨、煅牡蛎、桑螵蛸、金樱子，以补肾益脾固摄；配以菟丝子、山药、枸杞子滋补肝肾，炙甘草调和诸药，共奏补肾固摄功效。对慢性肾炎出现肾气不足，固摄无权之患者，用之颇为适宜。

（十五）补气养阴方（邹云翔）

金陵医派奠基人张简斋私淑弟子、中医肾病大家邹云翔主任中医师治疗急性肾炎效验方——补气养阴方

【组成】黄芪 10 克，党参 10 克，川石斛 10 克，制首乌 10 克，枸杞子 10 克，杭白芍 18 克，麦门冬 10 克，酸枣仁 10 克，杜仲 10 克，生地黄 12 克，川断 10 克，陈皮 6 克。

【制法】先用冷水浸泡 30 分钟，加水煎煮 2 次，每次 20 分钟，合并滤汁。

【用法】上下午分服。

【功效】益气养阴。

【主治】慢性肾炎、急性肾炎恢复期出现气阴两伤者，症见头昏目眩，气短乏力，口干心烦，睡眠不实，脉细弦，苔薄白，舌质红，或兼血压升高。

【赏析】本效验方选用黄芪、党参配伍后补气力量增强；石斛、制首乌、枸杞子、白芍、麦冬、生地黄补阴，与补气药同用，治疗气阴两虚证。杜仲、续断补腰膝，陈皮和胃，防止滋阴补气药物滋腻碍胃。本方对气阴两虚肾炎，尤其对肾性高血压病，用之尤佳。

（十六）补气养血方（邹云翔）

金陵医派奠基人张简斋私淑弟子、中医肾病大家邹云翔主任中医师治疗急性肾炎效验方——补气养血方

【组成】黄芪 15 克，党参 10 克，白术 10 克，茯苓 10 克，磁石 20 克（先煎），枸杞子 10 克，当归 10 克，白芍 10 克，骨碎补 10 克，补骨脂 10 克，红花 6 克，丹参 12 克，鹿角片 10 克（先煎），阿胶 10 克（烊化）。

【制法】先用冷水浸泡 30 分钟，加水煎煮 2 次，每次 20 分钟，合并滤汁。

【用法】上下午分服。

【功效】补气养血，益肾活血。

【主治】慢性肾炎、急性肾炎恢复期出现气血两虚者，症见面色无华，头昏心悸，气短乏力，脉细弱，舌质淡，苔薄白。

【赏析】本效验方选用黄芪、党参、白术、茯苓补气，当归、白芍、阿胶补血，配伍后气血双补。本方还选用了骨碎补、补骨脂、鹿角片等药补肾温阳，红花、丹参活血，以增强益气补血功效。中医强调整体观念和辨证论治，体现了治病求本的治疗原则。

（十七）阴阳并补方（邹云翔）

金陵医派奠基人张简斋私淑弟子、中医肾病大家邹云翔主任中医师治疗急性肾炎效验方——阴阳并补方

【组成】制附子 10 克（先煎），肉桂 5 克（分 2 次后下），紫河车 10 克，鹿角片 10 克（先煎），川断 10 克，炒巴戟天 10 克，淫羊藿 10 克，地黄 10 克，枸杞子 10 克，阿胶 10 克（烊化），全当归 10 克，杭白芍 10 克，云茯苓 10 克。

【制法】先用冷水浸泡 30 分钟，加水煎煮 2 次，每次 20 分钟，合并滤汁。

【用法】上下午分服。

【功效】阴阳双补。

【主治】慢性肾炎、急性肾炎恢复期阴阳两虚者，症见精神萎靡，倦怠无力，头晕腰酸，面黄无华，手指苍白，肢冷畏寒，腰酸体软，不浮肿或浮肿不明显，脉沉细，苔白质淡等。部分患者有不同程度的肾功能损伤。

【赏析】慢性肾炎后期、急性肾炎恢复期可出现阴阳两虚之证候。单纯补阳则肾阴更伤，一味滋阴又伤胃口和肾阳。故本方，选用制附子、肉桂、紫河车、鹿角片、巴戟天、续断、淫羊藿温补肾阳，又选用地黄、枸杞子、阿胶、当归、白芍、滋阴养血，阴阳双补，不仅能改变阴阳两虚的肾炎自觉症状和体征，且可促进肾功能向愈。

（十八）活血化瘀方（邹云翔）

金陵医派奠基人张简斋私淑弟子、中医肾病大家邹云翔主任中医师治疗急性肾炎效验方——活血化瘀方

【组成】桃仁 10 克，红花 6 克，当归 10 克，白芍 10 克，枸杞子 10 克，淡附子 6 克（先煎），益母草 10 克，鲍鱼 10 克，酒炒牛膝 10 克，三七粉 3 克（2 次冲服），大黄䗪虫丸 10 克（包煎）。

【制法】先用冷水浸泡 30 分钟，加水煎煮 2 次，每次 20 分钟，合并滤汁。

【用法】上下午分服。

【功效】活血化瘀，温阳利水。

【主治】慢性肾炎，浮肿而夹瘀血症状，妇女经闭；或浮肿重症，尤以腰以下肿甚，腹水明显而采用其他各法治疗不效者，症见全身浮肿，尿少，面肢轻度浮肿，但腹部膨大，经久不消，面色灰滞，或黧黑，脉细，苔白，舌质紫暗或见瘀斑。

【赏析】邹老认为，慢性肾炎水肿除与肺脾肾功能失调有关外，尚与肝络瘀阻有关。故从气分用药不效，而改用活血化瘀法，转从血分治之，每每收到显效。本方除选用桃仁、红花、当归、益母草、牛膝、三七粉、大黄䗪虫丸活血化瘀之外，邹老还常常配伍生黄芪、党参以益气行血，辅以连皮茯苓、薏苡仁以健脾渗利，附子、鲍鱼以温阳利水，可见邹老独具匠心之处。

（十九）清热利湿方（邹云翔）

金陵医派奠基人张简斋私淑弟子、中医肾病大家邹云翔主任中医师治疗急性肾炎效验方——清热利湿方

【组成】制苍术10克，生苡仁10克，法半夏10克，陈皮6克，茯苓10克，黄柏6克，知母6克，肉桂3克（分2次后下），白茅根15克，芦根15克，六一散10克（包煎）。

【制法】先用冷水浸泡30分钟，加水煎煮2次，每次20分钟，合并滤汁。

【用法】上下午分服。

【主治】急性肾炎、慢性肾炎湿热内蕴者，症见口苦而粘，小便黄而混浊，或有尿频、尿急、尿痛，脉细数，苔黄腻。

【赏析】本效验方系邹老仿照滋肾丸合胃苓汤化裁而成。滋肾丸又称通关丸、滋肾通关丸。知母、黄柏清湿热，泻肾火，反佐少量肉桂温阳化气，

可助膀胱气化而通癃闭。三药合用,降火之中而能化气通利。胃苓汤由苍术、陈皮、白术、茯苓、肉桂等药组成。功能燥湿健脾,利水渗湿。邹老综合两方之精华,结合自己的实践经验又加以白茅根、车前子、芦根、六一散,清化湿热之力更强。故适用于急慢性肾炎出现湿热内蕴者,对慢性肾盂肾炎急性发作也适用。

（二十）疏滞泻浊方（邹云翔）

金陵医派奠基人张简斋私淑弟子、中医肾病大家邹云翔主任中医师治疗急性肾炎效验方——疏滞泻浊方

【组成】苍术 10 克,薏苡仁 10 克,香附 10 克,郁金 10 克,合欢皮 10 克,制半夏 10 克,陈皮 6 克,当归 10 克,红花 6 克,川芎 10 克,桃仁 10 克,神曲 10 克,茯苓 10 克,芦根 15 克。

【制法】先用冷水浸泡 30 分钟,加水煎煮 2 次,每次 20 分钟,合并滤汁。

【用法】上下午分服。

【功效】健脾利湿,行气疏滞,活血泄浊。

【主治】慢性肾炎运用激素后尿蛋白不消,或因无效且激素副作用较明显而停药者,症见浑身疲乏无力,胃纳减少,有药物性柯兴式综合征妇女经闭,脉细,苔白腻等。

【加减法】

1. 汗出较多者加糯稻根、浮小麦。

2. 痰多者加橘络、冬瓜子。

3. 腹胀者加木香、佛手。

4. 口干者加川石斛、天花粉。

5. 气虚者加党参、黄芪、大枣。

6. 腰痛者加续断、桑寄生、功劳叶。

【赏析】邹老认为慢性肾炎出现乏力，食少，激素副作用及柯兴氏综合征系人体升降出入功能紊乱，气血、痰湿瘀滞经隧，阻于络脉肌腠所致，故仿《丹溪心法》越鞠丸化裁而创制本方，灵活加减后常收奇效。

（二十一）二草汤（谢英彪）

非物质文化遗产项目"张简斋中医温病医术"代表性传承人谢英彪主任中医师治疗急性泌尿系感染效验方——二草汤

【组成】荔枝草 30 克，车前草 20 克，蒲公英 20 克，白茅根 30 克，熟大黄 10 克，瞿麦 10 克，金银花 15 克，甘草梢 3 克。

【制法】先用冷水浸泡 30 分钟，加水煎煮 2 次，每次 20 分钟，合并滤汁。

【用法】水煎服，每日 1 剂。重症患者每日煎服 2 剂。

【功效】清热利湿，通淋解毒。

【主治】急性泌尿系感染。

【加减法】

1. 发热及白细胞总数、中性白细胞增高者加连翘 10 克，炒黄芩 10 克。

2. 血尿明显者加小蓟 30 克。

3. 腰部酸痛明显者加川断 15 克，桑寄生 15 克。

【赏析】荔枝草、车前草善于清热通淋利湿，擅治热淋，为本方君药；蒲公英、白茅根、熟大黄、瞿麦均为清热通淋常用妙药，具有良好的抗菌、杀菌、消炎作用。熟大黄走小便，生大黄走大便，热淋宜选用熟大黄。以上 4 味为臣药，协助君药通淋泻热；金银花有广谱抗菌功效，清热解毒力量颇佳，为佐药；甘草梢引经至膀胱，又能调和诸药，为使药。本效验方剂量较大，否则影响疗效，对急性尿路感染、急性肾盂肾炎可作为通治方服用至三次中段尿培养转阴后停服。

（二十二）三金三子二石汤（谢英彪）

非物质文化遗产项目"张简斋中医温病医术"代表性传承人谢英彪主任中医师治疗泌尿系结石效验方——三金三子二石汤

【组成】金钱草 30 克，海金砂 10 克（包煎），生鸡内金 10 克，车前子 10 克（包煎），冬葵子 30 克，王不留行子 10 克，石韦 20 克，滑石 10 克（包煎），川牛膝 15 克，地龙 10 克，甘草梢 3 克。

【用法】水煎服，每日 1 剂。

【功效】清热利湿，通淋泻火，排石化石。

【主治】小于 0.8 厘米的泌尿系统结石。

【加减法】

1. 腰痛明显者加川断 15 克，延胡索 15 克。

2. 血尿或尿检见红细胞者加白茅根 30 克，小蓟 30 克。

【赏析】本效验方以金钱草、海金砂为君药，意在清热利湿，通淋泻火，排石化石；鸡内金协助化石，车前子、石韦协助通淋排石，冬葵子、滑石、王不留行协助君药通窍排石，以上 6 味同为臣药；川牛膝引石下行，地龙扩张输尿管平滑肌，同为佐药，甘草梢引经，且能调和诸药，为使药。经长期临床观察，本效验方对直径小于 0.8 厘米、圆形或椭圆形、无粘连的泌尿系结石有较好的排石功效。服药期间需作三项辅助动作：①多饮水，每天达3000 毫升左右，尤其临睡前多饮水，以饮用磁化水为佳；②多做跳跃运动，每天 3 次，每次 30 分钟；③多做腰部冲叩击动作，次数不限。可收事半功倍之效。

（二十三）邹氏慢性肾炎膏（邹燕勤）

张简斋私淑弟子邹云翔传人、国医大师邹燕勤主任中医师治疗慢性肾炎（肾虚湿热型）效验方——邹氏慢性肾炎膏

【组成】川断 150 克，桑寄生 150 克，制狗脊 150 克，厚杜仲 200 克，怀牛膝 150 克，仙灵脾 150 克，仙茅 150 克，肉苁蓉 60 克，巴戟天 120 克，菟丝子 180 克，生熟地各 80 克，桑椹子 200 克，女贞子 200 克，旱莲草 200 克，制黄精 150 克，太子参 300 克，生黄芪 300 克，潞党参 300 克，炒白术 120 克，生苡米 200 克，茯苓 300 克，怀山药 300 克，芡实 300 克，当归 150 克，丹参 100 克，赤白芍各 150 克，车前子 200 克（包），制僵蚕 120 克，全蝎 30 克，蝉衣 60 克，石韦 150 克，白茅根 300 克，仙鹤草 300 克，大小蓟各 200 克，水牛角片 120 克（包），生地榆 150 克，槐花 200 克，荠菜花 200 克，清风藤 200 克，蒲公英 200 克，白花蛇舌草 200 克，枳壳 100 克，佛手片 120 克。阿胶 200 克（烊化），鹿角胶 150 克（烊化），龟板胶 100 克（烊化）收膏，并入冬虫夏草 20 克，以及红枣 150 克，白果 120 克，桂圆肉 100 克，冰糖 500 克，银耳 150 克，核桃仁 150 克，莲子 200 克。

【制法】按常规方法熬膏。

【用法】每日早晚各 1 汤匙，温开水冲服。

【功效】益肾健脾，清利湿热。

【主治】肾虚湿热型慢性肾炎。

【赏析】邹教授认为慢性肾脏病多脏腑虚损，"五脏之伤，穷必及肾"，

因此在膏方治疗肾病时首重补肾，强调以肾为本，维护肾气，培补先天肾阴肾阳。平补肾气者，常用黄芪、山药、川断、桑寄生、杜仲、狗脊等。补肾之时注重阴阳并补，以冀阴中求阳、阳中求阴，再依患者的阴阳偏性而有所侧重。滋肾阴者，喜用熟地黄、生地黄、山萸肉、制首乌、枸杞子、黄精、石斛等。温肾阳者，常选菟丝子、淫羊藿、仙茅、肉苁蓉、巴戟天、鹿角片、紫河车等。强调调理阴阳，调和血气，使阴阳气血恢复相对平衡，"以平为期"。临证时需辨别阴阳的偏盛偏衰，气血之有余不足。治疗上"有余泻之""不足补之"，损其偏盛、补其偏衰。在慢性肾炎的发病中，脾肾虚损为本，湿热之邪贯穿始终，故益肾健脾、清热利湿是基本治疗大法。益肾的同时补气健脾，可强后天而养先天，达脾肾双补之效。补气健脾多甘淡平补，避免壅塞滞腻，常选生黄芪、潞党参、白术、茯苓、怀山药等。清热利湿者，习用泽泻、车前子、石苇、积雪草、白茅根、芦根等。若以蛋白尿为主者，可加入清风藤、僵蚕、全蝎等祛风通络之品；血尿为主者，则入大蓟、小蓟、水牛角片、槐花、生地榆、荠菜花、仙鹤草等清利止血。慢性肾炎多久病入络，从血分论治，常遣当归、赤芍、丹参、川芎、泽兰、参三七等药物活血和络。邹师在膏方的处方用药上注意因人制宜，常守"男子重补肾，女子重气血"，对于女性患者注意调理气血。处方用药强调平和。认为调整阴阳气血平衡，用药乃四两拨千斤，只可缓图，不得骤取。方中一般较少使用桂、附等辛温大热的之品，亦不用人参、鹿茸等峻补之药以图一时之效。补益多以平补为主，补气者甘平而不温燥；温阳者甘温而不过热；滋阴养血者甘凉而不滋腻。大队补益药物中配合理气化湿，醒脾助运之品，如砂仁、佛手、枳壳、香橼皮等，使补而不滞，以消助补，防止碍胃。除湿常用茯苓、苡仁、泽泻等淡渗利湿之品，以防燥湿伤阴。活血喜用川芎、郁金、丹参等血中气药，活血而不破血，活血兼以行气；伍以疏肝理气之香附、合欢皮、绿萼梅等性质平和之品，避免辛香温燥，行气而不伤气，以运行血气，更好地发挥药物的作用。方中动静相宜，补泻兼施，平和缓治。

（二十四）补肾利湿活血膏（孔薇）

金陵医派传人孔薇主任中医师治疗慢性肾小球肾炎效验方——补肾利湿活血膏

【组成】西洋参100克，生黄芪300克，炒潞党参150克，制首乌150克，山萸肉100克，大杜仲200克，川续断200克，川牛膝150克，菟丝子150克，潼蒺藜150克，怀山药200克，仙茅100克，仙灵脾100克，旱莲草200克，女贞子200克，紫河车100克，当归100克，泽泻150克，炒苡仁200克，炒白术芍各100克，茯苓300克，陈皮100克，砂仁30克（分2次后下），石韦200克，六月雪200克，凤尾草200克，车前草200克，参三七30克，百合100克，红枣200克，炙甘草30克。阿胶珠200克（烊化），鹿角胶100克（烊化），白蜜60克，冰糖500克（合并糖尿病者可用木糖醇）。

【主治】稳定期慢性肾小球肾炎。

【制法】按常规方法熬膏。

【功效】补肾益气，活血利湿。

【用法】每日早晚以开水冲饮1匙（约20克）。

【加减法】

1. 如肉眼血尿或镜下血尿为主者，加大小蓟各200克，白茅根200克，仙鹤草200克，凉血止血。

2. 面肢浮肿者，加车前子300克，茯苓皮300克，猪苓200克，玉米须100克，淡渗利水消肿。

3. 病史较久，以蛋白尿为主，无明显血尿者，加莪术150克，鸡血藤200克，川芎100克，红花60克，以活血化瘀。

【赏析】慢性肾小球肾炎是由多种原因引起，临床表现为蛋白尿、血尿、水肿和高血压为主要特征的原发于肾小球的一组疾病。膏方治疗该病主要适用于病情平稳阶段，以调补巩固为主，在严重水肿以及合并上呼吸道、肠道和泌尿系等各种感染时不适合应用，方药配伍应以调养与治病相结合。由于慢性肾小球肾炎肾虚为发病之本，因肾不藏精固摄，精微下泄而致蛋白尿、血尿，故补益肾元为治本之法。补肾则应根据患者偏阴虚或偏阳虚的不同，选择益肾养阴或温补肾气，但两者常配合应用，即《景岳全书》所云："善补阳者，必于阴中求阳，则阳得阴助而生化无穷；善补阴者，必于阳中求阴，则阴得阳升而源泉不竭。"由于水肿是慢性肾小球肾炎的常见症状，而中医认为水液代谢主要由肺脾肾共同完成，肺主通调，脾主运化，肾主开合，通利三焦，使得水津四布，五经并行。故水湿为患，多影响数脏，但以肾为本。诚如《景岳全书》指出：凡水肿等证，乃肺脾肾三脏相干之病，盖水为至阴，故其本在肾；水化于气，故其标在肺；水惟畏土，故其制在脾，脾胃的强弱决定了疾病的发生、发展及预后，况且药物的作用也依赖于脾胃的敷布与转输。此外，补气益肾之品大多滋腻助湿，长期服用难免助湿碍胃，脾胃之气不旺，则虚不受补，徒增其害。所以，在大队补益药中应结合健脾益气化湿，理气和中，通过调理脾胃，可使胃气壮，五脏六腑皆壮也，亦可绝其生湿之源。在水肿时配伍运用祛湿药也应以淡渗利湿为主，不可过用攻逐利水或苦寒清利，防伤脾胃之气。伴有血尿患者常常运用大蓟、小蓟、白茅根、仙鹤草、旱莲草、参三七粉等凉血止血和络，但应注意止血而不留瘀。此外，对病史较久，以蛋白尿为主，无明显血尿者，应责之为久病入络。而配合运用活血通络之法，如莪术、鸡血藤、川芎、红花等有助于改善血液循环，防止肾小球硬化及肾间质纤维化。

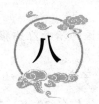

风湿免疫系统
疾病名家效验方

（一）芪蛇托化汤（徐蕾）

金陵医派传人徐蕾主任中医师治疗红斑狼疮效验方——芪蛇托化汤

【组成】炙黄芪 20 克，太子参 10 克，生地黄 12 克，枸杞子 10 克，怀山药 15 克，丹参 15 克，生熟苡仁各 30 克，制乌梢蛇 20 克，白芥子 10 克，地鳖虫 10 克，土茯苓 15 克，炙甘草 3 克。

【制法】水煎服，每日 1 剂，煎煮 2 次，每次 30 分钟，合并滤汁。

【用法】上下午分服。

【功效】扶正祛邪，托里化毒。

【主治】红斑狼疮日久不愈，长期低热，手足心热，神疲乏力，关节疼痛，颧红多汗，舌质红，少苔少津，脉细无力。

【加减法】

1. 长期低热难退者，加银柴胡 10 克，地骨皮 10 克。

2. 关节疼痛明显者，加威灵仙 15 克，延胡索 10 克。

3. 汗多心烦者，加五味子 10 克，麻黄根 10 克。

【赏析】红斑狼疮多因禀赋不足，加上后天失养，正气不足，复招日光暴晒或感受六淫邪气，导致本虚标实、正虚邪恋之证。治疗不可长期运用清热解毒方药，滥用苦寒方药易致正气更伤，应中病即止，逐渐转入托化，即扶正祛邪，托里化毒之法。本效验方中黄芪、太子参、地黄、枸杞子、山药益气养阴生津，以扶正固本；乌梢蛇、白芥子、土鳖虫化痰活血祛瘀；土茯苓清除余毒；丹参活血通络；生熟苡仁健脾化湿；甘草调和诸药且能解毒。本方对正虚邪恋型红斑狼疮有标本兼治功效。

（二）滋润解毒活血膏（刘永年）

金陵医派奠基人张简斋第二代嫡传弟子刘永年主任中医师治疗干燥综合征效验方——滋润解毒活血膏

【组成】西洋参5克（另煎兑入），黄芪15克，山茱萸10克，山药12克，牡丹皮10克，生地黄10克，熟地黄10克，阿胶6克(烊化)，赤芍10克，白芍10克，玄参10克，麦冬10克，地骨皮10克，白薇10克，女贞子12克，墨旱莲12克，大黑豆15克，连藤首乌15克，龟板15克（先煎），玉竹12克，枫斗6克(另煎兑入)，丹参12克，卫矛10克，紫草5克，生甘草3克，炙甘草3克，菟丝子12克，枸杞子12克，仙灵脾6克，虎杖12克，土茯苓10克，白茅根12克，景天三七12克，鸡血藤12克，白术10克，陈皮10克，山楂10克，冰糖300克。

【制法】按常规方法熬膏。

【用法】早晚各1匙（约20克）开水冲服。

【功效】滋阴润燥，解毒活血，祛瘀通络。

【主治】阴津亏损、虚热扰络型干燥综合征。

【赏析】干燥综合征是一种累及全身外分泌腺功能的慢性炎症性自身免疫性结缔组织病，依其临床表现归属中医学的"燥证""燥毒症""燥痹""虚劳"等范畴。津伤液燥为该病的基本病理特征，而毒、瘀、虚交相为患，又是该病发病的关键所在。对于多年干燥综合征患者，病情处于活动期趋向稳定的阶段，以口干眼涩咽燥、反复低热缠绵、体倦乏力，月经不调（多为量少或闭经），牙龈出血或有鼻衄，苔净舌红有紫气，脉细为其主要临床表现。辨证属阴津亏损，虚热扰络之证者均可服用此方。此膏方采用滋补肾阴，清泄蕴热，解毒润燥，祛瘀通络复法组方。其中六味地黄汤、两地汤《傅青主女科》，用以滋肾益阴，清潜虚热，取"壮水之主以制阳光"之意，配女贞子、墨旱莲、地骨皮、白薇、玉竹、玄参、大黑豆等增强生津润燥，平降虚热之功；丹参、卫矛、紫草、生甘草等，而为解毒祛瘀之用，再伍景天三七、白茅根等凉血宁络。并宗"善补阴者，当以阳中求阴"之旨，而取菟丝子、仙灵脾等，兼使补阳配阴，使之阴阳平衡，且免久用阴柔而防冰遏阳气之弊。久病阴虚必累于气，故又增黄芪、山药、白术、炙甘草等补脾益气。又因虑其滋阴腻膈有碍脾胃运化，故稍加陈皮、白术、山楂等运脾和胃，有利中焦纳运功能。诸药相伍，组方看似庞杂，药味虽然繁多，然而配伍遵循法度，遣药严谨。

（三）滋阴润燥膏（徐蕾）

金陵医派传人徐蕾主任中医师治疗干燥综合征（阴虚型）效验方——滋阴润燥膏

【组成】西洋参 150 克（另煎兑入），南北沙参各 300 克，麦冬 300 克，玄参 300 克，野百合 300 克，生地黄 300 克，枫斗 300 克，石斛 300 克，赤白芍各 300 克，枸杞子 300 克，女贞子 300 克，龟甲胶 300 克（烊化），甘草 150 克，知母 150 克，芦根 350 克，桔梗 150 克，木贼草 300 克，鬼针草 600 克，紫丹参 300 克，焦山楂 300 克，炙内金 150 克，冰糖 250 克。

【制法】按常规方法熬膏。

【用法】每日早晚空腹各以开水冲服 1 匙（约 20 克）。

【功效】滋补肾阴，生津润燥。

【主治】阴虚型干燥综合征。

【赏析】徐蕾教授认为干燥综合征属中医燥证范畴，以肺、肝、肾阴虚为主要发病机制，常夹有内热、血瘀。此方中西洋参滋养肺肾之阴，南北沙参、麦冬、玄参、野百合滋养肺阴，枫斗、石斛、玄参、白芍、生地、枸杞子、女贞子、龟甲胶配伍滋养肝肾之阴，枫斗、石斛、芦根生津润燥，知母、玄参、龟甲、赤芍清热，丹参、赤芍、山楂活血通络，白芍、山楂配甘草酸甘化阴，桔梗引药上行，内金、山楂消食化滞。全方共奏养阴生津、清热通络之效。本方特点：滋补肾阴。肾阴为一身之阴的根本，故投西洋参、生地、枸杞、女贞、龟甲、枫斗、石斛滋养肾阴；养阴而不滋腻，因恐滋补太过，脾胃壅滞，投内金、山楂，以消食化滞，清热而不伤阴，玄参、龟甲清热、滋阴，知母清热而不伤阴。辨证用药的同时结合辨病用药，桔梗可促进唾液腺分泌，木贼草、鬼针草可促进泪腺分泌。燥证膏滋治疗中应注意：滋补的同时需防脾胃壅滞，可投消食化滞之药；清热的同时还防伤阴，忌用苦燥之品；养阴之膏方起效相对缓慢，宜投两料，连续服用。

（四）清燥解毒泻火汤（刘永年）

金陵医派奠基人张简斋第二代传人刘永年主任中医师治疗燥毒型干燥综合征效验方——清燥解毒泄热方

【组成】水牛角(代替犀角)20克，生地黄12克，玄参10克，牡丹皮10克，紫丹参15克，紫竹根10克，土茯苓10克，大黑豆15克，绿豆衣10克，紫草10克，白花蛇舌草15克，黄芩10克，连翘10克，贯众10克，夏枯草10克。

【用法】水煎服，每日1剂。

【功效】清燥解毒，泄热降火。

【主治】燥毒型干燥综合征，症见口干舌燥，目涩泪少，唇燥起皱，肌肤甲错，肌肉消瘦，舌体光瘦，脉形细涩等一派燥涩之象，同时可见牙龈溃痛，齿衄鼻血，目鸠赤红，唇色樱红，脘腹嘈杂，灼热喜冷，大便干结等。

【加减法】

1. 兼有风热者加桑叶、菊花、荆芥、防风、炙僵蚕。

2. 兼有湿热者加苍术、川厚朴、藿香、佩兰、黄柏、茯苓、薏苡仁。

3. 气分热盛而发热者，加石膏、知母、连翘、升麻、白花蛇舌草。

4. 目疾重者加谷精草、石决明、草决明。

5. 低热缠绵者加地骨皮、白薇、秦艽、龟甲、鳖甲。

6. 血络失宁者加墨旱莲、白茅根、阿胶（烊化冲服）。

【赏析】燥毒型干燥综合征多于见疾病初期，若反复发作的活动期。燥邪猖獗，邪盛酿毒，毒壅化热，热极生火，火燎益燥，互相影响。治疗当以泻实祛邪为主，兼养阴护络，以剿代抚，以清促滋。遵《内经》"燥者濡之""以苦下之""以甘缓之"之旨，苦降以平热，甘柔以润燥，而达祛邪安正之目的。方宗犀角地黄汤、加味白虎汤、三紫汤加减并结合刘老经验而组方，药味中和，不因燥热而径取苦寒，避免过苦伤津愈助其燥，过寒冰遏愈滞其津，统而筹之，网开一面，断其致燥之由，化热之机，即寓领邪外出之意耳。

（五）养阴润燥汤（刘永年）

金凌医派奠基人张简斋第二代传人刘永年主任中医师治疗阴虚型干燥综合征效验方——养阴润燥汤

【组成】玄参 10 克，生熟地黄各 10 克，天麦冬各 10 克，生山药 12 克，石斛 10 克，玉竹 12 克，天花粉 10 克，黄精 12 克，女贞子 10 克，旱莲草 10 克，龟甲 12 克（先煎），白芍 10 克，乌梅 10 克。

【用法】水煎服，每日 1 剂。

【功效】补养肝肾，滋阴润燥。

【主治】阴虚型干燥综合征，症见口干咽燥，夜间尤甚，唇干燥裂，甚或起揭，目涩视昏，形体消瘦，头晕耳鸣，腰膝酸软，倦怠无力，午后潮热，干咳音嘶，纳少便结，五心烦热，齿松易脆，男子遗精，女子经少经闭，舌体瘦红苔少或光如镜面，脉形细数。

【加减法】

1. 偏于肺肾阴虚见口干咽燥、声音嘶哑者，可选百合固金汤加减。

2. 偏于肝肾阴虚见口干目涩、视物模糊者，可选一贯煎合左归饮加减。

3. 偏于脾胃阴虚见口舌干燥、饥不欲食者，可选益胃汤合玉女煎化裁。

4. 兼有燥火内热消灼者，可酌加知母、黄柏、丹皮以清热。

5. 低热缠绵骨蒸者，加地骨皮、白薇、银胡、功劳叶、青蒿等以除蒸。

6. 口干咽燥裂痛者，常用甜柿霜、芦根、淡秋石等以生津。

7. 眼涩甚者，可加木贼草、谷精珠、决明子等，并可外用珍珠明目液点眼。

8. 虚火损络者，配用藕节、白茅根、景天三七、仙桃草以宁络。

9. 血滞络阻而出现骨节肌肉疼痛者，可加用金刚刺、阿胶、桃仁、红花、土茯苓以滋燥通络。

10. 腰膝酸软乏力者，增投枸杞子、女贞子、黄精、黑大豆以填补肝肾。

【赏析】阴虚型干燥综合征的主要病机关键在于阴亏液燥，故论治当宗"燥者濡之"之旨，以补养肝肾之阴为大法。燥毒炽盛必然灼伤阴津，津伤则其燥益甚，水火失衡，虚热内生，既生虚热，每常进一步灼耗阴津，出现一系列阴虚内燥之征。人体阴亏致燥，犹天之久旱无雨，土燥地裂，禾苗焚槁，非雨露滋沃不得润活返青，然"阴亏骤补无功"，必细雨沁滋，方能层层浸渍，久而受惠。故猛剂重剂滋填乏效，反惹腻滞生变，"润物细无声"，尤需耐心久服养柔，方臻佳境。

（六）补气生津方（刘永年）

金陵医派奠基人张简斋第二代嫡传弟子刘永年主任中医师治疗气（阳）虚型干燥综合征效验方——补气生津方

【组成】党参 10 克，黄芪 12 克，太子参 10 克，白术 10 克，茯苓 10 克，黄精 10 克，山药 10 克，葛根 10 克，薏苡仁 12 克，炙甘草 3 克，红枣 5 枚。

【用法】水煎服，每日 1 剂。

【功效】补脾益气，养气流津。

【主治】气（阳）虚型干燥综合征，除见一派口眼肌肤干燥等外，同时见气短心悸，懈怠无力，纳少便溏，面色浮肿，口干少饮，肢体欠温，甚至畏寒怕冷，指胀胫肿，肢节困重酸楚，舌质淡胖有齿痕，苔薄滑，脉濡而细。

【加减法】

1.肢端肤色苍白或暗紫而见雷诺氏现象者加桂枝、细辛、当归、鸡血藤等。

2.关节肌肉冷痛者加鹿衔草、桑寄生、杜仲等。

3.浮肿者加苍术、葫芦瓢、连皮、茯苓、车前子等。

4.大便泄泻者加炮姜炭、补骨脂、芡实、煨肉果。

【赏析】气在本证型中占有主要地位，气虚阳弱，则津凝血滞。因此，在治疗上不应囿于"阴虚者必燥，燥甚者伤阴"的常规，而一味地滋润。应当另辟蹊径，从气的方面着眼，治当补气以生津，养气以流津。一如风助舟行，亦犹如现代油气管道中途置泵加压，总冀达到气旺津行、周流施灌的目的。故本方以七味白术散、四君子汤、参芪膏等方剂，结合刘老的53年经验，综合组方。刘老认为，对于此型辨证必须准确，对燥证而无脾虚气馁阳弱者，温（热）药不可漫投。此外，即使辨证不悖，选方用药亦应全面斟酌，注意补脾宜免壅滞，益气需避温燥，壮阳宜乎温润，滋燥犹防阴腻。根据临床观察，此型疗效常较它型逊色，不无投鼠忌器之故。除药物治疗外，平日膳食宜忌亦当从属于病机特性和辨证需要，不可以其燥而恣啖寒凉腻滞之品，宜常食山药、薏苡仁、芡实、莲子、糯米、红枣、粟、冬菇等，翼达"甘守津还"、培助生机之效果。

（七）疏通痰瘀汤（刘永年）

金陵医派奠基人张简斋第二代嫡传弟子刘永年主任中医师治疗涩滞型干燥综合征效验方——疏通痰瘀汤

【组成】䗪虫6克，大黄6克（分2次后下），丹皮10克，赤芍10克，桃仁10克，红花6克，当归10克，川芎10克，地鳖虫6克，水蛭5克，茺蔚子10克，丹参12克，贝母6克，煅牡蛎15克（先煎），茯苓10克，枳壳6克，竹沥10克，竹茹6克，煅蛤壳12克（先煎），昆布10克，海藻10克，山慈菇10克。

【用法】水煎服，每日1剂。

【功效】活血化瘀，化痰通络。

【主治】涩滞型干燥综合征，症见口干燥渴，却"但欲漱水而不欲咽"，渴而不饮，或饮不解燥，部分病人尚有肌肤甲错、皮肤紫斑、腮腺蔓肿、肝脾肿大、假性淋巴瘤等。实验室检查可有高血黏度或血清大量自身免疫抗体。

【加减法】兼有肝郁气滞者加柴胡、香附、青皮、白芍等。并可酌情选用外治法，以紫金锭醋磨外敷以化痰散结，甲鱼二龙膏贴敷以消痞除癥。

【赏析】燥毒缠绵，久羁入络，伤津耗气，气血津液周流不畅，凝滞壅聚，为痰为瘀，虚实夹杂，变症状多端。其治乃本"必伏其所主而先其所因"，法随证出，难拘定格。亦应"久病入络""怪病多属痰"之论。治法总以疏通为要。故刘老以王清任所创的血府逐瘀汤为主方,结合自身经验自拟疏通痰瘀汤。刘老在临床中对于瘀阻隧络征象明显者以活血化瘀通络为主,药用归尾、桃仁、赤芍、熟军、䗪虫、地鳖虫、水蛭等;痰甚凝结成块成核者,可用消瘰丸、指迷茯苓丸等加减,药用玄参、牡蛎、贝母、茯苓、法半夏、风化硝炒枳壳、瓜蒌、蒲公英、黄药子、煅蛤壳、瓜子金、夏枯草等药为主,收效满意。

(八)益气养阴汤 (刘永年)

金陵医派奠基人张简斋第二代嫡传弟子刘永年主任中医师治疗双虚型干燥综合征效验方——益气养阴汤

【组成】太子参10克,熟地黄12克,麦冬10克,五味子6克,黄芪12克,山药10克,山茱萸10克,黄精10克,炙甘草3克。

【用法】水煎服,每日1剂。

【功效】益气养阴。

【主治】气阴双虚型干燥综合征, 症见口眼干燥, 视物模糊, 面色无华,少气乏力, 午后低热或手足心热, 舌淡红少苔, 脉濡或细数。

【加减法】

1. 气虚乏力者可以西洋参泡茶代饮。

2. 口干明显者可用枫斗、玉竹泡茶饮以润燥。

【赏析】本证型多见于疾病的缓解期,邪微正虚,邪正双方处于一种低水平的平衡状态, 病情相对稳定。方药可视阴虚或气虚偏重而定, 总以兼顾为要。并可适当参配小方常服。本效验方系刘老仿照古方两仪膏、生脉散,结合自身经验拟定。

（九）燥毒清（刘永年）

金陵医派奠基人张简斋第二代嫡传弟子刘永年中医师治疗干燥综合征效验方——燥毒清

【组成】紫草6克，丹参10克，赤白芍各10克，土茯苓10克，玉竹10克，生黄芪15克，卫矛10克，生甘草3克。

【制法】每日1剂，分煎2次。

【用法】上下午分服。

【功效】益气养阴，解毒祛瘀。

【主治】干燥综合征之燥毒滞络，气阴亏虚证。

【赏析】干燥综合征多为本虚标实之证，且虚多实少，"毒、瘀、虚"交相为患，成为发病的关键所在。津伤液燥是本病的重要病理基础。是以方中用黄芪，甘而微温，善治气虚血滞之证，现代药理研究证实其能较好地调节细胞免疫功能；玉竹性味甘平，为滋阴生津润燥之佳品，二味合用，重在益气养阴而治其本；辅以卫矛解毒活血，丹参、紫草等活血化瘀，流畅脉络；土茯苓、生甘草、紫草解毒清燥，白芍合甘草酸甘化阴，增加滋阴润燥之功。全方标本兼顾，共奏益气养阴，解毒祛瘀，布津润燥之效。本方运用指征：干燥综合征临床表现复杂，变化多端，除局部和全身症状外，还可表现有内舍脏腑（如肺、肝、肾等）的一系列症状，故应精确辨证，综合诸法论治，远非单纯养阴一途，应随证变化而灵活处方。燥毒盛者可加玄参、生地、贯众、升麻。阴津亏虚明显者可酌加枫斗石斛、天冬、乌梅、女贞子、龟板、柿霜、淡秋石。气（阳）虚明显者（倦怠气短、纳少便溏、面浮肢凉）可酌加党参或太子参、葛根、白术、菟丝子、制黄精、淫羊藿。肢端寒冷、肤色苍白或紫（雷诺现象）者可酌加淫羊藿、鹿角片、当归、桂枝、细辛、附子、鹿衔草、鸡血藤等。腮腺肿大，颌下腺或颈部淋巴结肿大者可加玄参、浙贝、煅牡蛎、穿山甲、僵蚕、连翘、生苡仁、煅蛤壳等。月经闭少者可加红花、泽兰、凌霄花、龟板、熟地。口腔溃疡者可加百合、竹叶、生苡仁、升麻、野蔷薇。口干咽燥，目涩而干，反复口疮，气短乏力或有低烧，经常招受外感，舌红少苔或舌质淡胖边有齿痕，脉细无力或数或涩等。多见于禀赋薄弱，素体亏虚的患者，是以阳（气）虚与阴（津）伤互见。临床免疫学指标检测及病理学检查可为佐证。本方适用干燥综合征轻型活动期或活动期与缓解期之过渡阶段之治疗。对于重型患者之活动期，燥毒炽盛而见口干舌燥，唇燥目涩，高热或持续低热，口舌生疮或鼻衄龈血，肌酸疲惫，舌体光瘦，脉细涩或细数者，当以清燥泄热解毒为主，运用本方应增减化裁治之。

（十）抑狼饮（刘永年）

金陵医派奠基人张简斋第二代嫡传弟子刘永年中医师治疗突发性水肿效验方——抑狼饮

【组成】水牛角15克（先煎），生地黄10克，丹皮10克，赤芍10克，鬼箭羽10克，贯众10克，玄参10克，生甘草3克。

【制法】每日1剂，分煎2次。

【用法】上下午分服。

【功效】凉血解毒，泄热养阴。

【主治】系统性红斑狼疮之毒热炽盛之活动期或症情反复波动阶段的治疗。

【加减法】

1.热毒盛者可加大青叶、蚤休、紫草。

2. 红斑显现者可加紫草、升麻、连翘、大青叶。

3. 出血者可加白茅根、墨旱莲、景天三七、侧柏叶。

4. 神疲乏力者可加黑大豆、女贞子、枸杞子。

5. 水肿明显者可加泽兰、丹参、玉米须、猪苓、茯苓。

6. 肢凉、血流变异常者可加黄芪、桂枝、当归、鸡血藤、女贞子、桑寄生、淫羊藿、鹿衔草。

7. 白细胞减少者可加虎杖、鸡血藤、女贞子、黄芪。

【赏析】根据系统性红斑狼疮的独特临床表现，可归属中医学的"阴阳毒""阳毒发斑"范畴，其发病时由于内在禀赋缺陷与邪热瘀毒相互作用的结果。据此组方适用于本病的初起或邪毒炽盛的急性活动期。方以凉血清热之名方犀角地黄汤为基本方，其中重用水牛角（代犀角）为君，清心肝，解热毒，寒而不遏，直达血分而奏凉血散血之效。生地泄热凉血滋阴，玄参滋阴降火，除烦解毒，与生地相伍，据现代药理研究报道，其对免疫亢进有一定的抑制作用。西医学认为，系统性红斑狼疮的病理基础为全身性的广泛栓塞性血管炎，中医辨证多属血脉瘀滞，经络闭阻，故选用丹皮、赤芍、贯众、卫矛等凉性的活血化瘀药，均治热入血分，而起活血消瘀，通顺络脉的作用。运用本方指征为面赤唇红，双颊红斑如蝶状，发热或五心烦热，身痛有汗神疲口干，溲黄便结，或龈血鼻衄，苔薄黄或少苔，舌质红或有瘀斑瘀点，脉弦数。并见有免疫学、血流变等检测指标异常者。本方的运用禁忌：本方适用于系统性红斑狼疮之热毒炽盛，络脉瘀滞者较宜。对禀赋虚寒体质，或久病耗伤，阴损及阳，或病情重笃，毒邪舍肾而致肾阳虚馁，水浊积聚者均不宜用。素体脾虚运弱，大便溏泄畏寒肢冷者亦属不宜。系统性红斑狼疮在其发病过程中，都有其活动期与缓解期交替出现的不同阶段。前者症情多表现为急危而重笃，病情为实证或虚实夹杂，治疗以祛邪为主；缓解期每以虚证为多，症状多较平缓，治疗上多以扶正为要，本方多用于活动期或过渡期，以扶邪为原则。另外，本方多以寒凉药为主方，易伤脾胃，故对素体脾虚或胃寒胀痛泛酸者,当加运脾和胃之品。

(十一) 消痹冲剂(张工彧)

非物质文化遗产项目"张简斋中医温病医术"代表性传承人张工彧主任中医师效验方——消痹冲剂

【组成】延胡索 15 克,路路通 10 克,穿山龙 15 克,威灵仙 15 克,海风藤 15 克。

【制法】按上方剂量取中药颗粒剂。

【用法】每日 2 次,温水冲服。

【功效】顺气活血,通络止痛。

【主治】手足麻木、刺痛,或活动不利。

【赏析】痹症的产生,多是由于风、寒、湿、热等外邪侵袭人体,闭阻经络,兼挟痰瘀、内外相合、虚实夹杂,气血运行不畅所导致的。其主要病机为经络阻滞,气血运行不畅。中医治疗基本原则是祛风散寒、除湿以及舒筋通络。路路通恰具有散寒、除湿、通络之功效,现代药理研究,延胡索具有镇痛作用,穿山龙性平,有扶正活血、通络、强壮、调节免疫的功能,类似非甾体抗炎药作用,但无副作用。全方多用活血通络之品,对于手足指(趾)尖的麻木、刺痛、活动不利有良好效果。

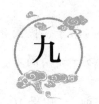

内分泌代谢性
疾病名家效验方

（一）消渴方（谢昌仁）

金陵医派奠基人张简斋师传弟子、民国金陵名医王筱石第三代传人谢昌仁主任中医师治疗糖尿病效验方——消渴方

【组成】生石膏 20 克（先煎），知母 10 克，甘草 3 克，沙参 12 克，麦冬 10 克，石斛 12 克，干地黄 12 克，山药 12 克，茯苓 12 克，泽泻 12 克，天花粉 15 克，鸡内金 6 克，丹皮 6 克。

【用法】水煎服，每日 1 剂。

【功效】清热养阴，滋肾生津。

【主治】糖尿病、干燥综合征、尿崩症。

【赏析】本方用于"消渴"症之治疗，尤适于阴虚燥热型者。经云："阳结谓之消"，"胃热则消谷，谷消则善饥"。《临证指南》则曰："一消一证，虽有上、中、下之分，其实不越阴虚阳亢，津涸热淫而已"，由此阐明了该病之主要病机为"阴虚阳亢"。从而形成"阴虚燥热"的病理基础。本方即是针对于此，以寒制热，育阴润燥，滋肾生津，达清热滋阴之目的。其中石膏、知母、甘草乃白虎汤之意，清阳明胃热，如景岳所云："果为实火者，但去其火，则津液自生，而消渴自止"；地黄、山药、茯苓、丹皮、泽泻，为六味地黄汤去山萸肉，舍其偏温之性，可滋肾育阴，即所谓"治消之法，以治肾为主"；沙参、麦冬、石斛、天花粉，养肺胃之阴而生津，滋上源以生水是也；鸡内金为治糖尿病之单验方，临床证明有降糖作用，系辨病用药。全方共 13 味，谢老戏称为"十三太保"，清热与滋阴并用，补中有泻，清中兼润，各司其职又配合默契。

（二）苍术二黄汤（冉颖卓）

金陵医派传人冉颖卓主任中医师治疗 2 型糖尿病（湿热困脾型）效验方——苍术二黄汤

【组成】苍术 15 克，黄柏 10 克，黄连 5 克，薏苡仁 15 克，白术 15 克，知母 10 克，泽泻 10 克，苦参 10 克，白扁豆 15 克。

【用法】上下午分服。

【功效】清热燥湿，益气健脾。

【主治】湿热困脾型非胰岛素依赖型糖尿病。症见身重困倦，头晕嗜睡，口渴不欲饮，疲乏无力，大便稀溏不成形，排便次数增多，形体消瘦，舌质偏淡，苔薄黄或黄腻，脉细无力。

【制法】先将上药浸泡 30 分钟，再煎煮 20 分钟，每剂药煎 2 次，将 2 次煎出的药液混合。

【加减法】

1. 上消明显者，加芦根、天花粉、石斛等清肺润燥。

2. 中消显著者，加石膏、知母等清胃泻火。

3. 下消显著者，加熟地黄、怀山药等滋补肾阴。

4. 气阴两虚者，加生地黄、玉竹、黄精。

5. 阴虚及阳者，每见小便混浊，腰膝酸软，形寒怕冷，舌淡白，脉沉细等症，加熟附子、肉桂、淫羊藿等。

6. 舌有瘀斑、瘀点，肢体麻木疼痛，妇女月经不调等血瘀征象者，则宜加桃仁、红花、丹参等。

【赏析】全方苍术与白术配伍，性味苦温，善于健脾燥湿；黄柏、黄连、苦参、知母性味苦寒，寒以清热，苦以燥湿，四药合用，则增强清热燥湿功效；

苡仁、泽泻清利湿热，兼可健脾；麦冬养阴清热。诸药合用，共奏清热燥湿健脾作用。经研究观察，降糖总有效率为 82.60%，且能有效降低此型糖尿病患者 TNF-a 水平，减轻胰岛素抵抗。

（三）急性痛风拈痛方（徐蕾）

金陵医派传人徐蕾主任中医师治疗急性痛风效验方——急性痛风拈痛方

【组成】炒黄柏 6 克，山慈菇 10 克，车前子（包煎）、车前草各 12 克，络石藤 15 克，甘草 4 克。

【用法】水煎服，每日 1 剂。

【功效】清热解毒，通络止痛。

【主治】热毒充斥血脉，痹阻经络，流注关节，筋脉不利，引起关节或关节周围红肿疼痛，疼痛剧烈，如虎之啮，昼轻夜重，常伴壮热，口渴心烦，脉弦数、舌红苔黄。

【赏析】痛风患者平素皆喜食膏粱厚味、海鲜禽肉，脾胃失于运化，酿生积热，脾胃积热蕴而化火，火热蕴蓄不解成为热毒，热毒充斥血脉，痹阻经络，流注关节，着于肌肤，发为痛风。因此脾胃积热化火，蕴为热毒是发生急性痛风的根本原因；热毒流注关节，筋脉不利是本病发生的主要病机，治当清热解毒为法。方中山慈菇清热解毒消肿，为缓解急性痛风之要药，但此药有小毒，当中病即止。黄柏、甘草协助山慈菇清热解毒，车前子利水消肿，络石藤通络止痛，全方共奏清热解毒、通络止痛之效。

（四）黄芪五皮饮（顾保群）

金陵医派传人顾保群主任中医师治疗特发性水肿效验方——黄芪三皮饮

【组成】黄芪、冬瓜皮、茯苓皮、玉米须各30克，大腹皮、南五加、生姜皮各10克，红枣5枚。

【制法】将以上8味同入锅中，加水适量，煎煮2次，每次煎煮30分钟，去渣取汁。

【用法】上下午分服。

【功效】益气健脾，利尿消肿。

【主治】脾虚湿困型特发性浮肿。

【赏析】黄芪为重要的补气药，又有良好的利水之功。对脾气虚弱引起的水肿，小便不利有较好疗效；冬瓜皮、茯苓皮、生姜皮均有明显的健脾化湿、利水消肿作用；红枣益气健脾。以上8味配伍，具有良好的健脾利水消肿功效，适用于各种特发性浮肿，对脾虚湿困型患者尤为适宜。

（五）去脂减肥茶（谢英彪）

非物质文化遗产项目"张简斋中医温病医术"代表性传承人谢英彪主任中医师治疗单纯性肥胖症效验方——去脂减肥茶

【组成】生山楂15克，绞股蓝10克，荷叶15克，乌龙茶3克（以上为1天用量）。

【制法】将生山楂、绞股蓝、荷叶先用冷水浸泡30分钟，入锅加水煎煮2次，每次20分钟，合并滤汁，浓缩后入烘箱制成颗粒剂，与粉碎的乌龙茶细末混匀，装入4只绵纸袋中，每袋重2克。

【用法】每日2次，每次冲泡2袋。用沸水冲泡后当日饮完。

【功效】祛脂瘦身减肥。

【主治】单纯肥胖症。

【赏析】山楂为本方君药，系药食两用佳品，可消化肉食积滞，有学者认为，山楂能促进脂肪代谢，对单纯性脂肪沉积用有内分泌紊乱引起的肥胖症，有较好的治疗作用。经谢老临床观察，常吃山楂，配合体育锻炼，节制饮食，对老年营养过剩引起的肥胖有满意疗效；绞股蓝含多种皂苷、多种氨基酸，为滋补强壮药。现代药理已实有抗衰老、调节机体免疫功能、抗应激、抗肿瘤、抗溃疡、镇静、催眠、镇痛、抗心肌缺血等多种作用，谢老在运用绞股蓝治疗血脂异常、脂肪肝的过程中，发现绞股蓝不仅能降低血清总胆固醇、甘油三酯、低密度脂蛋白，提高高密度脂蛋白，而且有良好的减肥瘦身效果，运用绞股蓝减脂肪、降低体重的研究和临床报道鲜见，值得推广应用于单纯性肥胖症，绞股蓝为本方臣药。荷叶能健脾利湿，解暑消肿，可促使脂肪代谢。古代《证治要诀》记载"荷叶服之令人瘦劣。"近代减肥中成药、减肥食疗方中大多采用荷叶，视荷叶为消脂减肥佳品。干荷叶与鲜荷叶功效相同，夏季收采鲜荷叶后晒干，可长年使用；对于乌龙茶的消除脂肪，减肥健美作用，古代早有认识，唐藏器在《本草拾遗》中记载"茶久食令人瘦，去人脂。"现代研究资料表明，经常饮用乌龙茶，不但可以去脂肪，降低体重，还能有效地降低胆固醇和甘油三酯，治疗高脂血症。福建某医院采用乌龙茶为主要成分的减肥茶，治疗肥胖症164例，总有效率在70%以上；湖南某医院用乌龙茶为配方的减肥茶，治疗肥胖合并高脂血症40例，总有效率在90%以上。荷叶与乌龙茶为本方佐使药。谢老在2000年为台湾杨氏企业研制此减肥茶，经1000例观察，总有效率达92%。除在部分患者开始服用 1 周内出现便溏之外，无任何副作用。

（六）参芪五苓汤（顾保群）

金陵医派传人顾保群主任中医师治疗甲状腺功能减退症效验方——参芪五苓汤

【组成】生黄芪 20 克，党参 10 克，茯苓皮、冬瓜皮、大腹皮、南五加皮、玉米须各 20 克，生姜皮 10 克，红枣 6 枚。

【制法】先用冷水浸泡 30 分钟，加水煎煮 2 次，每次 30 分钟，合并滤汁。

【用法】上下午分服。

【功效】温脾补气，利水消肿。

【主治】脾阳虚弱型甲状腺功能减退症，症见面色萎黄，少气懒言，精神不振，倦怠乏力，纳呆腹胀，皮肤粗糙，浮肿，形寒怕冷，舌淡，苔白腻，脉沉细或沉弱。

【赏析】本方以黄芪为主要成分，有"补气之长"美誉。一般认为甲减与自身免疫有关。方中黄芪、党参等药可调整人体免疫功能，治疗甲减时可大剂量使用；茯苓皮、冬瓜皮、大腹皮、五加皮、生姜皮和玉米须均有良好的健脾化湿、利尿消肿功效；红枣益气健脾，缓和药性。以上 9 味配伍，具有明显的健脾利水消肿功效，适用于各种特发性浮肿，对脾虚湿困型患者尤为适宜。

（七）三海消瘿丸（谢英彪）

非物质文化遗产项目"张简斋中医温病医术"代表性传承人谢英彪主任中医师治疗单纯性甲状腺肿效验方——三海消瘿丸

【组成】海藻 1000 克，海带 500 克，海浮石 1000 克，木香 15 克，青陈皮各 15 克，醋三棱 60 克，醋莪术 60 克。

【主治】单纯性甲状腺肿（气瘿）。

【制法】将上药共研极细末，炼蜜制成绿豆大丸剂。

【功效】化痰软坚，活血化瘀，攻坚散结。

【用法】每日 2 次，每次 6 克。

【赏析】单纯性甲状腺肿属中医"气瘿"范畴，多因郁怒忧思导致肝郁气滞，气滞则津液凝结成痰，痰气互结于颈则成瘿。本效验方以海藻、海带、海浮石"三海"为君药，取其化痰软坚之功效，辅以木香、青皮、陈皮理气散结，三棱、莪术活血化瘀，攻坚散结，同为辅助药。八味合用共奏化痰软坚，行气化痰，散结消瘿之功效。

（八）达郁煎（刘永年）

金陵医派奠基人张简斋第二代嫡传弟子刘永年中医师治疗神经官能症效验方——达郁煎

【组成】柴胡 10 克，香附 10 克，梅花 3 克，赤芍 10 克，景天三七 12 克，生甘草 3 克，生麦芽 12 克，合欢皮 10 克，丹参 10 克。

【制法】每日 1 剂，煎煮 2 次。

【用法】上下午分服。

【功效】疏肝达郁，理气活血。

【主治】由于情志不达，气机郁滞所致的一类病证，如梅核气、不寐、脏躁、心悸、胸痞，女子月经不调，男子阳痿、早泄等。

【赏析】柴胡性凉微寒，味苦而辛，入肝、胆、三焦经，功擅升发肝胆之气，疏肝理气达郁之能为君，乃舒郁之要药，亦如逍遥散；伍以白芍柔肝为其所专，味酸而敛，用之以抑柴胡之辛散太过，与丹参、景天三七和血调神为伍，佐香附、绿萼梅、合欢皮、生麦芽增强疏肝理气达郁之用，甘草调和诸药为使。本方运用指征：精神抑郁，性欲淡漠，不寐多梦，少言寡语，常喜太息，胸胁窜痛，咽关不利，苔薄白或薄腻，脉细弦或沉细，多有长期情志不遂史者。古有"六郁"之说，即气郁、血郁、痰郁、湿郁、热郁、食郁六种，而以气郁为先，故因郁而变生诸多病证，应用本方亦当随证而通达之。如气郁生痰阻滞咽关，致咽中梗梗不适，如有物阻，此指梅核气者，酌加苏梗、半夏、桔梗、炙紫菀、贝母；肝郁化火上炎而致目赤口苦，头痛耳鸣，忧思易怒再加丹皮、黑山栀；忧郁神伤，心气倍耗，心神失养而致脏躁之症，拟施甘麦大枣汤重用甘草，加淮小麦、大枣；久郁神伤失寐者加酸枣仁、炙远志、龙牡等；性欲淡漠，阳痿不举者加九香虫。本效验方运用的禁忌：凡属阴虚液燥化火或气虚脾弱生痰所致类证者不宜。由于社会环境的变化和发展，人体由于情志所伤的疾患有日益增多趋势，而中医临床上诊治此症确有较多的特色和优势，但在此类病症的诊治中，首应详细问诊，仔细了解患者的病史及诊治经过，特别是因郁致病所产生的躯体疾患，应参合有关辅助检查详加识别，以免对某些实质性病变的误诊误治。其次在对患者的问诊过程中，可以基本判断患者是否有气郁型体质，这在郁症患者发病上有关键性作用，应予重视。再者，在对本病的治疗过程中，除应用药物外，配合心理疏导亦极为重要。《临证指南医案·郁症》所言："郁症全在病者能怡情易性"，如此方可达事半功倍之效。

（九）清络化痰饮（王问儒）

民国医宗张简斋嫡传弟子，江苏省中医院创院元老之一王问儒医师治疗库欣综合征效验方——清络化痰饮

【组成】 炒竹茹9克，广郁金5克，白薇5克，海藻9克，昆布9克，苏木9克，水红花子5克。

【制法】 以此方为基础方，根据患者伴随症状临证增减药物。

【用法】 每日1剂，水煎服，早晚分服。

【功效】 清络活血，软坚化痰。

【主治】 库欣综合征，表现为体胖形硕，面唇如妆，脸圆似月，背厚壮圆，皮肤有紫纹，汗多有痰，血压偏高，舌红苔黄，脉弦涩等气火有余，痰热交织征象者。

【赏析】 库欣综合征（Cushingsyndrome，CS）又称皮质醇增多症（hypercortisolism），过去曾译为柯兴氏综合征。是由于多种原因引起的肾上腺皮质长期分泌过多糖皮质激素所产生的临床症候群。根据其临床相类似的典型症候，从中医角度分析，病因多为肌肤脂膏壅滞，营卫失调，经阻络瘀，气血久蕴化热，故从血分论治，清热、化痰、活血为大法，既消病理产物又遏发病因素，以此方为基础方，根据不同患者临证加减，可收良效。

（付怡整理）

癌症
名家效验方

（一）清肺润燥汤（王锦鸿）

金陵医派传人、南京中医药大学王锦鸿研究员治疗放射性口腔干燥症效验方——清肺润燥汤

【组成】南北沙参各 10 克，天麦冬各 10 克，野百合 10 克，石斛 10 克，乌梅 10 克，炒黄芩 10 克，炙枇杷叶 10 克，天花粉 10 克，川贝母 10 克，炙百部 10 克，杏仁 10 克，炙甘草 3 克。

【制法】以上为每人 1 天剂量，先用冷水浸泡 30 分钟，旺火煮沸，改文火煎煮 20 分钟，煎煮 2 次，合并滤汁。

【用法】上下午分服。

【功效】清肺利咽，生津润燥。

【主治】肺燥津伤型鼻咽及口咽肿瘤放射性口腔干燥症，症见口渴咽干，鼻干唇燥，干咳无痰，肌肤干燥，大便干结，舌红苔黄而干，脉弦涩或小数。

【赏析】唾液腺是外分泌腺中对放射线比较敏感的一类，敏感性仅次于白细胞，其中以腮腺的敏感性最高，颌下腺次之，舌下腺更次之。动物实验表明，经 10～25Gy 照射后，在组织学上可见腺体实质细胞增生、变性、出现血管炎性反应以及间质纤维化，患者出现口干。照射量超过 40Gy，成年患者口腔干燥很难逆转，年轻患者在唾液的量和质的方面可能略有改善。照射达 50Gy 时腮腺实质发生萎缩，分泌成功几乎完全丧失。鼻咽或口咽肿瘤患者放射时除有口干外，还伴有腮腺和颌下腺肿胀、疼痛和发热，影响患者食欲，吞咽困难，甚至影响说话功能，口干可持续 2～3 年或更长时间，或终生不能恢复。临床以肺燥津伤型多见，本方集中了南北沙参、天麦冬、百合、石斛、乌梅等养阴生津药物为本方主要成分，辅以黄芩、枇杷叶、天花粉、川贝母、百部、杏仁等清肺利咽、止咳化痰药物；炙甘草调和诸药，

共奏清肺利咽，生津润燥之功。

（二）银翘参黄汤（王锦鸿）

金陵医派传人、南京中医药大学王锦鸿研究员治疗放射性口腔黏膜炎效验方——银翘参黄汤

【组成】金银花 15 克，连翘 10 克，玄参 15 克，黄芩 10 克，黄连 5 克，生大黄 3 克（分 2 次后下），蒲公英 15 克，生甘草 3 克。

【制法】以上为每人 1 天剂量，先用冷水浸泡 30 分钟，旺火煮沸，改文火煎煮 20 分钟，煎煮 2 次，合并滤汁。

【用法】上下午分服。

【功效】清热解毒，泻火润燥。

【主治】热毒内盛型放射性口腔黏膜炎，症见放疗时及放疗后口腔黏膜红肿、疼痛，出现溃疡，此起彼落，口舌干燥，牙龈肿痛，口臭，吞咽困难，影响进食和说话功能，大便干结，舌质红，苔黄而干，脉弦而快。

【赏析】对鼻咽癌、扁桃体癌及上颌、颊部、舌和口底部肿瘤等头颈部恶性肿瘤采用大剂量高能放射线或粒子辐射治疗时，不可避免地会产生相关部位的损伤，发生较为严重的急性毒性反应，继发放射性口腔黏膜炎、放射性口腔干燥症、放射性龋齿、放射性坏死性骨髓炎等疾病。对放射性黏膜上皮细胞比皮肤鳞状细胞敏感，口腔黏膜反应多在放射治疗开始后一周即逐渐出现，尤以软腭、口腔底部以及舌的侧缘和腹面对放射线特别敏感，大约在照射 20Gy 后，黏膜出现红肿、疼痛和吞咽不适，逐渐形成片状白膜，脱落后出现浅表溃疡。当放射量达 30 ~ 40Gy 时，会出现弥漫性口腔黏膜炎、多发口腔溃疡，此起彼伏，吞咽困难，影响进食，部分患者在停止放疗 10 ~ 15 天后口腔溃疡逐渐愈合。也有部分患者会长期难以治愈。本方以金

银花、连翘、黄芩、黄连、生大黄、蒲公英等清热解毒药为主要成分；辅以玄参滋阴降火；生甘草清热解毒调和诸药，共奏清热解毒，泄火润燥之功，连续服用月余可收捷效。

（三）清肺解毒活血方（王爱玲）

金陵医派名医王道安嫡传弟子王爱玲副主任医师治疗放射性食管炎效验方——清肺解毒活血方

【组成】金银花 20 克，炒黄芩 10 克，炙枇杷叶 10 克，野菊花 6 克，白花蛇舌草 15 克，白芍 15 克，延胡索 15 克，丹参 15 克，蒲公英 15 克，生甘草 3 克。

【制法】以上为每人 1 天剂量，先用冷水浸泡 30 分钟，旺火煮沸，改文火煎煮 20 分钟，煎煮 2 次，合并滤汁。

【用法】上下午分服。

【功效】清热解毒，活血止痛。

【主治】热毒血瘀型放射性食管炎，症见放疗时及放疗后咽干口渴，胸骨后疼痛，疼痛向背部放射，胸部有烧灼感，吞咽不利，惧怕进食，舌质红，苔黄，脉弦数。

【赏析】放射性食管炎为肺癌、食管癌、纵隔肿瘤、乳腺癌等胸部肿瘤的常见并发症，多发生在放疗开始的两周左右。主要表现有咽干咽痛，胸骨后灼热疼痛，吞咽困难，进食时疼痛加重，甚至影响进食。需警惕食管穿孔及食管、气管瘘的发生。临床以热毒血瘀型较为多见，恢复期以肺燥阴虚型常见。本方以金银花、黄芩、野菊花、白花蛇舌草、蒲公英为主要成分，具有清热解毒的功效，辅以白芍、延胡索缓急止痛；丹参活血化瘀；生甘草清热解毒调和诸药。对肿瘤放射性食管炎有标本兼治的功效。

（四）沙参百杏汤（王爱玲）

金陵医派名医王道安嫡传弟子王爱玲副主任医师治疗放射性肺损伤效验方——沙参百杏汤

【组成】南沙参 10 克，百合 10 克，杏仁 10 克，炙百部 10 克，炒黄芩 10 克，芦根 15 克，川贝母 5 克（研粉 2 次吞服），桔梗 10 克，桑白皮 10 克，天花粉 10 克，炙甘草 3 克。

【制法】以上为每人 1 天剂量，先用冷水浸泡 30 分钟，旺火煮沸，改文火煎煮 20 分钟，煎煮 2 次，合并滤汁。

【用法】上下午分服。

【功效】养阴润燥，清肺止咳。

【主治】肺燥咳嗽型放射性肺损伤。症见干咳无痰，咳嗽时胸痛，声音嘶哑，咽干鼻燥，口渴喜饮，大便秘结，小便黄，舌红少苔少津，脉细而快。多见于放射性肺损伤中期。

【赏析】对肺癌、食管癌、乳腺癌、纵隔肿瘤、霍奇金病等恶性肿瘤进行胸部放疗均可引起放射性肺炎、肺纤维化等肺损伤病变。放射性肺损伤的原因是放射线作用于肺泡 II 型细胞，使原有的细胞活性物质逐渐消失或减少，从而减弱了对肺泡的保护作用，肺泡逐渐萎陷。本毒副作用多发生于放疗开始后 3 ~ 4 个月后。多数患者放疗局部发生急性渗出、炎性细胞浸润、肺泡间质水肿、肺泡崩溃，胶原纤维增生，此时如果停止放疗，炎症可吸收，肺组织恢复正常，如果损伤继续加重，则出现进行性血管硬化、肺组织被纤维结缔组织所替代，支气管内也会被分泌物积聚，组织弹性消失。临床可见刺激性干咳，无痰或痰少稠黏，胸闷气短，口干喉痒。并发感染时可见发热，痰多色黄质稠，胸痛，呼吸困难。晚期肺损伤可导致肺心病。本方以南沙参、百合、天花粉为主要药物，辅以杏仁、炙百部、黄芩、桔梗、贝母止咳化痰；黄芩、芦根、桑白皮、清泻肺热。对肺燥咳嗽型放射性肺损伤颇为合拍。

（五）清肠化湿汤（谢英彪）

非物质文化遗产项目"张简斋中医温病医术"代表性传承人谢英彪主任医师治疗放射性直肠炎效验方——清肠化湿汤

【组成】木香10克，白头翁15克，黄连5克，马齿苋15克，炒黄芩、炒白芍、槐花、地榆炭各10克，炒薏仁、苍术、白术各15克，炙甘草3克。

【制法】以上为每人1天剂量，先用冷水浸泡30分钟，旺火煮沸，改文火煎煮20分钟，煎煮2次，合并滤汁。

【用法】上下午分服。

【功效】清热化湿，清肠止泻。

【主治】大肠湿热型放射性结肠、直肠炎。症见腹泻每天数次，大便稀溏不成形，或为黏液脓血便，或血水样便，或血便，里急后重，腹部疼痛，肛门灼痛，小便少而溲，舌质红苔薄黄或黄腻，脉滑而快。多见于放射性直肠炎早期。

【赏析】结肠癌、直肠癌、宫颈癌、宫体癌、卵巢癌、输卵管癌等下腹部、盆腔器官的恶性肿瘤，进行放射治疗，几乎百分之百的患者的结肠、直肠会发生组织学改变，造成结肠、直肠的直接损伤，发生不同程度的放射性结肠、直肠炎。特别是腔内照射更容易发生。放疗可使肠上皮的再生受损、毛细血管渗出增加，破坏黏膜的屏障功能，易于被细菌感染，增加患细菌性肠炎的机会；同时还会影响正常的吸收功能，水分不能被充分吸收。导致水样腹泻。放射线还会使肠腔内的血管内皮细胞肿胀并形成泡沫样改变，可阻塞血管腔，使血流减慢，引起血栓形成、缺血、出血和坏死。最终导致功能性机械性肠梗阻、缺血性坏死、穿孔，女性患者还可发生直肠阴道瘘。反应多发生在放射后 2 ~ 4 年或更晚。急性放射性结肠、直肠炎主要表现为腹痛、腹泻、黏液便、里急后重，严重时出现血便；迟发性放射性直肠炎常在放疗半年至二三年内发生腹泻，每日 3 ~ 4 次，甚至多达 10 多次，解红白黏液，腹痛，里急后重，反复便血，有时便秘，肛门疼痛，病情时轻时重，日久难愈可导致严重贫血、全身衰竭。本方以木香、白头翁、黄连、马齿苋、黄芩为主要成分，目的是清肠热；槐花、地榆炭清肠热，治便血及脓血便；薏仁、苍术、白术健脾助运，其中薏仁有广谱抗癌作用；炙甘草调和诸药，也能补脾气。本方重点在清肠化湿，对放射性结肠、直肠炎有显效。

（六）膏芩川芎汤（王爱玲）

金陵医派名医王道安嫡传弟子王爱玲副主任医师治疗放射性脑损伤效验方——膏芩川芎汤

【组成】生石膏 30 克（先煎），黄芩 10 克，栀子 10 克，延胡索 15 克，川芎 15 克，白芷 6 克，菊花 6 克，生大黄 3 克（分 2 次后下），生甘草 3 克。

【制法】以上为每人 1 天剂量，先用冷水浸泡 30 分钟，旺火煮沸，改文火煎煮 20 分钟，煎煮 2 次，合并滤汁。

【用法】上下午分服。

【功效】清热解毒，醒脑通窍。

【主治】热毒上扰型放射性脑损伤。症见头痛剧烈，面红目赤，口干喜饮，或伴发低热，大便干结，小便黄赤，舌质红，舌苔黄少津，脉弦数。多见于放射性脑损伤早期。

【赏析】头项部恶性肿瘤在放射性治疗时或放射治疗后可导致放射性脑损伤。脑损伤的发生与放射总剂量、分次剂量、疗程长短、照射面积、部位、年龄及个体放射敏感性差异等均有密切关系，尤其与放射总剂量的关系最为明显。儿童脑损伤的发病率高于成年人，出现亦早于成人。放射性脑损伤分为早期急性反应、早期延迟性反应、晚期延迟性反应或稳定迟发性反应。放射性脑损伤属于中医"头痛""眩晕""中风"等病的范畴。从临床症状分析，多属热毒侵扰清窍、虚阳上亢、痰浊蒙蔽、脉络瘀阻等病理变化。本方用石膏、黄芩、栀子、菊花清热解毒；延胡索、川芎、白芷活血通窍、止痛；生大黄清热泻火，甘草缓解大黄烈性且能调和诸药，对放射性脑损伤早期有标本兼治功效。

（七）菟丝子地黄汤（王锦鸿）

金陵医派传人、南京中医药大学王锦鸿研究员治疗放射性骨髓抑制效验方——菟丝子地黄汤

【组成】菟丝子 30 克，熟地黄 15 克，杜仲 10 克，川断 15 克，补骨脂 10 克，女贞子 10 克，旱莲草 10 克，山萸肉 10 克，怀山药 15 克，枸杞子 10 克，怀牛膝 15 克，龟板胶 10 克（烊化兑服），鸡血藤 15 克，炙甘草 3 克。

【制法】以上为每人 1 天剂量，先用冷水浸泡 30 分钟，旺火煮沸，改文火煎煮 20 分钟，煎煮 2 次，合并滤汁。

【用法】上下午分服。

【功效】滋补肝肾，益精填髓。

【主治】肝肾两虚型放射性骨髓抑制，症见多见于放疗后期或放疗后，白细胞、血小板减少日久不愈，眩晕心慌，精神疲惫，四肢无力，腰背酸软，苔薄，舌质淡或舌质偏红，脉细弱无力。

【赏析】放射线照射到骨髓时，可导致白细胞数下降，血小板数下降等骨髓造血功能不同程度的障碍，严重者红细胞、血色素也相应地减少，从而

产生放疗的常见副反应——骨髓抑制。骨髓抑制的毒副反应程度与放射波及骨髓范围的大小、放射剂量的大小有密切的关系。任何局部放疗大多可引起淋巴细胞减少。当白细胞数在 3.0×10^9/L、血小板数在 80×10^9/L 以下时，就应停止放疗。放射性的细胞减少症为最常见的骨髓抑制反应，除实验检查白细胞数在 4.0×10^9/L 以下外，还有头晕心慌、气短乏力、腰膝酸软、饮食不香、食量减少、睡眠不佳、自汗、面色苍白等症状。本方以菟丝子、熟地黄、杜仲、川断、补骨脂、女贞子、旱莲草、山萸肉、怀山药、枸杞子、怀牛膝、龟板胶等药物为临床常用的滋补肝肾佳品，现代药理研究发现可提升白细胞、红细胞、血小板计数；鸡血藤补血，且可提升血小板活性，对肝肾两虚型放射性骨髓抑制颇为合拍。

（八）复方二参汤（王锦鸿）

金陵医派传人、南京中医药大学王锦鸿研究员治疗化疗骨髓抑制效验方——复方二参汤

【组成】西洋参粉 3 克（分 2 次冲服），吉林参 3 克（另煎，兑服），麦冬 10 克，玉竹 10 克，黄精 10 克，百合 10 克，石斛 10 克，炙黄芪 15 克，太子参 10 克，绞股蓝 10 克，木灵芝 10 克，炙甘草 3 克。

【制法】以上为每人 1 天剂量，先用冷水浸泡 30 分钟，旺火煮沸，改文火煎煮 20 分钟，煎煮 2 次，合并滤汁。

【用法】上下午分服。

【功效】益气健脾，养阴生津。

【主治】气阴两虚型化疗药物性骨髓抑制。症见化疗时及化疗后周围白细胞在 4.0×10^9/L 以下，中性粒细胞百分比减少，血小板低于 80×10^9/L，出血、凝血时间延长，血红蛋白呈进行性减少，头晕目眩，气短乏力，面色少华，

心悸失眠，口干咽燥，低热不退，或五心烦热，腰酸耳鸣，盗汗，舌质红少津，少苔或无苔，脉细数。

【赏析】绝大多数化疗药物均可引起不同程度的骨髓抑制，这是癌症患者被迫停止化疗的重要原因之一。化疗药物对骨髓造血细胞的抑制，最初表现为白细胞，尤其是粒细胞的下降，随着剂量的增加，其次是血小板受抑制，严重时红细胞和血红蛋白也受影响，引起全血象抑制。化疗药物对骨髓抑制的程度、出现的迟早、持续的时间各不相同。间歇性化疗，中间有较长时间休息，比小剂量持续化疗的骨髓抑制轻。不同药物对白细胞、血小板和红细胞的影响程度有所不同。紫杉类如紫杉醇、多西紫杉醇、蒽环类抗生开绿灯如柔红霉素、阿霉素、表阿霉素、吡柔比星、长托蒽醌等、鬼臼毒素类如 VP-16、PM-26、铂类如顺铂、卡铂、奥沙利铂等可引起较严重的骨髓抑制。亚硝脲类（CCNU、BCCNU、MeCCNU 等）、丝裂霉素和丙卡巴肼（PCB）等可发生延迟性骨髓抑制，卡铂和吉西他滨等对血小板的抑制作用更加明显。本方以西洋参、吉林参为君药，目的是大补气阴，以研粉吞服和另煎兑服为佳，辅以其他 10 种益气养阴妙品，可有效对抗化疗药物引起的骨髓抑制，改善症状，提高生活质量，延长存活期，维持化疗的正常进行。

（九）葛根槐花汤（王爱玲）

金陵医派名医王道安嫡传弟子王爱玲副主任医师治疗化疗神经系统损害效验方——葛根槐花汤

【组成】葛根 15 克，槐花 15 克，决明子 15 克，天麻 10 克，钩藤 10 克（分 2 次后下），泽泻 10 克，夏枯草 15 克，炒黄芩 10 克，地龙 10 克，炙甘草 3 克。

【制法】以上为每人 1 天剂量，先用冷水浸泡 30 分钟，旺火煮沸，改文

火煎煮 20 分钟，煎煮 2 次，合并滤汁。

【用法】上下午分服。

【功效】平肝潜阳，清泄肝火。

【主治】肝阳上亢型化疗药物性神经系统损害。症见眩晕头痛，耳鸣耳聋，面部潮红，心烦易怒，舌体、肢端麻木，口苦口干，大便秘结，舌质红，舌苔黄，脉弦。

【赏析】化疗药物性神经系统损害发病经在不断上升。化疗药物可以造成中枢和外周神经毒性。中枢神经毒性可表现为急性的非细菌性脑膜炎以及慢性进展的偏瘫、失语、认知功能障碍和痴呆。可致中枢神经毒性的药物主要有甲氨蝶呤、阿糖胞苷、高剂量异环磷酰胺和氟尿嘧啶类药物等。外周神经毒性是因为药物对缺少血—脑屏障保护的外周神经细胞的损伤，包括感觉和运动神经损伤。感觉神经损伤可表现为四肢末端的感觉异常、感觉迟钝、烧灼感、疼痛和麻木，运动神经损伤可表现为肌无力和肌萎缩。具有外周神经毒性的药物主要包括紫杉类如紫杉醇、多西紫杉醇、铂类如奥沙利铂、顺铂和长春碱类如长春新碱、长春花碱等。中医辨证施治，以肝阳上亢型较为多见，本方选用平肝潜阳、清肝泻火的药物，其配伍相辅相成，可有效地对抗化疗药物引起的神经系统损伤。

（十）通窍活血汤加减方（王爱玲）

金陵医派名医王道安嫡传弟子王爱玲副主任医师治疗化疗脱发效验方——通窍活血汤加减方

【组成】丹参 20 克，当归 10 克，川芎 10 克，赤芍 10 克，桃仁 10 克，红花 6 克，干姜 10 克，白芷（代麝香）6 克，炙甘草 3 克。

【制法】以上为每人 1 天剂量，先用冷水浸泡 30 分钟，旺火煮沸，改文火煎煮 20 分钟，煎煮 2 次，合并滤汁。

【用法】上下午分服。

【功效】通窍活血化瘀。

【主治】血瘀阻络型化疗药物性脱发。症见脱发明显，伴有面色黧黑，头痛，舌质暗或有紫点、紫斑，或见舌下筋脉青大粗紫，脉细或涩。

【赏析】脱发是化疗引起的最常见的皮肤毒性反应，脱发与化疗药物种类、剂量、剂型、联合化疗方案、给药途径等有关。引起明显脱发的药物有多柔比星、柔红霉素、环磷酰胺、依托泊苷、紫杉醇等，尤其几种化疗药物联合时。静脉内间歇性大剂量给药时，最容易引起严重的脱发，而小剂量口服给药很少引起明显脱发。专家认为，处于生长初期的生发细胞不断快速分裂增殖，易受化疗药物的影响，引起部分甚至全部生长期头发脱落，干扰素 α-2β 可促使生长初期转入生长终期，再引起毛发脱落，强化疗也可引起生长终期脱发。生长期脱发可发生于首次化疗后 1～2 周，于全部化疗周期结束后 1～2 个月最明显。生长终期脱发可发生于化疗后 3～6 个月。本效验方是根据清代王清任《医林改错》通窍活血汤加减而成。丹参，当归，川芎，赤芍，桃仁，红花为主要成分，目的是活血化瘀，其中丹参作用平和，素有"一味丹参散，功同四物汤"之美称。麝香行气通窍，可增强活血化瘀功效，此乃"气行则血行"之意。因目前麝香价格昂贵，货源缺乏，故以白芷替代麝香，此乃经验之谈。本方对血瘀阻络型化疗药物性脱发有奇效。

（十一）蛇舌草野葡萄根饮（谢英彪）

非物质文化遗产项目"张简斋中医温病医术"代表性传承人谢英彪主任中医师治疗胃癌等癌症效验方——蛇舌草野葡萄根饮

【组成】白花蛇舌草 30 克，野葡萄根 50 克，茯苓 30 克，蜂蜜 20 克。

【制法】先将采收的白花蛇舌草、野葡萄根洗净，晒干，切成小段，备用。再将茯苓洗净，晒干或烘干，切成片，与白花蛇舌草、野葡萄根小段同放入砂锅，加水浸泡片刻，煎煮 30 分钟，用洁净纱布过滤，去渣，取汁后再用小火浓缩至 300 毫升，离火，待其温热时兑入蜂蜜，拌和均匀即成。

【用法】水煎服，每日 1 剂，早晚 2 次分服。

【功效】解毒抗癌，清热健脾。

【主治】胃癌、膀胱癌、乳腺癌、白血病等多种癌症。

【赏析】白花蛇舌草有较强的清热解毒利湿作用，近代药理研究证实，白花蛇舌草高浓度时对白血病、艾氏腹水癌、吉田肉瘤等癌细胞具有抑制作用。实验研究发现，茯苓具有较强的抗癌作用，单纯的茯苓次聚糖对小鼠肉瘤 S_{180} 抑制率可达 96.88%。野葡萄根为葡萄科属蛇葡萄的根皮，主要用于胃肠道恶性肿瘤，湖北医学院第二附属医院曾用野葡萄根治疗胃及消化道癌症 24 例，8 例有效，3 例病灶缩小，其他病例缓解。动物实验证实，野葡萄根对小鼠肉瘤 S_{180} 有抑制作用，有抗噬菌体作用，提示有抑制癌细胞活性的作用。茯苓多糖能增强环磷酰胺、5-氟尿嘧啶（5-Fu）、争光霉素 A_4、丝裂霉素 C、更生霉素等对小鼠肉瘤的抑制作用。临床有报道，以茯苓为主药组成的方剂，能治疗胃癌、膀胱癌、乳腺癌等多种癌症。本方依据上三味补虚抗癌功效，配伍成防治癌症的饮品，不仅能增强年老体弱患者的免疫功能，对胃癌早期也具有较好的治疗作用。

（十二）癞蛤蟆三七粉（谢英彪）

非物质文化遗产项目"张简斋中医温病医术"代表性传承人谢英彪主任

中医师治疗原发性肝癌效验方——癞蛤蟆三七粉

【组成】癞蛤蟆(即蟾蜍)2只,三七粉18克,蜂蜜适量。

【制法】先将活癞蛤蟆洗净,宰杀后,除去肌肉及骨骼,再将癞蛤蟆的皮、心、肝、眼等置瓦片上,用小火焙黄后研成极细末,与三七粉充分拌和均匀,分成6份,用纸袋包裹好,瓶装,防潮,备用。

【用法】每日2次,每次取1包,以20毫升蜂蜜水送服(或冲服)。蜂蜜水调制方法,以蜂蜜、水按1:1比例配制,即取10毫升蜂蜜加10毫升温开水,可调制成20毫升的蜂蜜水(约20克)。

【功效】清热解毒,化瘀抗癌。

【主治】原发性肝癌及其他消化道癌症等多种癌症。

【赏析】我国学者运用蟾蜍及其制剂治疗多种恶性肿瘤的报道甚多,且有较显著的疗效。有临床报道,以蟾蜍注射液,治疗肝癌、肺癌等晚期肿瘤44例,显效8例,有效22例。表明本品对改善症状、减轻疼痛、增进食欲等有明显效果。抗癌药理研究结果表明,蟾蜍皮提取物对小鼠肉瘤 S_{180} 有效,并能延长患精原细胞瘤、腹水癌和肝癌小鼠的生存期。三七粉系五加科植物三七根的制成品,擅长散瘀止血、活血定痛。现代药理研究结果表明,三七热水提取物有很强的抑癌效果,对 JTC_{26} 的抑制率(体外实验)高达90%以上。上二味伍用,以蜂蜜水调服,其性质柔润,作用持久,相辅相成,解毒抗癌功效倍增。

(十三)龙葵蜜饮(谢英彪)

非物质文化遗产项目"张简斋中医温病医术"代表性传承人谢英彪主任中医师治疗肺癌效验方——龙葵蜜饮

【组成】龙葵 60 克，蜂蜜 30 克。

【制法】将龙葵洗净，晒干或烘干，切成段或切碎，放入砂锅，加水浸泡片刻，浓煎 2 次，每次 30 分钟，合并 2 次煎液滤汁，放入容器，调入蜂蜜，拌和均匀即成。

【用法】早晚 2 次分服。

【功效】清热解毒抗癌。

【主治】肺癌等多种癌症。

【赏析】龙葵为茄科植物龙葵的全草，性寒，味苦微甘，功能消肿解毒。现代医学研究资料表明，龙葵主含龙葵碱、澳洲茄碱，维生素 A、C 以及皂苷等物质。动物抗癌药理研究证实，龙葵对小鼠艾氏腹水癌、淋巴性白血病 6_{15}、肉瘤 S_{180}、肉瘤 $_{37}$ 等肿瘤细胞株均有抑制作用。谢老认为本品是常用的有效抗癌药物之一，尤其是有滑利的作用，因其有小毒，以蜂蜜调和可缓解其有"毒"影响。有资料报道，龙葵"虽有小毒，但煎煮后可减除其毒性"。上海学者王佑民在《抗癌顾问》中亦曾详细介绍了以龙葵为主的上海群力草药店的抗癌通治方。另据《辨证施治》介绍，以龙葵（鲜品）500 克，水煎，每日 1 剂治疗癌性胸腹水。在肺癌药方运用中，谢老认为龙葵实际使用量每日应控制在 60 克以内，且宜分次服食。

（十四）冬凌草蜂蜜饮（谢英彪）

非物质文化遗产项目"张简斋中医温病医术"代表性传承人谢英彪主任中医师治疗食管癌、胃癌效验方——冬凌草蜂蜜饮

【组成】冬凌草 50 克，蜂蜜 30 克。

【制法】将冬凌草洗净，晾干后切成小段，放入砂锅，加水适量，煎煮 2 次，

每次 15 分钟，合并 2 次滤汁，放入容器，趁温热时兑入蜂蜜，调拌均匀即成。

【用法】早晚 2 次分服。

【功效】清热解毒抗癌。

【主治】各型食管癌、胃癌等多种癌症。

【赏析】冬凌草，别称"冰凌花"，为唇形科多年生草本植物冬凌草全株。现代药理研究证实，冬凌草全株入药，其煎剂、醇浸剂对动物肉瘤 $_{180}$、艾氏腹水癌、内瘤 $_{37}$、子宫颈癌 $_{14}$ 和 Walker 肉瘤等均有一定的抑制作用。冬凌草甲素或乙素对动物 L_{1210}、P_{388}、艾氏腹水癌（ECA）、肝癌及 BS_{180} 腹水型等有明显的抗肿瘤作用，使动物存活期明显延长或长期存活；而且对人体食管癌 $_{109}$ 细胞株及人体肝癌 BEL_{7402} 细胞株亦有明显的细胞毒作用。经谢老观察冬凌草配以蜂蜜制成的冬凌草蜂蜜饮，尤其适合于中老年食管癌早期患者，对术后以及放疗后也有一定的辅助疗效，坚持服食 3 个月以上，一般疗效较好。

（十五）壁虎菱角粉（谢英彪）

非物质文化遗产项目"张简斋中医温病医术"代表性传承人谢英彪主任中医师治疗大肠癌效验方——壁虎菱角粉

【组成】活壁虎 40 条，菱角粉 100 克。

【制法】先将活壁虎处死，烘干或焙干，研成细末，与菱角粉充分拌和均匀，分成 20 份，分别用洁净白纸包好，装入瓶内，防潮，备用。

【用法】每日 2 次，每次取 1 包，用温开水调服。

【功效】解毒散结，解毒抗癌。

【主治】各型食管癌、大肠癌等癌症。

【赏析】壁虎，中药名天龙，性味咸，寒，有很强的解毒散结功效。壁虎体中含有丰富的维生素 F，维生素 F 已被证明有一定的抗癌活性。有学者在《北京中医》杂志报道，以复方壁虎酒治疗 42 例食管癌，且用 1971 年卫生部制定的食管癌疗效评定标准判断，结果：治愈 13 例，临床治愈 19 例，显效 7 例，无效 3 例，总有效率 92.86%。菱角具有抗癌活性，已经引起医药学界的极大关注。有报道说，日本东京药科大学的一项实验指出，两角菱和四角菱的抗癌活性有很大差异。四角菱的热水浸出物对小鼠肉瘤 S_{180} 抑制率为 60%；50% 乙醇浸出物对小鼠肉瘤的抑制率为 38.8%。以壁虎、菱角共为细粉组成的本效验方谢老观察不仅对大肠癌有较好的辅助治疗效果，而且制备好的混合粉剂，只需用温开水调服，十分方便，也易于坚持，谢老观察，壁虎菱角粉尤为适于大肠癌患者辅助治疗。

（十六）脾肾双补膏（刘永年）

金陵医派奠基人张简斋第二代嫡传弟子刘永年主任中医师治疗前列腺癌术后效验方——脾肾双补膏

【组成】生黄芪 15 克，太子参 15 克，山药 15 克，猪苓 12 克，茯苓 12 克，泽泻 6 克，熟地 10，制山萸肉 10 克，枸杞子 10 克，菟丝子 12 克，覆盆子 12 克，金樱子 10 克，炒桑螵蛸 10 克，淫羊藿 10 克，巴戟天 10 克，制女贞子 12 克，炙杜仲 12 克，黑大豆 15 克，黄柏 5 克，制首乌 12 克，煅龙骨 12 克（先煎），煅牡蛎 12 克（先煎），莲须 5 克，景天三七 12 克，炙龟甲 15 克，阿胶 10 克（烊化），茯神 12 克，炙远志 5 克，合欢皮 12 克，炒酸枣仁 10 克，石菖蒲 6 克，川郁金 10 克，砂仁 3 克，炒谷麦芽各 12 克，玉竹 10 克，丹参 12 克，炒白术 10 克，碧桃干 10 克，浮小麦 12 克，陈皮 6 克，枫斗1克（另煎），冬虫夏草1克（研粉），白糖500克。

【制法】按常规方法熬膏。

【用法】早晚各1匙，开水兑服。

【功效】双补脾肾，调理阴阳。

【主治】脾肾两虚型前列腺癌术后。

【赏析】前列腺癌多见于中老年男性,前列腺、睾丸在中医学均属肾所主。前列腺癌患者在行前列腺加睾丸摘除术后，表现为神疲乏力，异常懒惰，神衰迟滞，嗜睡或烦躁，身重懒言，气短音低，形体略胖，动则汗出涔涔，头昏头晕，腰膝酸软，纳少怕风，口干尿频，苔薄滑舌胖，脉沉细，是为肾精根基亏损，阴阳失于调和，脾虚为湿所困，气机斡旋不及，神机失展所致，刘老遂按二仙汤、左归丸、六君子汤、牡蛎散复方化裁组方，其中淫羊藿、巴戟天、冬虫夏草、菟丝子、杜仲补肾壮阳；熟地黄、山药、山萸肉、枸杞子、女贞子滋补肾阴，冀使水火相济，阴阳平衡；枫斗、玉竹养阴生津；黄芪、太子参、白术、甘草益气健脾；猪苓、茯苓、泽泻利水渗湿，与大队滋补药相配，既可减滋补药的滋腻之性，又可起到补泻兼施，固本清源的作用；黑大豆为平补之品，具有补脾益肾、解毒利水之功，黑大豆与猪苓尚有抗肿瘤、调节免疫功能的作用；此外，莲须、桑螵蛸、金樱子、覆盆子补肾固精缩尿；煅龙牡可增强固涩缩泉之功，又可平抑浮越之肝阳，再配浮小麦、碧桃干则又有收敛止汗的作用；茯神、远志、枣仁、合欢皮、郁金、菖蒲展布神机，达郁安神;丹参、景天三七既能活血化瘀，安神定志，与补气药相伍，则有助于气血流通；陈皮、砂仁、二芽行气助运，以防膏方滋腻碍胃；方中加少量黄柏清泻相火，与仙灵脾、巴戟天等温补肾阳药配伍使用，具有调和阴阳，调整体内内分泌功能紊乱的作用。纵观本膏方，诸药相伍，繁而有序，具有脾肾双补，阴阳兼顾，动静结合，寒热并用，升降平衡的特点。

（十七）三舌蜜饮（谢英彪）

非物质文化遗产项目"张简斋中医温病医术"代表性传承人谢英彪主任中医师治疗白血病效验方——三舌蜜饮

【组成】白花蛇舌草 60 克，狗舌草 30 克，羊蹄根（即牛舌草根）30 克，蜂蜜 20 克。

【制法】将白花蛇舌草、狗舌草全草及羊蹄根分别拣杂，洗净，晾干或晒干，切成小段或切碎，同放入砂锅，加水浸泡片刻，煎煮 30 分钟，用洁净纱布过滤，去渣，收取滤汁放入容器，待其温热时，兑入蜂蜜，拌和均匀即成。

【用法】早晚 2 次分服。

【功效】清热解毒，抗白血病。

【主治】多种癌症，对各型急性白血病尤为适宜。

【赏析】白花蛇舌草，全草入药，性寒，味苦、甘，擅长清热解毒、利湿通淋。现代医学研究表明，白花蛇舌草有较广泛的抗癌活性，体外（相当生药 6 克 / 毫升）用美蓝试管法，对急性淋巴细胞型、粒细胞型、单核细胞型以及慢性粒细胞型的白血病细胞有较强的抑制作用。江苏有报道，以白花蛇舌草制剂治疗恶性淋巴瘤 23 例，总有效率达 82%。狗舌草、羊蹄根均有较强的清热、解毒、去瘀功效。现代医学研究与临床应用观察，二味对急性白血病有较好的疗效。三味配伍，与蜂蜜调制成本药膳方，对各型急性白血病尤为适宜，坚持服食，可缓解其病情，与化疗药物配合运用，可获得较满意的疗效。

（十八）薏苡菱角半边莲汤（谢英彪）

非物质文化遗产项目"张简斋中医温病医术"代表性传承人谢英彪主任中医师治疗宫颈癌效验方——薏苡菱角半边莲汤

【组成】薏苡仁 30 克，菱角 30 克，半边莲 30 克。

【制法】用水煎服，每日 1 剂。

【功效】健脾清热，抗癌。

【主治】宫颈癌等多种癌症。

【赏析】薏苡仁健脾利湿，清热抗癌；菱角清热化湿，抗癌；半边莲清热解毒，利湿消肿，活血抗癌。本品为近代常用的抗癌药，可用于妇科及消化道肿瘤湿热蕴结者，对于肿瘤伴出血之证，常收到止血而不留瘀之效。半边莲的抗癌作用研究发现，半边莲对动物实验性肿瘤，如小鼠肉瘤 -180、子宫颈癌 -14、肝癌实体型、艾氏腹水癌腹水型转皮下型、脑瘤 22、大白鼠瓦克癌 256 均有一定抑制作用。并有抑制白血病细胞的作用。以上三味煎汤内服，适用于各型宫颈癌患者。

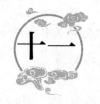

十一

妇科病
名家效验方

（一）丹栀四物汤（张仲梁）

金陵医派著名中医大家、南京市中医院首任院长张仲梁主任中医师治疗血热型月经病效验方——丹栀四物汤

【组成】丹皮 10 克，焦山栀 10 克，当归 10 克，生地 15 克，赤芍 10 克，炒黄芩 10 克，荆芥炭 10 克，侧柏炭 10 克，甘草 3 克。

【制法】以上为每人 1 天剂量，先用冷水浸泡 40 分钟，旺火煮沸，改文火煎煮 20 分钟，煎煮 2 次，合并滤汁。

【用法】上下午分服。

【功效】清热凉血。

【主治】经期超前，经量过多，色鲜红或紫红以及经期出现周期性鼻衄或吐血（倒经），伴有面色红赤，心烦口渴，喜冷恶热，苔黄舌边红、脉数而有力。

【赏析】本效验方以丹皮、山栀为主要成分，可清热凉血。辅以生地、赤芍、黄芩，协助丹皮、山栀增强清热凉血、调经止血功效；当归调经，荆芥炭、侧柏炭擅长止血，为佐药；甘草调和诸药，为使药。全方清热凉血功效显著，对血热型月经不调诸症，用之颇为合拍。张院长还将本效验方用于内科上消化道出血、鼻衄等病辨证属于血热证的患者。

（二）姜桂四物汤（张仲梁）

金陵医派著名中医大家、南京市中医院首任院长张仲梁主任中医师治疗

血寒型月经病效验方——姜桂四物汤

【组成】官桂 6 克，干姜 6 克，当归 10 克，赤白芍各 10 克，川芎 10 克，吴茱萸 5 克，延胡索 15 克，牛膝 12 克，丹参 15 克，炙甘草 3 克。

【制法】以上为每人 1 天剂量，先用冷水浸泡 40 分钟，旺火煮沸，改文火煎煮 20 分钟，煎煮 2 次，合并滤汁。

【用法】上下午分服。

【功效】温经散寒。

【主治】用于胃及十二指肠溃疡、胃炎、腹痛、脉管炎及闭经，经期延后，量少色暗红，质稠有血块，经期小腹冷痛，得热则减，苔白或质紫，脉沉紧或迟。

【赏析】官桂、干姜、吴茱萸善于温经散寒，血得寒则凝，凝则不通，不通则痛，姜桂等温里药得到延胡索、赤芍、白芍等缓急止痛药的辅助，标本兼顾，效果倍增；当归、川芎、丹参活血调经，同为佐药；甘草调和诸药，且能缓急止痛，为本方使药。张院长还擅长运用本效验方调治胃及十二指肠溃疡、腹痛、脉管炎等病症。

（三）牛膝桃红四物汤（张仲梁）

金陵医派著名中医大家、南京市中医院首任院长张仲梁主任中医师治疗*血瘀型月经病效验方——牛膝桃红四物汤*

【组成】川牛膝 15 克，桃仁 10 克，红花 10 克，当归尾 10 克，赤芍 10 克，生地 12 克，川芎 10 克，香附 10 克，延胡索 15 克，丹参 15 克。

【制法】以上为每人 1 天剂量，先用冷水浸泡 40 分钟，旺火煮沸，改文

火煎煮 20 分钟，煎煮 2 次，合并滤汁。

【用法】上下午分服。

【功效】活血祛瘀，理气调经。

【主治】闭经，经期延后，量过少或过多，延久淋漓不尽，色紫暗，质稠、血块多且大，经期小腹疼痛剧烈，按之更甚，或见下大血块后痛减，舌质青紫或见小瘀点，脉弦涩。

【赏析】本效验方以川牛膝，桃仁、红花为君药。川牛膝活血化瘀力量颇强，桃仁配红花，乃临床常用活血祛瘀对子药。当归尾、赤芍、生地、川芎活血调经，为臣药；古人有"归头破血，归身补血，归尾活血"的说法，故本方采用当归尾，系取其活血之功。香附、延胡索、丹参协助君药行气活血调经，同为佐使药。张院长还将本方用于冠心病、心肌梗死、脑梗死、脑卒中、脉管炎等内科疾病。

（四）乌香四物汤（张仲梁）

金陵医派著名中医大家、南京市中医院首任院长张仲梁主任中医师治疗气滞型月经病效验方——乌香四物汤

【组成】乌药 6 克，香附 10 克，小茴香 6 克，当归 10 克，赤白芍各 10 克，川芎 10 克，青皮 6 克，炙甘草 3 克。

【制法】以上为每人 1 天剂量，先用冷水浸泡 40 分钟，旺火煮沸，改文火煎煮 20 分钟，煎煮 2 次，合并滤汁。

【用法】上下午分服。

【功效】理气活血调经。

【主治】适用于腹痛、疝气痛、睾丸炎及月经停闭，经期不准，经量偏少，

经行不畅，经前数日及经期小腹胀痛，牵及脘胁，甚至牵引至肛门及腹部胀痛，脉迟弦，苔薄白。

【赏析】乌药、香附、小茴香擅长调理下焦气滞，为本方主要药物；当归、赤芍、白芍、川芎活血调经，为次要药；青皮协助疏肝理气，为佐药；炙甘草缓急止痛、调和诸药。故对经期小腹疼痛收效显著。本方亦可用于腹痛、疝气痛、睾丸炎等病。

（五）金铃四物汤（张仲梁）

金陵医派著名中医大家、南京市中医院首任院长张仲梁主任中医师治疗气滞血瘀型月经病效验方——金铃四物汤

【组成】金铃子（即川楝子）10克，延胡索15克，当归10克，川芎10克，赤白芍各10克，桃仁10克，红花6克，丹参15克，牛膝15克，炙甘草3克。

【制法】以上为每人1天剂量，先用冷水浸泡40分钟，旺火煮沸，改文火煎煮20分钟，煎煮2次，合并滤汁。

【用法】上下午分服。

【功效】行气活血，祛瘀止痛。

【主治】停经，经期延后，量过少，色紫黑，质稠有小血块，经前或经期小腹胀痛剧烈，拒按，血块排出后痛减，胸闷不舒，舌质有紫点，脉弦涩。

【赏析】金铃子又称川楝子，善于清肝行气解郁，延胡索行气活血，长于止痛，两药配合，气行血畅，疼痛自止，为本效验方主要药；配伍当归、赤芍、白芍、桃仁、红花、丹参、牛膝活血调经，同为辅助药物；炙甘草调和诸药，且可缓急止痛，为佐使药。此方对胁痛、胃痛、神经官能症及更年

期综合征亦有显效。

（六）参芪四物汤（张仲梁）

金陵医派著名中医大家、南京市中医院首任院长张仲梁主任中医师治疗血虚型、气血两虚型月经病效验方——参芪四物汤

【组成】党参10克，炙黄芪15克，当归15克，熟地黄15克，白芍10克，川芎10克，白术10克，茯神10克，鸡血藤15克，炙甘草3克。

【制法】以上为每人1天剂量，先用冷水浸泡40分钟，旺火煮沸，改文火煎煮20分钟，煎煮2次，合并滤汁。

【用法】上下午分服。

【功效】养血益气。

【主治】贫血、白细胞减少症、慢性低血压病、眩晕症及停经，闭经，月经延后，量过少，经后小腹隐痛，色淡，质稀无血块，面色萎黄无华，头目昏眩，心悸气短，肤不润泽，大便或见干燥，舌淡红苔薄，脉细弱。

【赏析】血虚可导致闭经、过早停经、经量过少、经期延后等月经病。故本方采用较大剂量的当归、熟地黄进行养血。中医认为，"气旺生血"，故选用黄芪、党参补气。以上四味为本方君药；白芍、川芎、白术、茯神辅助养血益气，为臣药；鸡血藤既可养血，又可活血调经，为佐药；炙甘草益气、调和诸药，为使药。张院长常将此方治疗贫血、白细胞减少症、慢性低血压病、眩晕症属于气血两虚或血虚型的患者，1个月为一疗程。

（七）芪升四物汤（张仲梁）

金陵医派著名中医大家、南京市中医院首任院长张仲梁主任中医师治疗气虚型、气不摄血型月经病病效验方——芪升四物汤

【组成】炙黄芪 15 克，升麻 10 克，当归 10 克，白芍 10 克，熟地黄 15 克，党参 10 克，炙甘草 3 克，荆芥炭 10 克，煅牡蛎 30 克（先煎）。

【制法】以上为每人 1 天剂量，先用冷水浸泡 40 分钟，旺火煮沸，改文火煎煮 20 分钟，煎煮 2 次，合并滤汁。

【用法】上下午分服。

【功效】属气虚、气不摄血证，拟从补气摄血。

【主治】月经超前，经量过多，色淡质薄且稀，面色苍白，眩晕心悸，气短懒言，神疲乏力，不思饮食，舌质淡，脉细弱。

【赏析】黄芪有"补气之长"的美称，又能升提中气，与擅长升提的升麻配伍，则升提功效更佳；辅以党参补气，熟地黄、当归、白芍养血调经，同为辅助药；荆芥炭、煅牡蛎收敛止血，同为佐药；炙甘补气且可调和诸药，为使药。本方对胃下垂、直肠脱垂、便血、血小板减少性紫癜症出现气虚证，尤其是气不摄血证者亦可选用。

（八）地蒿四物汤（张仲梁）

金陵医派著名中医大家、南京市中医院首任院长张仲梁主任中医师治疗虚热型月经病效验方——地蒿四物汤

【组成】地骨皮 12 克，青蒿 10 克，生地 12 克，白芍、白薇各 10 克，当归身 10 克，玄参 15 克，麦冬 10 克，阿胶 10 克（烊化），甘草 3 克。

【制法】以上为每人 1 天剂量，先用冷水浸泡 40 分钟，旺火煮沸，改文火煎煮 20 分钟，煎煮 2 次，合并滤汁。

【用法】上下午分服。

【功效】滋阴清热。

【主治】经前超前，经量较少（黄昏增多），色红质清稀，面色少华，两颧红，消瘦，潮热骨蒸，肤干不润，腰酸乏力，舌质红，苔薄或无苔，脉细数。

【赏析】地骨皮、青蒿、白薇长于清退虚热，为本方主要药物；生地、白芍、归身、玄参、麦冬滋养阴津，水旺方可消灭虚火，同为臣药；阿胶滋阴养血，为佐药；甘草调和诸药，且能矫味，为使药。全方共奏滋阴津泽虚热功效。亦可用于低热、结核病、胸膜炎、暑热症等病症。

（九）夏陈四物汤（张仲梁）

金陵医派著名中医大家、南京市中医院首任院长张仲梁主任中医师治疗痰阻型月经病效验方——夏陈四物汤

【组成】法半夏 10 克，陈皮 6 克，当归 10 克，川芎 6 克，赤芍 10 克，苍术 10 克，香附 10 克，枳壳 6 克，茯苓 10 克，丹参 12 克。

【制法】以上为每人 1 天剂量，先用冷水浸泡 40 分钟，旺火煮沸，改文火煎煮 20 分钟，煎煮 2 次，合并滤汁。

【用法】上下午分服。

【功效】化痰行滞。

【主治】闭经，月经过少伴有形体肥胖，胸闷腹胀、恶心、多痰，口淡无味，舌苔白腻，脉细滑。

【赏析】体丰之女子，不仅易患心脑血管病变，也易造成闭经等月经不调。张院长对辨证为痰阻证的月经病常采用化痰湿的治则进行治疗，本方以二陈汤的主要成分半夏、陈皮、茯苓为君药。辅以当归、赤芍、川芎、丹参活血化瘀，苍术、香附、枳壳行气化湿。共奏化痰湿、行气血、调月经功效。对胃脘痛、单纯性肥胖症、眩晕综合征等内科病辨证为痰湿型的病症亦颇为合拍。

（十）柴壳四物汤（张仲梁）

金陵医派著名中医大家、南京市中医院首任院长张仲梁主任中医师治疗肝郁型月经病效验方——柴壳四物汤

【组成】柴胡 6 克，枳壳 6 克，当归 10 克，白芍 10 克，熟地 12 克，川芎 10 克，青陈皮各 6 克，郁金 10 克，延胡索 15 克。

【制法】以上为每人 1 天剂量，先用冷水浸泡 40 分钟，旺火煮沸，改文火煎煮 20 分钟，煎煮 2 次，合并滤汁。

【用法】上下午分服。

【功效】疏肝解郁，和血调经。

【主治】肝病、胃病、神经官能症、抑郁症、梅核气及月经先后不定期，经量或多或少，行经不畅，色暗质稠有小血块，精神抑郁或性情急躁，胸闷胁痛，乳胀，小腹胀痛，苔薄，脉弦细。

【赏析】肝主疏泄，肝郁则气滞，最易酿成多种月经病。柴胡擅长疏肝解郁，调畅气机，配枳壳后疏肝作用更佳；归芍地芎乃四物汤成分，系针对

肝郁导致的血瘀而设，古人有"柴胡伤肝阴"的说法，本方中的阴柔之品白芍可防止柴胡伤肝阴。青皮、陈皮、郁金。延胡索共同协助柴胡、枳壳疏肝理气，同为佐使药。本方对多种肝病、胃病、神经官能症、抑郁症、梅核气亦有效。

（十一）二妙四物汤（张仲梁）

金陵医派著名中医大家、南京市中医院首任院长张仲梁主任中医师治疗湿热型月经病效验方——二妙四物汤

【组成】苍术 10 克，黄柏 10 克，当归 10 克，赤芍 10 克，生地 12 克，川芎 10 克，车前草 15 克，泽泻 10 克，香附 10 克，丹参 15 克。

【制法】以上为每人 1 天剂量，先用冷水浸泡 40 分钟，旺火煮沸，改文火煎煮 20 分钟，煎煮 2 次，合并滤汁。

【用法】上下午分服。

【功效】清热利湿，理气和血。

【主治】经期小腹剧痛，经来涩少，经期长，色淡不鲜或暗黑有小血块，平时腰酸，小腹隐痛，带下量多，色黄质黏有秽气，苔黄腻，脉滑数。

【赏析】湿热内蕴可导致气血郁滞引起经来涩少、经期过长、痛经、带下等月经病，本效验方以《丹溪心法》二妙散的黄柏、苍术为君药。黄柏性寒味苦，可清热燥湿；苍术性温而燥，善于燥湿运脾，两者配伍，具有清热燥湿之效；配入四物汤的地芍归芎，活血调经，车前草、泽泻的清化湿热，香附、丹参的行气活血，则可标本兼治，增强疗效。此方对慢性泌尿系感染、汗症及妇科的盆腔炎、阴道炎亦有卓效。

（十二）二仙四物汤（张仲梁）

金陵医派著名中医大家、南京市中医院首任院长张仲梁主任中医师治疗肾阳虚型月经病效验方——二仙四物汤

【组成】仙茅10克，淫羊藿10克，当归10克，熟地黄15克，炒白芍10克，川芎6克，鹿角胶10克（烊化），肉桂3克（分2次后下），牛膝15克。

【制法】以上为每人1天剂量，先用冷水浸泡40分钟，旺火煮沸，改文火煎煮20分钟，煎煮2次，合并滤汁。

【用法】上下午分服。

【功效】补肾温阳。

【主治】月经停闭，经期延后，或先后不定期，经量过少，或经量多少不一，月经色淡无块，头昏耳鸣，怕冷四肢不温，乳房萎瘪，神疲腰酸，小便频数，舌质淡苔白，脉沉缓或沉细无力。

【赏析】肾阳虚型月经不调在临床并不少见，本方仙茅、淫羊藿（又称仙灵脾）为临床常用的温补肾阳的对子药，乃本方君药；辅以鹿角胶、肉桂协助温补肾阳，为臣药；熟地黄、当归、白芍、川芎活血调经兼可补血，乃佐药；牛膝活血又能引血下行，为本方使药。本方温而不燥，对肾阳不足引起的多种月经病可以长期服用。张院长对于原发性高血压病，更年期综合征、眩晕综合征以及不育症、不孕症也常以本效验方化裁治疗。

（十三）二子四物汤（张仲梁）

金陵医派著名中医大家、南京市中医院首任院长张仲梁主任中医师治疗肾阴虚型月经病效验方——二子四物汤

【组成】枸杞子 10 克，女贞子 10 克，当归 10 克，熟地黄 12 克，白芍 10 克，川芎 10 克，制何首乌 15 克，山萸肉 6 克，丹皮 6 克，泽泻 10 克，茯苓 10 克。

【制法】以上为每人 1 天剂量，先用冷水浸泡 40 分钟，旺火煮沸，改文火煎煮 20 分钟，煎煮 2 次，合并滤汁。

【用法】上下午分服。

【功效】滋肾养阴。

【主治】闭经，月经后期或先后不定期，经量过少或经量多少不一，月经色红质稀，形体消瘦，午后潮热，手足心热，头昏腰酸，乳房萎瘪，盗汗，舌质红，脉细数或细弱。

【赏析】本效验方以枸杞子、女贞子、熟地黄为君药，具有滋补肝肾之阴的功效；辅以何首乌、山萸肉，目的是滋肾养阴；当归、白芍、川芎养血活血调经。茯苓、泽泻、丹皮为六味地黄丸中的"三泻"，可使全方补而不腻。同为佐使药物。张院长常将此方广泛用于高血压病、更年期综合征、眩晕、不育症、不孕症等内妇科疾病、收效亦佳。

（十四）芩连四物汤（侯席儒）

金陵医派奠基人张简斋的"金陵四大嫡传弟子"之一侯席儒主任中医师

治疗血热妄行型月经不调效验方——芩连四物汤

【组成】黄芩 10 克，黄连 3 克，焦山栀 6 克，生地黄 10 克，赤白芍各 10 克，当归身 6 克，荆芥炭 10 克，丹皮炭 6 克，阿胶珠 10 克，炙甘草 2 克。

【制法】以上为每人 1 天剂量，先用冷水浸泡 40 分钟，旺火煮沸，改文火煎煮 20 分钟，煎煮 2 次，合并滤汁。

【用法】上下午分服。

【功效】清热凉血，调经止血。

【主治】妇人经期超前 7 天以上，月经量多势涌，经色鲜红，面色红赤，心情急躁，口干口苦，口渴，喜冷恶热，舌质偏红，苔黄，脉数。

【赏析】谢老于 1963 年毕业实习期间，曾短期随侯主任实习，在他的众多效验方中，印象最深刻的便是芩连四物汤。侯老认为：四物汤分生四物汤与熟四物汤两种。前者偏于凉血，后者偏于养血。本方用于血热妄行患者，故四物汤中的地黄用生地黄，芍药用赤芍，忌用川芎。黄芩、黄连擅长清热降火，焦山栀可清泄三焦之热，为本方主药，但性味苦寒，剂量不宜过大，否则易于伤胃。侯老的这则效验方，药味不多，剂量较轻，但疗效颇佳，充分体现出金陵医派用药轻灵简便，处处顾及脾胃的特色。

（十五）龟鹿滋阴汤（胥受天）

金陵医派胥氏妇科医术奠基人胥受天主任中医师治疗肝肾阴虚型月经病效验方——龟鹿滋阴汤

【组成】生地黄 15 克，山茱萸 10 克，怀山药 20 克，茯苓 10 克，牡丹皮 6 克，麦冬 10 克，阿胶 12 克（烊化），炙龟甲 15 克（先煎），鹿角胶

10 克 (烊化)。

【制法】以上为每人 1 天剂量，先用冷水浸泡 30 分钟，旺火煮沸，改文火煎煮 20 分钟，煎煮 2 次，合并滤汁。

【用法】上下午分服。

【功效】滋阴补肾调经。

【主治】月经非时而下，或经来先期，经期延长，经血鲜红，质地稠，淋漓不畅。心烦潮热，头晕目眩，耳鸣健忘，腰酸腿软，足跟疼痛，心悸盗汗，舌红苔少或光剥苔，脉细数。适用于月经不调、功能失调性子宫出血、不孕、围绝经期综合征属肾阴虚者。

【加减法】

1. 月经不调者加桃仁 10 克，红花 10 克，益母草 15 克，以活血调经。

2. 出血多者加仙鹤草 15 克，海螵蛸 15 克。

3. 肾阴虚加女贞子 10 克，墨旱莲 10 克。

4. 肾气虚加菟丝子 10 克，肉苁蓉 10 克。

5. 心烦眠差加柏子仁 20 克，夜交藤 20 克。

6. 烘热汗出者加浮小麦 15 克，煅龙骨、牡蛎各 20 克。

【赏析】方中以地黄、龟甲、麦冬大补真阴；以山茱萸之敛肝，山药之健脾，阿胶之养血助其滋填；用茯苓、牡丹皮者，取其行而不滞，以制厚味呆腻之弊；阿胶为养阴止血之要药，伍以此方中加强养阴止血作用。龟甲、鹿角胶血肉有情之品阴阳双补而止血，鹿角胶其性虽温，但扶气养血力强，不必虑其耗阴动血。

（十六）培元温阳饮（胥受天）

金陵医派胥氏妇科医术奠基人胥受天主任中医师治疗治疗肾阳虚型月

经病效验方——培元温阳饮

【组成】当归 12 克，熟地黄 15 克，菟丝子 12 克，杜仲 12 克，巴戟天 10 克，淫羊藿 10 克，牛膝 10 克，砂仁 3 克 (分 2 次后下)，紫河车 10 克，肉桂 3 克（分 2 次后下）。

【制法】以上为每人 1 天剂量，先用冷水浸泡 30 分钟，旺火煮沸，改文火煎煮 20 分钟，煎煮 2 次，合并滤汁。

【用法】上下午分服。

【功效】温补肾阳，散寒调经。

【主治】年逾 18 周岁尚未行经，或初潮年龄偏晚而常有停闭，或月经已潮而后期量少至闭经。或伴有全身征象，体质纤弱，第二性征发育不良，腰膝酸软，头晕耳鸣，夜尿频多，四肢不温，舌淡红，苔薄白，脉多沉弱。适用于月经不调、闭经、不孕、围绝经期综合征。

【加减法】

1. 阴虚者加山茱萸 10 克，龟甲 10 克。

2. 气虚者加黄芪 15 克，党参 10 克。

3. 肝郁者加柴胡 5 克，月月红 6 克。

4. 血虚者加制首乌 10 克，阿胶 10 克。

5. 闭经者加桃仁 10 克，红花 10 克。

6. 月经不调者加益母草 15 克，泽兰 10 克。

7. 头晕耳鸣者加天麻 10 克，枸杞子 10 克。

8. 夜尿多者加益智仁 10 克，桑螵蛸 10 克。

【赏析】方中巴戟天、淫羊藿、熟地黄、菟丝子、覆盆子等补肾温阳药物以培元；杜仲补肝肾而强腰脊；紫河车为血肉有情之品，用之补肾以生精血；当归甘温、补血行血以助血脉运行；牛膝补肝肾又引血下行；砂仁理气使诸药补而不滞，少佐肉桂温阳以引火归原，诸药配伍，使肾气充、气化盛、精血足、血海盈，而经血可下。

（十七）归脾八珍汤（胥受天）

金陵医派胥氏妇科医术奠基人胥受天主任中医师治疗气血两虚型月经病效验方——归脾八珍汤

【组成】黄芪 20 克，党参 15 克，当归 10 克，白芍 15 克，白术 10 克，熟地黄 10 克，茯苓 10 克，炙甘草 5 克。

【制法】以上为每人 1 天剂量，先用冷水浸泡 30 分钟，旺火煮沸，改文火煎煮 20 分钟，煎煮 2 次，合并滤汁。

【用法】上下午分服。

【功效】双补气血，补脾宁心。

【主治】月经经行量少，色淡质稀如水，经后少腹绵绵作痛，头昏目眩，肢体麻木，心慌失眠，面色萎黄，倦怠乏力，苔薄质淡红，脉细小。适用于月经不调、痛经、闭经、围绝经期综合征气血虚弱者。

【加减法】

1. 肾虚者加肉苁蓉 10 克，山茱萸 10 克。

2. 血虚者加制何首乌 20 克，阿胶 10 克（烊化）。

3. 肝郁者加柴胡 5 克，月月红 6 克。

4. 阴虚者加玉竹 10 克，麦冬 10 克。

5. 头晕头痛者加天麻 10 克，钩藤 10 克（分 2 次后下）。

6. 失眠者加柏子仁 20 克，酸枣仁 10 克。

7. 月经量少、闭经者加桃仁 10 克，红花 10 克，益母草 15 克。

8. 痛经者加香附 10 克，延胡索 10 克。

【赏析】胥老谓："润则血濡。"遣用八珍归脾汤，方中党参、茯苓、白芍、白术、当归、熟地黄、炙甘草取八珍汤之义，大补气血；以黄芪 10 克、党参 10 克、白术 10 克、茯苓 10 克健脾运，生气血；当归 10 克、熟地黄 10 克、白芍 10 克滋阴养血；炙甘草益气和中，和诸药性。诸药配伍使气血渐充，冲任得以荫益，气荣血润濡肌身，气血调理经畅行。

（十八）益肾滋血汤（胥京生）

金陵医派胥氏妇科医术第二代传人胥京生主任中医师治疗肾阴亏虚型月经病效验方——益肾滋血汤

【组成】当归 10 克，白芍 10 克，山茱萸 10 克，巴戟天 10 克，山药 15 克，枸杞子 10 克，熟地黄 10 克，肉苁蓉 10 克，炙甘草 3 克。

【制法】以上为每人 1 天剂量，先用冷水浸泡 30 分钟，旺火煮沸，改文火煎煮 20 分钟，煎煮 2 次，合并滤汁。

【用法】上下午分服。

【功效】益肾滋阴调经。

【主治】月经后期、闭经或经行之后，腹痛不剧、腰酸膝软，经来时，色稍淡或正常，经量多，伴有耳鸣、头目眩晕、视物昏花、两胁肋胀，舌质红，苔薄白，脉沉弦无力。适用于月经不调、闭经、卵巢早衰、围绝经期。

【加减法】

1. 肾阴虚者加龟甲 10 克（先煎），制首乌 20 克。

2. 肾阳虚者加鹿角胶 10 克（烊化），锁阳 10 克。

3. 气虚者加党参 10 克，黄芪 15 克。

4. 血虚者加阿胶 10 克（烊化），川芎 10 克。

5. 气滞者加青陈皮各 6 克，枳壳 10 克。

6. 月经后期、闭经者加红花 10 克，益母草 15 克。

7. 卵巢早衰者加龟甲 10 克（先煎），紫河车 10 克。

【赏析】 方中以熟地黄、山药滋阴补肾，填精益髓；山茱萸、枸杞子补养肝肾，并能涩精；肉苁蓉、巴戟天温壮肾阳，取"阳中求阴"之义；当归、白芍养血调经缓急止痛。临床用时需注意不用苦寒辛燥药物，以免阴液益损。本方峻补肾精，濡养肝血，胥老谓："水足则肝气安，乙癸同顺则道气自平，又何经水不调耶！"

（十九）参蓉二天散（胥波）

金陵医派胥氏妇科医术第三代传人、南京中医药大学金牌课程讲师胥波执业中医师治疗脾肾阳虚型月经病效验方——参蓉二天散

【组成】党参 15 克，炒白术 15 克，茯苓 15 克，肉苁蓉 10 克，巴戟天 10 克，山药 15 克，桔梗 10 克，苡仁 15 克，砂仁 3 克（分 2 次后下）。

【制法】以上为每人 1 天剂量，先用冷水浸泡 30 分钟，旺火煮沸，改文火煎煮 20 分钟，煎煮 2 次，合并滤汁。

【用法】上下午分服。

【功效】补脾益肾调经。

【主治】月经后期、闭经、经前或经期面浮肢肿，经行泄泻，经行量多，色淡质稀，腰膝酸软，疲倦乏力，纳呆食少，脘腹胀闷，形寒肢冷，舌质淡，苍白，脉沉弱。适用于月经不调、闭经、经期泄泻、经前紧张。

【加减法】

1. 肾虚者加鹿角胶 10 克（烊化），山茱萸 10 克。

2. 气虚者加黄芪 15 克，太子参 15 克。

3. 血虚者加当归 10 克，阿胶 10 克（烊化）。

4. 月经后期、闭经者加桃仁 10 克，红花 10 克。

5. 经行泄泻加扁豆 10 克，马齿苋 15 克。

6. 脘腹胀闷者加青陈皮各 6 克，香橼 6 克。

7. 肢体浮肿者加泽泻 10 克，冬瓜皮 10 克。

【赏析】胥老谓："脾肾共为女子先天，经水之源耶。"脾肾俱虚，生化乏源，治疗宜于补肾扶脾，方中党参补脾益气；白术、茯苓健脾利湿，甘草益气补中和胃；山药、薏苡仁健脾除湿；砂仁和胃理气；肉苁蓉、巴戟天补肾温阳，补先天促后天，桔梗升提中气，载药上行。全方配伍俱有补肾扶脾、益气温阳、振奋先天，达到气血化生源泉不绝，经自调之效果。

（二十）二黄交泰汤（胥京生）

金陵医派胥氏妇科医术第二代传人胥京生主任中医师治疗心肾不交型月经病效验方——二黄交泰汤

【组成】黄连 9 克，白芍 12 克，山茱萸 10 克，黄芩 6 克，鸡子黄 2 枚，肉桂 3 克（分 2 次后下），远志 10 克，百合 20 克，阿胶 10 克（烊化）。

【制法】以上为每人 1 天剂量，先用冷水浸泡 30 分钟，旺火煮沸，改文火煎煮 20 分钟，煎煮 2 次，合并滤汁。

【用法】上下午分服。

【功效】滋肾泻火，交通心肾。

【主治】绝经前后，情绪低落，焦虑多疑，或郁郁寡欢，头晕耳鸣，潮热汗出，虚烦失眠，心悸怔忡，多梦健忘，头晕耳鸣，咽干，腰膝酸软，小便短赤，舌质红，少苔，脉细弱或细数。适用于月经不调、经前紧张征、围绝经期综合征之心肾不交者。

【赏析】本方治证乃治肾水不足，水不制火，心神不宁致神志不安诸证。方中用山茱萸滋养肾水而益精润燥；黄连清心降火而除烦安神；黄芩清心降火以助黄连清除烦热；再以白芍、鸡子黄益阴养血而安神；百合、远志滋阴宁心益智安神，少佐肉桂引肾中元阳之火归水之源。诸药合用，既益肾水，又清心火，心肾相交，水火共济，则心神不安诸证可除。

（二十一）丹栀疏肝汤（胥受天）

金陵医派胥氏妇科医术奠基人胥受天主任中医师治疗功能性子宫出血效验方——丹栀疏肝汤

【组成】当归 10 克，白芍 10 克，牡丹皮 10 克，黑栀子 10 克，柴胡 6 克，茯苓 12 克，白术 10 克，玫瑰花 6 克，地榆炭 10 克，生甘草 3 克。

【制法】以上为每人 1 天剂量，先用冷水浸泡 30 分钟，旺火煮沸，改文火煎煮 20 分钟，煎煮 2 次，合并滤汁。

【用法】上下午分服。

【功效】清热凉血、疏肝理气。

【主治】适用于月经先期、功能失调性子宫出血、围绝经期综合征属肝经郁热者。

【加减法】

1. 肾阴虚者加龟甲 10 克（先煎），山茱萸 10 克。

2. 血虚者加阿胶 10 克（烊化），制首乌 10 克。

3. 口苦咽干者加玉竹 10 克，石斛 20 克。

4. 乳胀胁痛者加柴胡 5 克，郁金 10 克。

5. 心烦易怒者加莲子心 3 克，百合 20 克。

6. 月经提前者加黄柏 10 克，仙鹤草 15 克，海螵蛸 10 克。

7. 月经淋漓不净者加蒲黄 10 克，五灵脂 10 克。

【赏析】经血非时而下，或月经提前，量或多或少，色紫红有块，或少腹胀痛，或胸闷肋胀，经前乳房胀痛，或心烦易怒，或口苦咽干，时欲叹息，舌红，苔薄黄，脉弦数。方中柴胡、玫瑰花，配合诸血分药疏理肝气，调养肝血，以治其本："见肝之病，知肝传脾，当先实其脾"，故用茯苓、白术健脾以治未病；气滞化火易伤肝阴，应用当归、白芍养血柔肝，配合牡丹皮凉血活血，又能行气滞之瘀；取黑栀子、地榆炭，清热止血作用，与生甘草为伍，防其清之太过。且栀炭、黄芩炭又有止血作用。使本方成为理气而不燥伤阴津，止血而不滞留瘀血，其性平和、以柔制刚，共奏"疏肝解郁，清热止血"之效。

（二十二）膏知清热饮（胥京生）

金陵医派胥氏妇科医术第二代传人胥京生主任中医师治疗月经先期效验方——膏知清热饮

【组成】石膏 20 克（先煎），知母 10 克，生地黄 12 克，麦冬 10 克，天花粉 12 克，牡丹皮 10 克，黄芩 10 克，白茅根 15 克，紫珠草 10 克，甘草 2 克。

【制法】以上为每人 1 天剂量，先用冷水浸泡 30 分钟，旺火煮沸，改文火煎煮 20 分钟，煎煮 2 次，合并滤汁。

【用法】上下午分服。

【功效】清热泻火调经。

【主治】经血非时而下，或经来先期，或量多如注，或淋漓日久不净，色深红，质稠，口渴烦热，或有发热，或正值暑热之际，小便黄或大便干结，舌红，苔黄，脉洪散。适用于月经先期、崩漏、功能失调性子宫出血、围绝经期综合征阳盛血热者。

【加减法】

1. 肝肾阴虚者加女贞子 10 克，墨旱莲 10 克，熟地黄 10 克。

2. 心烦失眠加麦冬 10 克，柏子仁 10 克，百合 20 克。

3. 潮热汗出者加白薇 10 克，青蒿 10 克，地骨皮 10 克。

4. 月经先期加栀子 10 克，山茱萸 10 克。

5. 崩漏量多者加仙鹤草 15 克，海螵蛸 15 克。

6. 溲黄便秘者加大黄 6 克（分 2 次后下），黄柏 10 克。

【赏析】 方中石膏、知母，清热泻火，偏于清阳明气分之热；生地黄、黄芩、牡丹皮，养阴清热凉血，偏于清肝经血分之热；五味合用，气血两清，而治其本。佐以白茅根、紫珠草入血分，加强本方凉血止血之功；热盛必损及阴液，故佐之麦冬、天花粉，以复其耗伤之阴；诸药具有养阴清热，宁静血海之功效。

（二十三）礞石涤痰汤（胥京生）

金陵医派胥氏妇科医术第二代传人胥京生主任中医治疗经前紧张症效验方——礞石涤痰汤

【组成】 天冬 10 克，麦冬 10 克，陈胆星 10 克，陈皮 10 克，远志 10 克，郁金 10 克，青礞石 10 克，茯苓 10 克，柴胡 5 克，半夏 10 克，甘草 2 克。

【制法】 以上为每人 1 天剂量，先用冷水浸泡 30 分钟，旺火煮沸，改文火煎煮 20 分钟，煎煮 2 次，合并滤汁。

【用法】 上下午分服。

【功效】化痰清火调经。

【主治】适用于经前紧张征、围绝经期综合征之痰火扰心者。

【加减法】

1. 阴虚内热者加龟甲 10 克（先煎），黄柏 10 克，知母 10 克。

2. 心烦失眠者加柏子仁 10 克，酸枣仁 10 克，麦冬 10 克。

3. 头昏头痛者加天麻 10 克，珍珠母 20 克，钩藤 10 克（分 2 次后下）。

4. 情志不宁者加柴胡 5 克，百合 20 克，浮小麦 15 克。

5. 月经先期者加女贞子 10 克，墨旱莲 10 克，栀子 10 克。

6. 月经过多、崩漏者加侧柏炭 15 克，地榆炭 10 克，仙鹤草 15 克。

7. 月经淋漓不净者加蒲黄 10 克，参三七 10 克。

【赏析】经前或经期情志不宁，易哭易怒，或狂躁不安，头痛失眠，面红目赤，心胸烦闷，口舌糜烂，舌红或绛、苔黄厚或腻，脉滑数。胥老谓："百病多为痰作祟。"痰结火升，上扰清窍，治疗应用清火涤痰。天冬、麦冬味甘性凉，津液浓厚滑润，入肺以清燥热入胃以清实热，故有生津止渴之效，并可通利二便，泻火于下。南星、二陈、礞石涤痰化浊开窍；柴胡、郁金疏肝解郁；远志宁神益智，诸药合用具有清热泻火，涤痰化浊，药贵中鹄。

（二十四）姜桂温宫汤（胥受天）

金陵医派胥氏妇科医术奠基人胥受天主任中医师治疗宫寒型月经病效验方——姜桂温宫汤

【组成】当归 12 克，川芎 9 克，白芍 30 克，肉桂 3 克（分 2 次后下），干姜 3 克，淡吴茱萸 5 克，香附 6 克，乌药 10 克，桃仁 10 克，红花 10 克，甘草 3 克。

【制法】以上为每人1天剂量，先用冷水浸泡30分钟，旺火煮沸，改文火煎煮20分钟，煎煮2次，合并滤汁。

【用法】上下午分服。

【功效】温宫散寒调经。

【主治】月经后期，月经停闭，经行色黯，量少，小腹冷痛拒按，得热则痛缓，形寒肢冷，面色青白，舌紫黯，或边尖有瘀点，脉沉紧。适用于月经后期、闭经、痛经属寒凝胞宫者。

【加减法】

1. 月经量少者加益母草15克，泽兰10克。

2. 月经后期、闭经者加鹿角胶10克（烊化）、龟甲10克（先煎）。

3. 痛经者加延胡索10克，制乳没各6克。

4. 气虚者加黄芪15克，党参10克。

5. 腰骶痛者加杜仲10克，续断10克。

6. 胁痛乳胀者加川楝子10克，郁金10克。

7. 少腹两侧痛者加柴胡5克，荔枝核6克。

【赏析】方中肉桂、干姜、淡吴茱萸温经散寒，调经；当归、川芎养血活血调经；桃仁、红花活血祛瘀；白芍、甘草缓急止痛。诸药合用，行气活血，温经散寒，寓"离空当照，阴霾自消"则经调。

（二十五）温经汤（胥受天）

金陵医派胥氏妇科医术奠基人胥受天主任中医师治疗痛经效验方——温经汤

【组成】当归10克，白芍30克，川芎10克，香附10克，陈皮10克，砂仁 2 克（分 2 次后下）、桂心 3 克，吴茱萸 5 克，延胡索 10 克，丹参 15 克，炙甘草 3 克。

【制法】以上为每人 1 天剂量，先用冷水浸泡 30 分钟，旺火煮沸，改文火煎煮 20 分钟，煎煮 2 次，合并滤汁。

【用法】上下午分服。

【功效】温经散寒、活血调经。

【主治】月经后期或闭经，经行腹痛伴有血块色黯，得热痛减，恶心，呕吐，面色发白，形寒怕冷，手足不温，倦怠乏力，腰酸痛，大便溏，脉沉细。适用于月经不调、痛经者。

【加减法】

1. 肾虚者加肉苁蓉 10 克，鹿角胶 10 克（烊化）。

2. 气虚者加黄芪 15 克，党参 10 克。

3. 血虚者加川芎 10 克，阿胶 10 克（烊化）。

4. 气滞者加柴胡 5 克，青皮 10 克。

5. 月经后期、闭经者加桃仁 10 克，红花 10 克，益母草 15 克。

6. 腹痛剧者加血竭 10 克，制乳没各 6 克。

7. 腰骶痛者加杜仲 10 克，续断 10 克。

8. 月经量少者加益母草 15 克，川牛膝 10 克。

9. 月经淋漓不净者加蒲黄 10 克，五灵脂 10 克，艾叶炭 10 克。

【赏析】方中当归、白芍养血止痛调经；桂心主入肾经，善补命门之火，益火消阴，温经通脉，散寒止痛；吴茱萸疗小腹之冷气，主肝经，温散肝经之寒邪，擅除宫寒。川芎、香附、丹参、延胡索行气活血调理冲任气血以止痛；陈皮、砂仁行气和中止呕，白芍配甘草可缓急止痛。诸药合用共奏温经散寒，行气止痛之功效。经前和经期服用之更佳。

（二十六）失笑化瘀散（胥京生）

金陵医派胥氏妇科医术第二代传人胥京生主任中医师治疗子宫内膜异位症效验方——失笑化瘀散

【组成】蒲黄 10 克，五灵脂 10 克，香附 15 克，当归 12 克，川芎 6 克，红花 10 克，延胡索 10 克，甘草 6 克。

【制法】以上为每人 1 天剂量，先用冷水浸泡 30 分钟，旺火煮沸，改文火煎煮 20 分钟，煎煮 2 次，合并滤汁。

【用法】上下午分服。

【功效】活血化瘀，止血调经。

【主治】适用于月经后期、痛经、子宫内膜异位症属气滞血瘀者。主治渐进性痛经，经前或经期小腹胀痛，痛处固定，血行不畅，淋漓不净，或经来量多，血色紫黯有块，块下则疼痛减，胸胁、乳房胀痛，或腹中有块，固定不移，经期肿块胀痛明显、舌质紫暗，舌边或有瘀点，脉弦涩或弦缓。

【加减法】

1. 气虚者加黄芪 15 克，白术 10 克。

2. 血虚者加白芍 20 克，制首乌 10 克。

3. 阳虚者加肉桂 3 克（分 2 次后下），附片 5 克（先煎）。

4. 少腹冷痛者加炮姜 5 克，小茴香 5 克。

5. 乳房胀痛者加柴胡 5 克，月月红 6 克。

6. 少腹坠痛者加青陈皮各 6 克，枳壳 10 克。

7. 月经后期量少者加益母草 15 克，桃仁 10 克。

8. 经行色黯量多夹瘀块者加失笑散 12 克，茜草 10 克。

【赏析】方中以失笑散活血化瘀止痛为君药；配当归、川芎、红花活血散瘀，瘀既得化，通则不痛；佐香附、九香虫、延胡索、乌药行气止痛，气行则血行；且九香虫、乌药还具有温肾的作用，使之温运通达，经痛自消。胥老谓之："气滞则涩而不流，温则消而去之。"

（二十七）活血二陈汤（胥京生）

金陵医派胥氏妇科医术第二代传人胥京生主任中医师治疗痰瘀互结型月经病效验方——活血二陈汤

【组成】茯苓 15 克，陈皮 6 克，法半夏 10 克，甘草 2 克，制胆星 6 克，莪术 10 克，三棱 10 克，桂枝 5 克，赤芍 15 克。

【制法】以上为每人 1 天剂量，先用冷水浸泡 30 分钟，旺火煮沸，改文火煎煮 20 分钟，煎煮 2 次，合并滤汁。

【用法】上下午分服。

【功效】活血化瘀，行气止痛。

【主治】适用于月经后期、闭经、多囊卵巢综合征、痛经、子宫内膜异位症属痰瘀互结者。经行剧烈腹痛，形体偏胖，带下量多，质黏稠，月经先后无定期，月经量少色暗，质黏稠，头晕心悸，胸闷泛恶、神疲乏力，经期泄泻，舌质紫黯、苔白腻、脉滑涩。

【加减法】

1. 肾虚者加肉苁蓉 10 克，山茱萸 10 克。

2. 气虚者加黄芪 15 克，白术 10 克。

3. 脾虚者加太子参 15 克，苍术 10 克。

4. 闭经者加红花 10 克，桃仁 10 克。

5. 痛经者加延胡索 10 克，制乳没各 6 克。

6. 月经量少者加益母草 15 克，泽兰 10 克。

7. 经行胸腹胀痛者加青陈皮各 6 克，枳壳 10 克。

8. 泛恶呕吐者加砂仁 3 克（分 2 次后下），白豆蔻 3 克（分 2 次后下）。

9. 经期泄泻者加炒薏苡仁 20 克，扁豆 10 克。

【赏析】方中茯苓、陈皮、法半夏、甘草系著名二陈汤，祛痰利水，使得痰去水行，桂枝性温通血脉而消瘀血；赤芍、三棱、莪术活血行血中之滞，解痉以止痛；制胆星化痰蚀，消癥散结。诸药合用，可化痰浊，去瘀结，通血脉，除阻滞，畅经络，开壅塞，达到痰化瘀散，癥积自消之目的。

（二十八）桃红通经汤（胥波）

金陵医派胥氏妇科医术第三代传人、南京中医药大学金牌课程讲师胥波执业中医师治疗血瘀型月经病效验方——桃红通经汤

【组成】当归 10 克，赤白芍各 10 克，川芎 10 克，桃仁 10 克，红花 10 克，蒲黄 10 克，五灵脂 10 克，香附 10 克，牛膝 10 克。

【制法】以上为每人 1 天剂量，先用冷水浸泡 30 分钟，旺火煮沸，改文火煎煮 20 分钟，煎煮 2 次，合并滤汁。

【用法】上下午分服。

【功效】活血化瘀，行气止痛。

【主治】月经后期或闭经，经前或经期腹部持续作痛，痛如刀割，拒按，经量少，经色紫黑有块，血块排出后痛减，经净疼痛消失，舌质紫黯或有瘀点，苔白黄，脉沉弦。适用于月经后期、闭经、痛经、不孕症属瘀血者。

【加减法】

1. 气虚者加黄芪 15 克，党参 10 克。

2. 血虚者加熟地 10 克，制首乌 20 克。

3. 肾阴虚者加枸杞子 10 克，山茱萸 10 克。

4. 阳虚者加肉苁蓉 10 克，锁阳 10 克。

5. 子宫发育不良者加紫河车 10 克，鹿角胶 10 克（烊化）。

6. 少腹疼痛者加延胡索 10 克，香附 10 克。

7. 月经量少者加益母草 15 克，川牛膝 10 克。

8. 胸腹胀痛者加柴胡 5 克，枳壳 10 克。

【赏析】胥老云："气血者，人身之要也。"瘀血内停，脉络阻滞，脏腑，血行不畅，不通则痛。瘀血阻络，活血化瘀无疑是治疗大法，遣用桃红通经汤，本方为桃红四物汤加减而成。方中以当归、白芍养血活血；川芎、香附理气调经止痛；赤芍、桃仁、红花活血化瘀；五灵脂甘温，善入肝经血分，能通血脉而散瘀血；蒲黄甘平，亦入肝经血分，有活血止血作用。与五灵脂相须为用，活血散结，祛瘀止痛作用增强；牛膝祛瘀血，通血脉，引瘀血下行。全方活血而不耗血，祛瘀又能生新，合而用之，疼痛可愈。

（二十九）通窍调经汤（胥受天）

金陵医派胥氏妇科医术奠基人胥受天主任中医师治疗月经不调效验方——通窍调经汤

【组成】归尾 10 克，赤芍 15 克，川芎 12 克，桃仁 12 克，红花 12 克，牛膝 15 克，白芷 12 克，菊花 9 克。

【制法】以上为每人 1 天剂量，先用冷水浸泡 30 分钟，旺火煮沸，改文火煎煮 20 分钟，煎煮 2 次，合并滤汁。

【用法】上下午分服。

【功效】通窍活血调经。

【主治】月经先期或先后不定，经前或经期，头痛剧烈，或胀痛，或刺痛，经行不畅，腹痛拒按，经色紫黯有血块，舌质黯有瘀斑，或瘀点，脉弦或涩。适用于月经不调、经前紧张征、围绝经期综合征瘀血阻滞者。

【加减法】

1. 肾虚者加肉苁蓉 10 克，紫河车 10 克，山茱萸 10 克。

2. 气血虚者加黄芪 15 克，党参 10 克，熟地黄 10 克，制首乌 10 克。

3. 头痛剧者加天麻 10 克，珍珠母 10 克，川芎 10 克。

4. 月经先期者加牡丹皮 10 克，栀子 6 克。

5. 乳房胀痛者加柴胡 5 克，青皮 10 克。

6. 月经量少者加益母草 15 克，泽兰 10 克。

【赏析】胥老谓："经水不调多为宿血积于腔中。"瘀血阻络，治疗当以活血化瘀无疑是治疗大法。方中以归尾、赤芍、川芎行血中之滞，化瘀通络；桃仁、红花活血逐瘀；牛膝活血化瘀，引血下行；白芷理气化瘀止痛；菊花疏风清热止头痛。全方合用，共奏活血化瘀，通络止痛引气调经之功效。

（三十）逍遥通经汤（胥京生）

金陵医派胥氏妇科医术第二代传人胥京生主任中医师治疗月经病效验方——逍遥通经汤

【组成】当归 10 克，赤芍 15 克，香附 10 克，柴胡 6 克，丹参 15 克，川芎 9 克，白术 10 克，茯苓 10 克，红花 10 克，炙甘草 2 克。

【制法】以上为每人 1 天剂量，先用冷水浸泡 30 分钟，旺火煮沸，改文火煎煮 20 分钟，煎煮 2 次，合并滤汁。

【用法】上下午分服。

【功效】疏肝解郁，行气调经。

【主治】经前或经期小腹胀痛，胀甚于痛，月经周期缩短，量多有块，经色紫黯，胸胁乳房作胀，心烦易怒，或感觉二便均胀，矢气则舒，有时嗳气，舌红苔黄、脉弦数。适用于月经不调、经前紧张征、痛经、围绝经期综合征属气滞血瘀者。

【加减法】

1. 血虚者加熟地黄 10 克，阿胶 10 克。

2. 阴虚者加玉竹 10 克，山茱萸 10 克。

3. 月经先期者加牡丹皮 10 克，栀子 6 克。

4. 少腹疼痛者加延胡索 10 克，枳壳 10 克。

5. 乳房胀痛者加柴胡 5 克，月季花 6 克。

6. 心烦易怒者加玉竹 10 克，百合 20 克。

7. 月经量多有块加蒲黄 10 克，五灵脂 10 克。

【赏析】胥老尝谓："经水来，临经将来作痛者，血实也，此乃瘀血郁滞也。"肝以血为本，以气为用，藏血以养其体，疏泄以遂其用。若情志怫郁，肝郁气滞，气滞则血瘀，经血瘀滞于冲任而作痛。气滞血瘀，"瘀者通其滞"是治疗大法。遣用逍遥通经汤，本方为逍遥散加减而成，方中以柴胡、香附疏肝解郁，升达清阳，白术、茯苓健脾和中；当归、赤芍、红花、丹参活血化瘀；川芎、香附、郁金又可行气止痛。诸药配伍使厥阴肝气条达，则气血畅，脉络通，则经水畅行，通则不痛。

（三十一）二苓止带汤（胥受天）

金陵医派胥氏妇科医术奠基人胥受天主任中医师治疗带下病效验方——二苓止带汤

【组成】猪苓15克，茯苓10克，泽泻9克，茵陈蒿9克，赤芍9克，黄柏9克，牡丹皮10克，薏苡仁15克。

【制法】以上为每人1天剂量，先用冷水浸泡30分钟，旺火煮沸，改文火煎煮20分钟，煎煮2次，合并滤汁。

【用法】上下午分服。

【功效】健脾化湿止带。

【主治】带下量多，色黄白，质黏稠，如脓样，或赤白相间，或五色杂下，有秽臭气，或有奇臭，腰酸，小腹作胀，头晕神疲，纳欠苔腻，口苦咽干，脉象细濡数，舌质红，苔黄腻根厚。适用于阴道炎、宫颈炎、附件炎等内、外生殖道炎症湿热毒蕴者。

【加减法】

1. 脾气虚者加党参10克，苍白术各10克。

2. 气陷者加黄芪15克，柴胡5克，升麻10克。

3. 肾气虚者加杜仲10克，补骨脂10克。

4. 带下夹血丝者加小蓟10克，白茅根15克。

5. 带下臭秽者加土茯苓10克，墓头回10克。

6. 带下清稀色白者加煅牡蛎20克（先煎），海螵蛸15克。

【赏析】方中以茵陈蒿；黄柏清中、下焦之湿热为主药；辅以茯苓、薏苡仁健脾运化水湿；猪苓、车前子、泽泻利尿除湿清热；赤芍清热解毒凉血；牡丹皮清热解毒。诸药合用则湿除热去带下自止。

（三十二）四妙止带汤（胥京生）

金陵医派胥氏妇科医术第二代传人胥京生主任中医师治疗带下病效验方——四妙止带汤

【组成】 黄柏10克，苍术10克，炒薏苡仁15克，石见穿10克，川牛膝15克，鸡冠花10克，海螵蛸15克，芡实10克，牡蛎30克（先煎）。

【制法】 以上为每人1天剂量，先用冷水浸泡30分钟，旺火煮沸，改文火煎煮20分钟，煎煮2次，合并滤汁。

【用法】 上下午分服。

【功效】 清利湿热，健脾止带。

【主治】 适用于阴道炎、宫颈炎、附件炎、盆腔炎等妇科炎症。

【加减法】

1. 若带下青绿，质稠黏腻，日久不断伴脘腹胀满者，可酌减收涩止带之品，如海螵蛸、牡蛎，加茯苓、茵陈、栀子以疏肝利湿、清泄肝火。

2. 若带下黄赤白色，其味亦腥，伴有身热，小便时痛，原方可加栀子，黄连，重楼，白花蛇舌草清热解毒之品。

3. 若阴中瘙痒甚者可加蛇床子，金银花以杀虫止痒。

4. 若病程迁延日久，带下量多质稀，时如水下，方中加白术，怀山药，党参以健脾止带。

5. 若症见妇女肥胖，多年不孕，带下色白，清稀如水，时头重肢倦，气短懒言，此乃脾胃气虚，湿浊下陷所致。可用提脾气而升于上，则水湿反利于下行之法，和补中益气汤而为之。

【赏析】 带下色黄，秽味，夹有血丝，外阴痛痒，阴道肿痛，尿黄涩痛。口干苦，舌红，苔黄腻，脉滑数。本方由四妙散加味而来，方中黄柏苦寒，寒以清热、苦以燥湿且偏入下焦，苍术燥湿健脾，石见穿、鸡冠花清热引药下行直达病所，诸药合用则发挥清热利湿，健脾止带之功，患者要减少性生活，避免交叉感染。饮食忌辛辣刺激之品，内衣常清洗，取分泌物检查对症处理。

（三十三）加味完带汤（胥波）

金陵医派胥氏妇科医术第三代传人、南京中医药大学金牌课程讲师胥波执业中医师治疗带下病效验方——加味完带汤

【组成】党参 10 克，怀山药 10 克，炒白扁豆 10 克，茯苓 10 克，陈皮 6 克，柴胡 6 克，芡实 6 克，车前子 9 克（包），薏苡仁 15～30 克。

【制法】以上为每人 1 天剂量，先用冷水浸泡 30 分钟，旺火煮沸，改文火煎煮 20 分钟，煎煮 2 次，合并滤汁。

【用法】上下午分服。

【功效】补气健脾，收敛止带。

【主治】带下量多，色白如涕，无异味，面色萎黄，脘腹易胀，矢气频作，大便易溏，神倦乏力，四肢欠温，有时浮肿，脉象细弱，舌质淡红，苔薄白腻。适用于阴道炎、宫颈炎、盆腔炎等属脾虚湿盛者。

【加减法】

1. 肾气虚者加补骨脂 10 克，菟丝子 10 克，鹿角霜 10 克。

2. 带下夹血丝者加小蓟 10 克，茜草炭 10 克。

3. 腰酸疼者加桑寄生 10 克，怀牛膝 10 克。

4. 带下腥臭者加鱼腥草 15 克，土茯苓 10 克。

5. 大便溏者加苍白术各 10 克，六曲 10 克。

6. 少腹疼痛者加延胡索 10 克，制乳没各 6 克。

【赏析】方中以党参；怀山药、茯苓、扁豆、薏苡仁、芡实益气健脾，培土燥湿之源；柴胡、陈皮理气和中，调节升降之机；车前子清利湿浊之邪；甘草调和诸药性。诸药配伍，健脾和中，欲图旋运有权，湿去带除之功。

（三十四）加味红藤煎（胥京生）

金陵医派胥氏妇科医术第二代传人胥京生主任中医师治疗带下病效验方——加味红藤煎

【组成】红藤 15 克，紫花地丁 10 克，薏苡仁 20 克，牡丹皮 10 克，延胡索 10 克，甘草 5 克，制大黄 6 克，赤芍 15 克，紫丹参 15 克，枳壳 10 克。

【制法】以上为每人 1 天剂量，先用冷水浸泡 30 分钟，旺火煮沸，改文火煎煮 20 分钟，煎煮 2 次，合并滤汁。

【用法】上下午分服。

【功效】清热利湿，活血止带。

【主治】带下量稍多，色黄白，质黏稠，或者夹有黑色血液，腰骶酸楚，少腹两侧或一侧疼痛，或喜热按，或痛引腰骶，或少腹刺痛，烦热口渴，但渴不喜饮，舌质淡黯或紫瘀点，或紫瘀斑，脉象弦或涩。适用于急性盆腔炎、阴道炎、宫颈炎、附件包块属湿热夹瘀者。

【加减法】

1. 恶寒者加荆芥 6 克，防风 6 克。

2. 热毒炽盛者加蒲公英 30 克，川连 3 克。

3. 少腹疼痛者加川楝子 10 克，制乳没各 6 克。

4. 胸胁胀满者加木香 5 克，枳壳 10 克。

5. 盆腔包块者加三棱 10 克，莪术 10 克，土茯苓 10 克。

【赏析】方中红藤、紫花地丁清热利湿，化瘀解毒；牡丹皮、赤芍清热凉血；薏苡仁渗湿健脾止带；丹参、制大黄活血化瘀；枳壳、延胡索行气化滞止痛；甘草解毒，和诸药性。全方共奏活血化瘀，利湿止带之功效。

（三十五）安中育胎汤（胥京生）

金陵医派胥氏妇科医术第二代传人胥京生主任中医师治疗流产效验方——安中育胎汤

【组成】川续断 10 克，杜仲 10 克，白术 10 克，白芍 15 克，苎麻根 10 克，阿胶 10 克（烊化），怀山药 20 克，砂仁 3 克（分 2 次后下），黄芩 10 克。

【制法】以上为每人 1 天剂量，先用冷水浸泡 30 分钟，旺火煮沸，改文火煎煮 20 分钟，煎煮 2 次，合并滤汁。

【用法】上下午分服。

【功效】补肾养血，和中安胎。

【主治】孕后腰酸、腹痛隐隐、阴道出血之先兆流产的患者或屡孕屡堕落之习惯性流产的患者。适用于先兆流产、习惯性流产患者。

【加减法】

1. 肾虚者加肉苁蓉 10 克，菟丝子 15 克。

2. 血虚者加当归 10 克，熟地黄 10 克。

3. 气虚者加党参 10 克，黄芪 15 克。

4. 出血量多者加仙鹤草 15 克，海螵蛸 15 克。

5. 恶心呕吐者加姜半夏 5 克，竹茹 10 克。

6. 少腹疼痛者加白芍 30 克，当归 5 克。

【赏析】其病以补肾固本为先。方中续断、杜仲、菟丝子补肾益精，肾气足则可以载胎。白术、怀山药健脾益气；阿胶、白芍柔肝养血，止血安胎；砂仁为"安胎之妙药"，常见病者呕恶，阴道见血，习用砂仁拌熟地黄既不滋腻又能和胃安胎；佐用黄芩、苎麻根防止血热动火以泻胎火。全方诸药共奏补肾和中、养血清热育胎之功也。

（三十六）二天固胎汤（胥京生）

金陵医派胥氏妇科医术第二代传人胥京生主任中医师治疗流产效验方——二天固胎汤

【组成】党参10克，白术30克，怀山药15克，熟地黄20克，山茱萸9克，炒杜仲9克，苏梗10克，砂仁3克（分2次后下），炒白芍15克。

【制法】以上为每人1天剂量，先用冷水浸泡30分钟，旺火煮沸，改文火煎煮20分钟，煎煮2次，合并滤汁。

【用法】上下午分服。

【功效】健脾益气，补肾固胎。

【主治】妊娠早、中期，阴道时有少量出血，色淡红，质稀，小腹下坠隐痛。面色苍白或萎黄，神疲倦怠，心悸气短，舌质淡，苔薄白，脉细滑无力。适用于先兆流产、习惯性流产患者。

【加减法】

1. 血虚者加当归10克，阿胶10克（烊化）。

2. 阴虚者加麦冬10克，石斛20克。

3. 反复出血者加棕榈炭10克，地榆炭10克。

4. 血热者加子黄芩10克，栀子10克。

5. 腹痛加白芍 20 克，炙甘草 5 克。

6. 小便频多者加益智仁 10 克，桑螵蛸 10 克。

7. 腰疼剧者加川续断 10 克，桑寄生 10 克。

【赏析】本方以党参、白术、怀山药、甘草健脾益气补后天；熟地黄、山茱萸、杜仲养血益精补先天；苏梗和胃安胎；白芍敛阴养血，缓急止痛。本方药量重是其特点，如重用白术、熟地黄，乃求其力专也。全方具有益气养血、止血安胎之功效。气血充足，胎元得以载养，诸症自愈。

（三十七）八珍通乳汤（胥京生）

金陵医派胥氏妇科医术第二代传人胥京生主任中医师治疗缺乳效验方——八珍通乳汤

【组成】炙黄芪 15 克、当归 15 克、白术 15 克、麦冬 15 克、王不留行 12 克、桔梗 10 克、熟地黄 10 克、通草 10 克、穿山甲 8 克。

【制法】以上为每人 1 天剂量，先用冷水浸泡 30 分钟，旺火煮沸，改文火煎煮 20 分钟，煎煮 2 次，合并滤汁。

【用法】上下午分服。

【功效】益气养血通乳。

【主治】乳汁量少甚或全无，乳汁清稀，乳房柔软，无胀感，或乳汁自行少量漏出伴面色少华，头晕目眩，神疲食少，心悸怔忡，纳少便溏或伴恶露量多或恶露不绝，舌淡少苔，脉细弱。

【加减法】

1. 肾虚者加肉苁蓉 10 克，山茱萸 10 克。

2. 血虚者加阿胶 10 克（烊化），制首乌 15 克。

3.乳汁清稀者加怀山药 20 克，党参 10 克。

4.乳汁不通者加路路通 10 克，王不留行 10 克。

5.漏汁甚者加附子 6 克，肉桂 3 克（分 2 次后下）。

6.乳汁黄，胀痛者加全瓜蒌 15 克，漏芦 10 克，天花粉 10 克。

【赏析】"乳全赖气之力以行血而化之也"。重补气，的确能对产后缺乳起到"速效"作用。因此治疗本证当以益气养血为主，稍用通乳之药，且不可专事通乳，更耗气血。方中黄芪、白术健脾补气；当归、麦冬、熟地黄养阴滋液；穿山甲、通草疏通乳络；枯梗乃"舟船之剂"以载药上行至乳房。

（三十八）归紫汤（胥受天）

金陵医派胥氏妇科医术奠基人胥受天主任中医师治疗子宫发育不良效验方——归紫汤

【组成】当归 10 克，杭白芍 10 克，熟地黄 10 克，香附 10 克，制首乌 15 克，茯苓 10 克，甘草 3 克，紫河车 10 克，菟丝子 10 克，淫羊藿 10 克，肉苁蓉 10 克，益母草 20 克。

【制法】以上为每人 1 天剂量，先用冷水浸泡 30 分钟，旺火煮沸，改文火煎煮 20 分钟，煎煮 2 次，合并滤汁。

【用法】上下午分服。

【功效】补肾养血，调补冲任。

【主治】适用于内分泌失调，子宫发育不良、卵泡发育功能障碍等。

【赏析】当归、杭白芍、熟地黄、制首乌养血调经、补血滋阴；紫河车、菟丝子、淫羊藿、肉苁蓉有温养肝肾、补肾益精调补冲任之功；香附、益母草理气和血促使卵巢功能兴奋；茯苓健脾调中；甘草使诸药调和。全方既能温养先天肾气以生精，又培补后天脾胃以生血。并佐以调和血脉之品，使精气充足冲任得养，经水调和胎孕易成。

（三十九）仙通汤（胥受天）

金陵医派胥氏妇科医术奠基人胥受天主任中医师治疗排卵功能障碍效验方——仙通汤

【组成】 淫羊藿 10 克，仙茅 10 克，当归 10 克，川芎 10 克，香附 10 克，桃花 10 克，红花 10 克，益母草 10 克，甘草 10 克，路路通 10 克，王不留行 10 克。

【制法】 以上为每人 1 天剂量，先用冷水浸泡 30 分钟，旺火煮沸，改文火煎煮 20 分钟，煎煮 2 次，合并滤汁。

【用法】 上下午分服。

【功效】 温补肾阳，活血通络。

【主治】 适用于排卵功能障碍及黄体功能不足的病人。

【赏析】 淫羊藿、仙茅温补肾阳；当归、川芎、香附、红花、益母草具有调理冲任、疏肝行气、活血化瘀之功。特别是益母草"久服能令人生子"；王不留行、路路通活血通络能消囊肿和功能性障碍。现代药理实验证明：淫羊藿、仙茅、香附有促进卵巢功能作用，可促使卵泡发育。

（四十）血宁汤（胥京生）

金陵医派胥氏妇科医术第二代传人胥京生主任中医师治疗功能性子宫出血效验方——血宁汤

【组成】党参 10 克，黄芪 20 克，生熟地黄各 10 克，当归 10 克，白芍 10 克，茜草 10 克，仙鹤草 10 克，女贞子 10 克，白术 10 号，墨旱莲 10 克，黄柏 10 克，侧柏叶 10 克，地榆 10 克，棕榈炭 10 克，炙甘草 3 克。

【制法】以上为每人 1 天剂量，先用冷水浸泡 30 分钟，旺火煮沸，改文火煎煮 20 分钟，煎煮 2 次，合并滤汁。

【用法】上下午分服。

【功效】补气养血，滋补肝肾。

【主治】适用于功能失调性子宫出血患者。

【赏析】方中用党参、黄芪、白术摄血健脾益气；生熟地黄凉血补血又滋阴；当归养血调经；方中白芍、女贞子、墨旱莲、仙鹤草、茜草、地榆、棕榈炭均可养阴清热止血。而侧柏叶及黄柏养阴泻其相火，清其热相火不妄动，又能止血，临床上使用几十年对于中青年妇女功能失调性子宫出血疗效颇佳。

（四十一）益肾消抗汤（胥京生）

金陵医派胥氏妇科医术第二代传人胥京生主任中医师治疗免疫性不孕症效验方——益肾消抗汤

【组成】黄芪 20 克，枸杞子 10 克，赤芍 10 克，鹿角霜 10 克，菟丝子 10 克，沙苑子 10 克，淫羊藿 10 克，当归 10 克，桃仁 10 克，益智仁 10 克，丹参 15 克。

【制法】以上为每人 1 天剂量，先用冷水浸泡 30 分钟，旺火煮沸，改文火煎煮 20 分钟，煎煮 2 次，合并滤汁。

【用法】上下午分服。

【功效】补肾活血，消抗之功。

【主治】免疫性不孕症。

【加减法】

1. 热盛者加黄芩。

2. 郁盛者加郁金。

3. 瘀盛者加桃仁。

4. 湿盛者加茯苓。

5. 阴虚者加北沙参。

6. 阳虚者加鹿角胶。

7. 脾虚者加炒白术。

【赏析】方中黄芪、枸杞子、鹿角霜、菟丝子、沙苑子、淫羊藿、益智仁益气补肾为主药，佐以当归、赤芍、桃仁、丹参活血化瘀行滞又能清热凉血消痛。全方共奏益气。据现代药理研究证实补肾中药具有调节机体免疫功能，抑制异常免疫反应，促进免疫复合物的吸收，阻止免疫复合物沉积于组织，达到抑制抗体和消除抗体的作用。而活血化瘀之药具有消炎降低毛细血管通透性，减少炎症渗出和促进炎症吸收等作用，并对沉积的抗原抗体复合物有促进吸收的作用。能改善血液流变，防止免疫复合物的产生。目前西医对免疫性不孕缺乏特效的治疗方法，主要采用激素疗法，但疗效不理想，而且长期应用有较大的副作用。中医学认为肾虚、瘀滞、湿热为本病的病因病机。肾主生殖，主藏精气，为人体生长、发育、生殖的根本。肾虚瘀滞湿热者，益肾不可温燥，利湿不可苦泄，化瘀不可克伐。全方消补共济，消利结合，其奏补肾泄浊之功。胥老根据临床经验总结出，抗体的产生除和自身机体免疫力有关外，还常发生在生殖炎症反复发作的患者身上，因此方中若加用白花蛇舌草、蒲公英、重楼清热解毒之品，效果更佳。

（四十二）胥氏化瘤汤（胥京生）

金陵医派胥氏妇科医术第二代传人胥京生主任中医师治疗子宫肌瘤效验方——胥氏化瘤汤

【组成】当归 10 克，桃仁 10 克，红花 10 克，丹参 15 克，三棱 10 克，莪术 10 克，山慈菇 10 克，地鳖虫 10 克，香附 10 克，枳壳 10 克，水蛭 10 克，川牛膝 10 克，牡蛎 30 克（先煎）。

【制法】以上为每人 1 天剂量，先用冷水浸泡 30 分钟，旺火煮沸，改文火煎煮 20 分钟，煎煮 2 次，合并滤汁。

【用法】上下午分服。

【功效】活血化瘀，软坚化瘀。

【主治】适用于子宫肌瘤、子宫内膜异位症、盆腔包块、附件炎症等。

【赏析】方中当归、桃仁、红花养血活血化瘀；三棱、莪术能破血行气、消积止痛；枳壳行血中之气滞、逐气中之血瘀，疏达气血畅通胞脉；山慈菇、牡蛎化痰浊、软坚散结；水蛭、地鳖虫味咸，咸入血、走血，可软坚化癥，破血逐瘀。咸苦并用，则坚积易破，借其力以攻血中积久之滞；丹参一味功用四物，养血活血化瘀，特别生用化瘀力强；川牛膝通血脉，领诸药下行，又有化瘤作用。诸药配伍具有活血化瘀、软坚化瘀作用。

（四十三）活血疏通汤（胥京生）

金陵医派胥氏妇科医术第二代传人胥京生主任中医师治疗输卵管炎症效验方——活血疏通汤

【组成】当归 10 克，赤白芍各 10 克，香附 10 克，蒲公英 10 克，桃仁 10 克，红花 10 克，路路通 10 克，皂角刺 10 克，丹参 10 克，炮穿山甲 6 克，炙甘草 3 克，王不留行 10 克。

【制法】以上为每人 1 天剂量，先用冷水浸泡 30 分钟，旺火煮沸，改文火煎煮 20 分钟，煎煮 2 次，合并滤汁。

【用法】上下午分服。

【功效】理气活血祛瘀，清热疏通。

【主治】输卵管急、慢性炎症（输卵管通而不畅、积水、梗阻），输卵管结核，慢性盆腔炎，子宫内膜异位症等症。

【加减法】

1. 输卵管造影显示若为输卵管梗阻不通者可加用三棱、莪术以活血破瘀通络。

2. 若为输卵管积水者，则加入车前子、炒二丑、泽泻此清热逐水之品。

3. 若为输卵管通而欠畅者多加用重楼、白花蛇舌草、蒲公英清热解毒之品。

【赏析】当归、赤白芍、桃仁、红花调理冲任，行气活血疏通脉络；香附、丹参行气活血调配更妙；王不留行、路路通通经消肿、疏肝通乳、利水通络；蒲公英清热解毒；炮穿山甲活血通络下乳消肿；甘草调和诸药。全方配伍共同理气活血祛瘀，清热疏通。

附：输卵管不通阻塞伴有少腹疼痛，肛门下坠，经行腹痛加剧。妇科检查：可触及附件增厚，或附件区可触及包块，压痛明显。可采用中药灌肠法，是外治中最常用的方法。可通过直肠吸收药物，可使局部病灶改善，使粘连组织消散水肿吸收。常有药物有：三棱、莪术、苏木、露蜂房、皂角刺、黄柏、石见穿各10克，浓煎成150毫升，稍温，灌肠，每日1次，经期间停止使用。中药离子透入法：该法可促皮下深层组织病变消散化瘀，而吸收。可以辨证分型所用的中药煎剂约50毫升，倒入纱布中，放在腹部患处，通过电离子透入理疗仪将药液中不同的离子透入到盆腔。外敷法：将煎药用毕后之药渣加入醋30克，放在铁锅炒，炒热后用纱布裹好，趁热敷于患处，不要过热防止灼伤皮肤，药物既可服用又可外用，一举两得。

（四十四）复方大黄牡丹皮汤（胥京生）

金陵医派胥氏妇科医术第二代传人胥京生主任中医师治疗盆腔炎效验方——复方大黄牡丹皮汤

【组成】当归12克，赤芍15克，牡丹皮12克，丹参20克，香附12克，木香9克（分2次后下），枳壳12克，车前子15克（包煎），败酱草15克，制大黄10克，莪术10克。

【制法】以上为每人1天剂量，先用冷水浸泡30分钟，旺火煮沸，改文火煎煮20分钟，煎煮2次，合并滤汁。

【用法】上下午分服。

【功效】理气活血、利湿清热。

【主治】急慢性盆腔炎、附件炎、附件包块、卵巢囊肿气滞血瘀者。

【赏析】胥老谓："女子腹痛者，皆气血瘀滞之故也，欲调其血先调其气。"方中赤芍、牡丹皮、丹参清热凉血，活血化瘀；当归养血活血化瘀；香附、木香、枳壳理气止痛；车前子、败酱草清热利湿解毒；制大黄、莪术活血化瘀，清热利湿。诸药配伍共奏理气活血、利湿清热之功。

（四十五）抗病毒汤（胥京生）

金陵医派胥氏妇科医术第二代传人胥京生主任中医师治疗妇科皮肤病效验方——抗病毒汤

【组成】桑叶 10 克，椿皮 10 克，玉竹 10 克，白蒺藜 10 克，珍珠母 20 克，芦根 20 克，赤芍 10 克，牡丹皮 10 克，连翘 10 克，山栀 10 克，板蓝根 15 克，熟地黄 10 克，黄精 10 克，丹参 15 克，紫草 10 克，石斛 20 克，地肤子 10 克，甘草 3 克，紫苏叶 10 克，制首乌 20 克，山楂 15 克，忍冬藤 15 克，桔梗 10 克。

【制法】以上为每人 1 天剂量，先用冷水浸泡 30 分钟，旺火煮沸，改文火煎煮 20 分钟，煎煮 2 次，合并滤汁。

【用法】上下午分服。

【功效】清热平肝，抗病毒。

【主治】内分泌失调导致的皮肤作痒、面部痤疮，黄褐斑等。

【赏析】桑叶、连翘、忍冬藤、板蓝根清热解毒；芦根、石斛、玉竹清除中焦之热，又能生津解渴；赤芍、牡丹皮、丹参、栀子、紫草祛瘀生新，特别是栀子凉心肾二经之火，紫草有美颜之称，与首乌、黄精同属养颜抗衰老之品；紫苏叶理气利浊解毒；白蒺藜、珍珠母平肝明目；山楂能入脾、胃、肝三经，性酸甘温，能消脂肪破气，消食化痰，行瘀治妇女之经痛；地肤子性味苦寒利水通淋，清除皮肤热气，使人润泽；桔梗能宣泄上焦，开提肺气，载诸药上浮上行。

（四十六）消积颗粒（高淑华）

金陵医派传人、中西医结合名医高淑华主任医师治疗子宫肌瘤效验方——消积颗粒

【组成】赤芍 10 克，地鳖虫 10 克，丹参 15 克，黄芪 15 克，炙三棱 10 克，蒲公英 10 克，莪术 10 克，炒黄芩 10 克，昆布 10 克，生苡仁 10 克，海藻 10 克。

【制法】按以上药物比例，剂量翻倍，共同研成极细末，或喷雾干燥加糖适量，制成颗粒剂，每袋装 10 克，每 1 克相当于原药材 1.75 克。

【用法用量】口服。一次 10 克，一日 3 次。

【功效】活血化瘀，软坚消积。

【主治】子宫肌瘤，慢性盆腔炎。

【赏析】本效验方为南京市中医院妇科国家级师承导师高淑华主任医师治疗子宫肌瘤、慢性盆腔炎的效验方，制成颗粒剂后更加方便患者携带和服用。子宫肌瘤和慢性盆腔炎在中医辨证多为气血瘀阻，痰瘀互结，兼湿热内蕴之证。高淑华主任以破瘀散结的地鳖虫和活血化瘀的赤芍、黄芪为主要药物；三棱、莪术破瘀消癥散结；昆布、海藻化痰软坚散结；蒲公英、黄芩、生苡仁擅长清热化湿、消除盆腔炎症。全方共奏活血化瘀、消癥散结、清化湿热之功效。如若坚持服用 2～3 个月，对子宫肌瘤、慢性盆腔炎可收到显著效果。

（四十七）蛇黄洗剂（高淑华）

金陵医派传人、中西医结合名医高淑华主任医师治疗阴道炎效验方——

蛇黄洗剂

【组成】黄柏 10 克,白鲜皮 10 克,生黄精 10 克,苦参 10 克,蛇床子 10 克,花椒 6 克,龙胆草 10 克。

【制法】以上为每日外用量,剂量翻倍后入锅煎煮 40 分钟,取汁,装入瓶中,每瓶 250 毫升。

【用法用量】外用。取本品 125 毫升加热水适量,熏洗坐浴,每次 15 分钟,每日 2 次,7 天为一个疗程。

【功效】清热解毒,燥湿止带,杀菌止痒。

【主治】各种阴道炎。

【赏析】本方为国家级中西医结合师承导师高淑华主任外用效验方,黄柏、白鲜皮、苦参、蛇床子为主要药物,可以清热化湿,止带止痒;生黄精益气止带;龙胆草、花椒清化湿热,杀菌止痒。本方外用具有清热解毒、抗菌消炎、燥湿止带、消除瘙痒等功效,对老年性阴道炎、霉菌性阴道炎、滴虫性阴道炎均有辅助治疗功效。

(四十八)乳囊散结汤(龙家俊)

金陵医派奠基人张简斋师传弟子张义堂传人龙家俊主任中医师治疗乳腺囊性增生病效验方——乳囊散结汤

【组成】天冬 30 克,浙贝母 30 克,生牡蛎 40 克(先煎),鹿角片 12 克(打碎先煎 40 分钟),露蜂房 10 克,生麦芽 40 克,八月札 15 克,白芥子 10 克,白僵蚕 10 克,昆布 15 克,海藻 15 克,夏枯草 15 克,山慈菇 10 克,三棱 15 克,莪术 15 克。

【制法】以上为每人 1 天剂量，先用冷水浸泡 30 分钟，旺火煮沸，改文火煎煮 20 分钟，煎煮 2 次，合并滤汁。

【用法】上下午分服。

【功效】补肾疏肝，理气化痰，祛瘀散结。

【主治】乳腺囊性增生病。

【加减法】

1. 肝郁痰凝：多见于青春期或病程较短者。患者多性格内向或精神压抑。证见：心烦善怒，胸闷气短，单侧或双侧乳房胀痛，常常涉及胸胁部。肿块较小，单发或多发。多发者常呈条索状或串珠状。疼痛、肿块常随情绪变化而消长。肿块质韧而不坚硬，表面不光滑，边界欠清楚，可活动，轻触痛。舌质淡红，苔薄白，脉弦滑。药加香附 10 克，枳壳 10 克，海蛤壳 15 克，海浮石（打碎先煎）15 克。

2. 冲任不调：多见于 40 岁左右中年女性，病程较长者。证见：心烦善怒，面色无华，腰酸乏力，失眠多梦，月经紊乱，量少色淡，经期推后或闭经。多为双侧乳房胀痛和肿块。肿块往往多发、较大，呈串珠状或片块状，质韧。疼痛、肿块常随月经周期变化而消长，经前期尤重。舌淡、苔白、脉沉细或细数。药加巴戟天 10 克，仙茅 10 克，仙灵脾 10 克，黄柏 10 克，知母 10 克，当归 10 克，生薏苡仁 60 克。

3. 气滞血瘀：多见于病程较长者。证见：心烦善怒，痛经，经血紫暗或挟瘀块。单侧或双侧乳房胀痛、刺痛。痛处较固定。疼痛常随情绪变化、月经周期变化消长，而肿块则无明显消长。肿块常呈片状、块状，质较硬，表面不规则，触痛明显。舌淡红，边有瘀点或瘀斑，苔薄白，脉涩。药加台乌药 10 克，枳壳 10 克，炙水蛭 5 克，地鳖虫 10 克。

【赏析】该方取消瘰丸之意，消瘰丸出自清代程国彭的《医学心悟》，是治疗瘰疬、痰核之传世名方。本方以天冬易玄参，天冬入肺肾经，滋肾养阴，龙师通过大量临床病例观察认为天冬能散结消乳癖，现代药理研究表明，天冬含有的主要成分天门冬酰胺（天门冬素）具有抑制肿瘤细胞的作用；牡蛎味咸、涩、微寒，化痰软坚散结，现代药理研究表明，牡蛎低分子活性物质可以抑制肿瘤细胞生长及分裂，并能有效地改变肿瘤细胞的形态特征，抑制肿瘤细胞的增殖；浙贝母性苦寒，开泄化痰，散结消痈，"善于疗郁结利痰涎"。现代药理研究表明浙贝母可以抑制肿瘤细胞增殖和诱导其分化成成熟细胞的作用。此三药合用化痰散结。方中入鹿角片味咸性温，补血壮阳益精，用于肾阳衰弱，精血不足之疾病，以温肾阳之鹿角片配合滋肾阴之天冬，温阳补肾，填精益髓，以治乳腺增生肾虚之本。现代药理研究发现，鹿角片含胶质钙、磷、铁、锌、镁、铜等微量元素，具有明显的雌激素样作用，能调节和纠正雌二醇和黄体酮比值，对乳腺增生有积极的治疗作用。方中露蜂房性平味甘，有温肾助阳，消肿散结，通络止痛之功效，配合天冬、鹿角片，温煦肾阳以求疏肝散结之功，国医大师朱良春也善用露蜂房配合僵蚕等治疗乳腺增生。现代药理研究表明露蜂房中主要成分蜂胶中有机酸、黄酮、β–桉叶油醇类，对癌细胞有抑制作用。方中入生麦芽，八月札疏肝理气，其中麦芽味甘，性平，健脾和胃，疏肝行气；八月札味苦，性寒，疏肝理气，活血止痛散结；两药合用疏肝健脾，理气散结。现代药理研究表明，乳腺病人的催乳素（PRL）常会升高，Walsh 等研究发现乳腺增生患者黄体期不但 E2 水平升高，PRL 也升高，PRL 的升高不仅直接刺激乳腺组织，且进一步抑制黄体期 P（孕酮）的分泌，刺激 E2（雌激素）的合成，从而使 E2/P 比例失调，导致雌激素持续对乳腺组织的刺激，引发本病，故龙师方中用大量的生麦芽抑制催乳素，特别是黄体期，龙老加大生麦芽用量，药用至 60 克；八月札中的活性成分 α–常春藤皂苷也有抗肿瘤作用。白芥子，辛散温通，利气豁痰，散结消通，通络止痛，尤善除皮里膜外、筋骨经络之间的寒痰凝聚；白僵蚕味咸辛，具有祛风止痛，化痰散结的作用；两药合用化痰散结。现代药理研究发现：白芥子醇提物对炎症早期的水肿和渗出有明显的抑制作用，且对疼痛也有较强的对抗作用；白僵蚕在某些因素诱导下可产生杀菌肽，该物质不但具有广谱抗菌作用，对肿瘤细胞也具有抑制作用。海藻苦能泄结，咸可软坚，寒可清热，有软坚散结、清热消痰之效，偏于有形实证。《本草纲目》："海藻，咸能润下，寒能泄热引水，故能消瘿瘤、结核。"昆布咸寒质滑，消痰散结之力较海藻更强，能清热化痰，软坚散结，下气最速，二药配伍，消痰散结之力增强。现代药理实验表明海藻、昆布可消除体内多余的脂肪，避免雌激素在体内的过量蓄积，用于痰凝型乳腺增生病。夏枯草为清热泻火药，能清肝泻火，清热散结；山慈菇甘、微辛、寒，有小毒，有消肿散结、化痰清热解毒之功。方中入夏枯草及山慈菇可加强化痰散结的力度，现代药理研究表明夏枯草中所含的夏枯草甾醇有抗炎、降压、降血糖、抗肿瘤、增强机体免疫力，抑制组织增生作用，对不同程度的乳腺组织和间质增生均有治疗活性；因为山慈菇有小毒，龙师常用两周停一周。方中三棱味辛苦性平和，入肝脾二经，既能入血分以破血祛瘀，又能走气分以行气消积，功专破血祛瘀、行气止痛、化积消块；莪术味辛苦性温，入肝脾经，其药性作用，基本同于三棱，但偏入肝脾气分，善破气中之血，以破气消积，《药性论》言其"治女子血气心痛，破痃癖冷气，以酒醋磨吸"。现代研究认为两药均有抗肿瘤作用，两药参合，三棱苦平辛散，入肝脾血分，为血中气药，长于破血中之气，莪术苦辛温香，入肝脾气分，为气中血药，善破气中之血，两者相辅相成，气血双施，相须为用，共奏活血化瘀、行气止痛、化积消块之功。现代药理研究表明三棱及莪术能抑制组织内单胺氧化酶活力，抑制胶原纤维的合成，改善乳腺局部及全身血液循环，增加了新陈代谢的功能，促进乳房肿块及增生纤维的吸收；莪术和三棱是抗癌特效药莪棱蛇草系的主要成分，具有抑杀肿瘤细胞的功能，对乳腺癌细胞（MCF-1）的凋亡均有明显的诱导作用。

纵观此方中诸药，既有鹿角片、露蜂房、天冬补肾（其中鹿角片、露蜂房补肾阳，天冬滋肾阴），八月札，生麦芽疏肝理气，白芥子、白僵蚕、浙贝母、生牡蛎、昆布、海藻、夏枯草、山慈菇化痰散结，三棱、莪术活血化瘀，体现龙老临床用药多元化的特点。本方可明显抑制纤维组织增生、水肿以及各种炎症，并有扩张血管改善血液循环及镇痛的作用。

（龙家菊、周敏、杨艳娟整理）

（四十九）龙氏更年悦（龙家俊）

金陵医派奠基人张简斋师传弟子张义堂传人龙家俊主任中医师治疗更年期综合征效验方——龙氏更年悦

【组成】仙茅 10 克，仙灵脾 10 克，巴戟天 10 克，生地 12 克，玄参 10 克，知母 10 克，黄柏 10 克，黄连 2 克，肉桂 1.5 克（分 2 次后入），钩藤 15 克（分 2 次后入），丹皮 10 克，紫贝齿 20 克（打碎先煎），橘叶 10 克。

【制法】以上为每人 1 天剂量，先用冷水浸泡 30 分钟，旺火煮沸，改文火煎煮 20 分钟，煎煮 2 次，合并滤汁。

【用法】上下午分服。

【功效】滋阴益精、温肾化气、活血祛瘀。

【主治】更年期引起的各种症状。

【加减法】

1. 肝肾阴虚：症见面部阵发性潮红，清晨出汗，头晕，烦躁，口干口苦，耳鸣，手足心热，眠差多梦，舌质红，苔少，脉弦细。药加枸杞子 15 克，女贞子 30 克。

2. 心肾不交：症见面部阵发性潮红，出汗，耳鸣，腰酸，心悸怔忡，头昏，乏力，思虑繁多，眠差多梦，舌质红，苔薄白，脉细数。黄连加量至 4 克，肉桂加量至 4 克，炙远志 6 克。

3. 脾肾阳虚：症见精神萎靡，腰膝酸软，畏寒肢冷，身痛，纳少便溏，浮肿或肥胖，舌淡，苔薄白，脉沉细。药加熟附片 15 克（先煎 2 小时），肉桂加量至 6 克（分 2 次后下）。

4. 肝郁化火：头痛、头晕、口干咽燥，烦躁易怒，面色烘热汗出，胸闷善太息，乳房胀痛，口干口苦，月经量多，色鲜红，舌红苔黄，脉弦细数。药加柴胡 6 克，丹皮 10 克，焦山栀 10 克。

【赏析】本方以二仙汤合交泰丸加减组成。二仙汤是已故名医张伯讷 20 世纪 50 年代创制的方剂，具有辛温与苦寒共用、壮阳与滋阴并举、温补与寒泻同施之特征。交泰丸最早记载于明代《韩氏医通》，由黄连、肉桂组成，其意在交通心肾，主治心肾不交之诸证。方中仙茅、淫羊藿、巴戟天温肾阳、补肾精；黄柏、知母清泻肝火，以保肾阴；考虑当归味辛，性温燥，故换用性微寒味甘苦咸之玄参、性寒味甘苦之生地滋养肾阴，以达阴中求阳之意。现代药理研究证实，淫羊藿、仙茅、巴戟天有类似性激素以及促性腺激素的作用，仙茅中含有的仙茅苷成分，能增强机体的免疫机能；仙灵脾具有雌激素样作用，可使雌性大鼠卵巢、子宫增重；黄柏与知母煎剂具有促进大鼠卵泡颗粒细胞分泌 E2 的作用；地黄在雌性小鼠老化进程中有抵抗老化进程中血清雌激素浓度、脾细胞雌激素受体含量和成骨细胞孕激素受体含量下降这种生理性变化的功能，即有抗衰老作用；动物实验研究证实二仙汤能明显改善卵巢功能，增强血浆雌二醇（E2）的合成能力，缓解下丘脑和垂体的代偿性合成分泌过亢，使下丘脑促性腺激素释放激素（GnKH）含量、血清黄体生成激素（LH）及卵泡刺激素（FSH）含量下降，说明二仙汤对下丘脑 - 垂体 - 卵巢内分泌轴有一定的调节作用；二仙汤能明显改善老年前期大鼠卵巢功能，增强其雌二醇 (E2) 合成能力，使血清 E2 含量上升；缓解下丘脑、垂体的代偿性合成分泌过亢，使下丘脑 GnRH 含量、血清 LH 及 FSH 含量下降并接近青年鼠水平，延缓了下丘脑—垂体—卵巢轴的衰老；对去除性腺、失去性激素分泌功能的大鼠，二仙汤对其子宫无明显影响，提示对类似于更年期的老年大鼠，二仙汤主要是通过调节丘脑—垂体—性腺轴的功能，促进自身性腺分泌性激素增加，从而改善因性激素分泌减少而引起的子宫、精囊腺、前列腺等器官的萎缩，而二仙汤本身无类性激素样作用。方中入交泰丸交通心肾，肉桂温肾以助气化，是补肾阳的不足；黄连泻心火以挫热势，配以肉桂温其肾阳，引火归原，使心火得降，是泻心阳有余。肾阳足则气化行而水津升，心火挫则阳不亢而阴阳相济，心肾相交。现代药理研究表明，PCPA(对氯苯丙氨酸)是一种5-HT(5-羟色胺)合成抑制剂，国外文献报道，运用PCPA腹腔注射大鼠，可以抑制大鼠大脑5-HT合成，造成睡眠昼夜节律消失，几乎达到完全失眠，交泰丸对大鼠造模后引起的失眠症状有明显改善，能明显提高5-HT含量，黄连肉桂配伍在药理药效研究中有明显的镇静催眠作用及抗抑郁作用。龙师认为临床上很多更年期女性有肝郁不发，郁而化火，肾阴不足，阴虚火旺的表现。故在龙师在二仙汤、交泰丸的基础上加入钩藤、丹皮清肝泻火；紫贝齿镇惊安神，合黄连清心泻火；橘叶疏肝解郁、调畅气机。现代药理研究表明钩藤具有镇静，抗焦虑作用；丹皮酚对中脑网状结构、丘脑下部激活系统及皮质反应通路有影响，故其有催眠、镇静作用。全方寒热并用，补调兼施，共奏温补肾阳、清肝宁心之功。

（龙家菊、周敏、杨艳娟整理）

（五十）消痈汤（龙家俊）

金陵医派奠基人张简斋师传家弟子张义堂传人龙家俊主任中医师治疗浆细胞性乳腺炎效验方——消痈汤

【组成】蒲公英 30 克，金银花 30 克，黄芩 15 克，生大黄 10 克，蚤休 15 克，皂角刺 15 克，王不留行 15 克，桃仁（打碎）12 克，漏芦 15 克，桔梗 10 克，炒枳实 10 克，鹿角片 15 克（打碎先煎 40 分钟），桂枝 30 克，熟附片 30 克（先煎 3 小时）。

【制法】以上为每人 1 天剂量，先用冷水浸泡 30 分钟，旺火煮沸，改文火煎煮 20 分钟，煎煮 2 次，合并滤汁。

【用法】上下午分服。

【功效】清热解毒，化痰散结，温经通络。

【主治】浆细胞性乳腺炎。

【加减法】

1. 初期：乳头凹陷，有粉刺样分泌物，气味臭秽，或伴有乳晕部肿块，疼痛不明显，苔薄，脉濡。药加紫花地丁 30 克，野菊花 10 克。

2. 急性期：乳晕部肿块增大，向某一象限伸展，肿痛显著，形成脓肿，局部焮红，有波动感，全身出现怕冷、发热、头痛等症状，舌苔薄黄，舌质红，脉滑数或濡数。药加生黄芪 30 克，穿山甲 15 克。

3. 亚急性期：急性期缓解，局部红肿、疼痛减轻，体温下降至正常或有低热，留有局限性硬肿僵块，边界不清，或已溃破，脓性溢液不止，而成潜行性空腔、瘘管，舌苔薄黄，舌质红或淡红，脉细数或濡数。药加当归 15 克，生黄芪 40 克，穿山甲 15 克。

4. 慢性期：亚急性期过后，局部感染得到控制，残留瘘管，溃口时有少量脓性分泌物，乳房皮肤橘皮样或变形。药加白蔹 10 克，地鳖虫 10 克，露蜂房 10 克，白僵蚕 30 克，生黄芪 50 克，生苡仁 60 克。

【赏析】方中针对浆细胞乳腺炎炎症期的热毒征象，红肿热痛积热表现，运用清法，药用蒲公英、金银花、黄芩、生大黄、蚤休，其中蒲公英味苦甘性寒，功用清热解毒、消肿散结，是治疗乳痈之要药；金银花性寒，味甘苦，具有清热解毒，凉散风热之功效，配合蒲公英增其清热散结之功效；方中入味苦性寒之黄芩清上焦之热；通腑泄热，攻逐瘀热，釜底抽薪之大黄，及具有清热解毒、消肿止痛、凉肝定惊、治疗外科热毒诸证之要药蚤休，五药合用以奏清热解毒，散结消痈之效。现代药理学证明，蒲公英含蒲公英甾醇、蒲公英素、蒲公英苦素等，具有广谱抗菌消炎作用，对耐药金黄色葡萄球菌、溶血性链球菌有较强的杀菌作用。《本草纲目》特别指出，蒲公英主治妇女乳房痛和水肿，化解热毒，消肿核有奇妙的功用；金银花具有抑菌、抗病毒、解热、抗炎、保肝、止血、抗氧化及免疫调节等作用，金银花对多种致病菌均有一定的抑制作用，包括金黄色葡萄球菌、溶血性链球菌、大肠杆菌、痢疾杆菌、霍乱弧菌、伤寒杆菌、副伤寒杆菌，对肺炎球菌、脑膜炎双球菌、绿脓杆菌、结核杆菌亦有效；黄芩煎剂能较好地抑制多种革兰氏阳性菌、革兰氏阴性菌以及螺旋体等的生长和繁殖，黄芩抗菌作用的有效成分黄芩素能抑制铜绿假单胞菌和白色念珠菌生物被膜的形成，降低细胞表面疏水性，从而抑制铜绿假单胞菌和白色念珠菌感染，黄芩苷元为主要成分的黄芩提取物可通过抑制淋巴细胞的功能和炎症介质的产生发挥抗炎作用；大黄主要成分大黄素具有两方面的调节作用，一方面能抗炎，另一方面能增强机体的免疫功能；蚤休具有较好的抗炎、镇痛的作用，蚤休煎剂对于右旋糖酐所致"无菌性炎症"具有对抗作用。龙师针对浆细胞性乳腺炎有先天导管畸形、乳汁瘀滞久而化脓的特点，用辛温具有消肿托毒排脓的作用之皂角刺，配合行血通络，消肿敛创之王不留行，清热解毒，消痈散结之漏芦，以取通络散结之效；并配合活血化瘀之桃仁，祛痰排脓之桔梗，破气化痰，消积导滞之枳实，可使痰淤去而肿痛自消。现代药理试验研究表明皂角刺具有抗菌、抗炎、抗病毒、免疫调节、抗凝血和抗肿瘤等作用；桃仁具有扩张血管、增加器官血流量、抑制血小板聚集、抗凝血、抗血栓、促纤溶的作用；漏芦清热解毒，消痈散结，漏芦提取物具有明显的抗炎、抗真菌、抗病毒、镇痛作用；桔梗的水提取物具有较好的体外抗炎活性，对脂多糖所致炎症模型的分子生物学研究表明，其抗炎活性的机制是调控 NF-KB 因子活性及抗炎基因的表达。同时龙师总结大量临床病例发现，浆细胞性乳腺炎在发病过程中，虽可见局部皮肤潮红，甚者扪之灼热，有全身发热等阳证症状，大部分病人局部会出现皮肤潮红，肿块软化，疼痛或隐痛，但成痈期无明显跳痛，破溃后脓液中常夹有粉刺样物，并形成通向输乳孔的瘘管，创口久不收敛，或反复溃破，从上述症状分析，根据阴阳辨证要点，本病属阳中之阴证，而且浆细胞性乳腺炎患者素有乳头凹陷畸形，加之肝郁气滞，营血循行不畅而致痈结形成，故加入鹿角片，桂枝，熟附片三味温通之品，桂枝辛甘温，可通阳化气，温通乳络；鹿角片温阳活血以消散；熟附片辛甘温煦，峻补阳气，益火消阴。三药合用于清通方中，温经通络，且可防过用寒凉之品而致的乳络内乳汁淤积更甚，盖乳血同源，得寒则凝，得温则行也。

（龙家菊、周敏、杨艳娟整理）

（五十一）调经止痛膏（张晓甦）

金陵医派传人张晓甦主任中医师治疗痛经（气血不足、寒凝血瘀型）效验方——调经止痛膏

【组成】生黄芪 15 克，太子参 12 克，怀山药 15 克，当归 10 克，赤芍 15 克，炒白芍 15 克，川芎 9 克，熟地黄 20 克，阿胶 10 克（烊化），桃仁 6 克，红花 6 克，丹参 12 克，益母草 10 克，川牛膝 12 克，鸡血藤 12 克，延胡索 9 克，香附 10 克，乌药 9 克，小茴香 9 克，艾叶 6 克，炮姜 3 克，桂枝 9 克，菟丝子 12 克，覆盆子 12 克，仙灵脾 12 克，鹿角胶 10 克（烊化），生山楂 10 克，陈皮 10 克，砂仁 3 克（分 2 次后下），炙甘草 3 克，黑芝麻、核桃仁各 10 克，红糖 10 克。

【制法】以上处方按 30 付剂量配方，诸药（阿胶、鹿角胶、红糖除外）加水浸泡 2 小时后，浓煎 3 次，浓缩后加入烊化后的阿胶、鹿角胶，与红糖水一同收膏，再加入黑芝麻 200 克，核桃仁粉 250 克，拌匀，再煮 2 沸即成。瓶装密封后，放入冰箱冷藏备用。

【用法】每日早晚各 1 匙（约 20 克），温开水送服。

【功效】益气养血，行气活血，散寒止痛。

【主治】气血虚弱型原发性痛经、膜样痛经或继发性痛经。

【赏析】本方用于原发性痛经，此症大多发生于月经初潮或经行数年后，疼痛颇为显著者。可由子宫发育不全、子宫屈曲、宫颈管狭窄、子宫内膜脱落、不良体态姿势、体质因素、精神因素、变态反应状态等原因所致。年轻女性居多，往往是素体气血不足，经期前后感受风冷寒湿，易致血瘀气滞，发为痛经之症。《景岳全书·妇人规》云："凡妇人经行作痛，夹虚者多，全实者少，然有气血本虚，而血未得行者，亦每拒按，故于经前亦常有此证，此以气虚血滞，无力流通而然。"明确了痛经的形成在于本虚标实，虚者，以气血虚、肾虚为主，实者以瘀滞、寒凝、湿热多见，而临床上原发性痛经大多以气血不足，寒凝血瘀为常见，故本效验方以生黄芪、太子参、怀山药益气固本；当归、赤白芍、川芎、熟地、阿胶养血和血，同为君药；桃仁、红花、丹参、益母草、川牛膝、鸡血藤、生山楂活血祛瘀、调经通络；延胡索、香附、乌药、小茴香行气调肝止痛；艾叶、炮姜、桂枝散寒暖宫止痛，以上同为臣药；菟丝子、覆盆子、仙灵脾、鹿角胶温肾助阳调周，陈皮、砂仁理气健脾和胃，防止补益滋腻药物碍胃，为佐药；炙甘草、红糖调和诸药，更入黑芝麻、核桃仁既养血且能矫味，同为使药；赤白芍与甘草合用，亦能缓解痉挛，控制疼痛。总结此方特点：①性质偏温：痛经剧烈时，一般属血瘀，血瘀者瘀阻不通也，不通则痛，欲其通畅，必须运用益气温阳的方药，即"血得热则行，得寒则凝"，温通血脉，通达经血，以达通则不痛之目的。②控制疼痛：痛经是疼痛剧烈的病症，止痛是治疗的主要举措，所谓"急则治标"，而又因经行腹痛与"血"密切相关，且不通而痛，故化瘀止痛当为要法，并配以镇静解痉之品，缓解疼痛功效自然增强。③止痛与调经并举：原发性痛经的发病大多为"肾气盛，天癸至"的时期，有时可并见月经不调，本方用药隐含补肾调周之意，所以此剂膏方连服3个月，既能达到治疗痛经之目的，亦有调理月经周期之功效，相得益彰。本效验方对原发性痛经、膜样痛经或继发性痛经气血虚弱者均为适宜。

（五十二）消癥止痛膏（张晓甦）

金陵医派传人张晓甦主任中医师治疗痛经（湿热瘀阻型）效验方——消癥止痛膏

【组成】赤芍 12 克，当归 10 克，川芎 9 克，桃仁 6 克，红花 6 克，川牛膝 12 克，鸡血藤 12 克，三棱 12 克，莪术 12 克，乳香 9 克，没药 9 克，炮山甲 6 克，炙鳖甲 10 克（先煎），石打穿 12 克，山慈菇 12 克，生山楂 12 克，五灵脂 10 克，延胡索 10 克，香附 10 克，广郁金 10 克，广木香 9 克，陈皮 9 克，皂角刺 10 克，蒲公英 12 克，薏苡仁 12 克，泽兰 12 克，川断 10 克，生黄芪 12 克，阿胶 10 克（烊化），鹿角胶 10 克（烊化），砂仁 3 克（分 2 次后下），炙甘草 3 克，蜂蜜 10 克。照以上处方 30 付剂量配方。

【制法】以上诸药（阿胶、鹿角胶、蜂蜜除外）加水浸泡 2 小时后，浓煎 3 次，浓缩后加入烊化后的阿胶、鹿角胶，与蜂蜜一同收膏，再加入核桃仁粉 250 克拌匀，再煮 2 沸即成。瓶装密封后，放入冰箱冷藏备用。

【用法】每日早晚各 1 匙（约 20 克），温开水送服。

【功效】补肾活血，调理冲行。

【主治】子宫发育不良引起的经少、闭经及人工流产术后月经过少。

【赏析】痛经分原发性痛经和继发性痛经。继发性痛经，往往是由于生殖器官的器质性病变所引起的，比如子宫内膜异位症、盆腔炎、子宫肌瘤等。此类痛经临床以湿热瘀阻型多见，因正气不足、肾虚气弱、六淫外侵等因素导致脏腑失和，离经之血不循常道，流注于胞脉胞络，阻滞胞宫冲任，病机主要为瘀血阻滞，"不通则痛"，瘀血久积遂成癥瘕。治疗总则为活血化瘀，清利散结，行气止痛，扶正消癥。本效验方以桃红四物汤为君药，养血活血调经；三棱、莪术、川牛膝、鸡血藤活血化瘀，攻坚通络，为逐瘀之峻药，炮山甲、炙鳖甲、石打穿、山慈菇、生山楂、软坚散结、祛瘀止痛，为消癥之要药，乳香、没药、五灵脂，活血化瘀止痛，延胡索、香附、广木香、郁金调肝行气止痛，以上诸药协助君药调血逐瘀，消癥止痛，同为臣药；蒲公英、皂角刺、薏苡仁、泽兰清热利湿，消肿散结；川断、黄芪补肾益气，加以血肉有情之品阿胶、鹿角胶养血滋阴，陈皮、砂仁理气健脾和胃，防止补益滋腻之品碍胃，同为佐药；炙甘草、蜂蜜调和诸药，且能矫味，同为使药。本方组方特点：①目标明确：从"癥瘕"病证入手，以血瘀论治，融桃红四物汤、膈下逐瘀汤、莪术散于一体，重点在于活血化瘀，消癥散结，并配以行气、清利之品，终达缓解疼痛、控制病灶发展之目的，尤其是炮山甲、石打穿、皂角刺的联合运用，对严重痛经患者收效颇佳。②攻补兼施：癥瘕的治疗应遵古训"衰其大半而止"，故本方攻中有守，扶正消癥，以黄芪、当归、川断、鹿角胶等补肾健脾，益气养血，攻守相宜。③贵在坚持：瘀阻成癥，非一日之寒，本病证痛经程度较重，病程较长，故服用膏方须坚持 1 ~ 2 个疗程。经临床观察，本效验方适用于继发性痛经湿热瘀阻型，如子宫内膜异位症、子宫腺肌症、子宫肌瘤、慢性盆腔炎性包块、盆腔瘀血综合征等。

（五十三）红藤蜜茶（虞丽相）

非物质文化遗传项目"张简斋中医温病医术"代表性传承人谢英彪主任中医师师传弟子虞丽相硕士治疗慢性盆腔炎效验方——红藤蜜茶

【组成】红藤 30 克，金银花 15 克，皂角刺 20 克，木香 10 克，郁金 10 克，制大黄 6 克，地龙 10 克，水蛭 10 克，路路通 20 克，丝瓜络 30 克，蜂蜜 30 毫升。

【制法】将前 7 味原料分别拣去杂质,洗净,晾干或晒干,将红藤、皂角刺、地龙、水蛭、丝瓜络切碎,与路路通同时放入砂锅,加足量水浸泡透,浓煎 30 分钟,用洁净纱布过滤,取滤汁放入容器,趁其温热时加入蜂蜜,调匀即成。

【用法】代茶,频频饮用,经前连服 7 日。

【功效】行气活血。

【主治】气滞血瘀型慢性盆腔炎,对输卵管不通者也适宜。

【赏析】本效验方以红藤为主要药物,取其活血化瘀,通经活络作用;金银花清热解毒;皂角刺、地龙、水蛭、路路通、丝瓜络均有活血化瘀通络功效,辅助红藤活血通经;木香、郁金行气止痛;制大黄清热化湿。共奏活血化瘀,行气止痛,清热化湿功效。对气滞血瘀型慢性盆腔炎、输卵管不通均有良效。

(五十四)龟鹿培元膏(胥京生)

金陵医派胥氏妇科医术第二代传人胥京生主任中医师治疗排卵功能障碍不孕症效验方——龟鹿培元膏

【组成】龟板 250 克(先煎),鹿角胶 150 克(烊化),熟地 150 克,怀山药 200 克,枸杞子 150 克,菟丝子 150 克,巴戟天 150 克,肉苁蓉 150 克,山萸肉 150 克,女贞子 150 克,紫河车 100 克,制首乌 200 克,玉竹 150 克,石斛 150 克,百合 200 克,黄芪 200 克,阿胶 150 克(烊化),茯苓 150 克,薏苡仁 200 克,柴胡 60 克,陈皮 100 克,佛手 100 克,当归 150 克,白芍 150 克,赤芍 150 克,桃仁 150 克,红花 150 克,益母草 150 克,丹参 150 克,大枣 100 克,炙甘草 30 克,冰糖 300 克,蜂蜜 500 克。

【制法】按常规方法熬膏。

【用法】每次服用 15 克，1 日 2 次，开水冲服。

【功效】益肾补精，阴阳双调。

【主治】闭经、排卵功能障碍所致不孕症。

【赏析】龟板、鹿角胶皆为血肉有情之品。龟板甘寒滋阴，益肝肾壮精血。鹿角胶温肾养血，性虽温，但与龟板同用，阴阳互补，温肾以培元。熟地、山萸肉、女贞子、阿胶、制首乌滋阴补肾填精益髓。紫河车、菟丝子、巴戟天、肉苁蓉温壮肾阳取其"阳中求阴"之意。黄芪、大枣、茯苓、怀山药、薏苡仁健脾益气，补后天振奋先天，达到气血生化有源，泉源不竭。柴胡、佛手、陈皮疏肝解郁，行气和胃。桃红四物养血活血，调理冲任，全方既能温养先天肾气以生精，又能培补后天脾胃以生血，并佐调理气血之品，使肾气充足培元，精血旺盛血海盈，冲任自调病乃去矣！本效验方主要适用于闭经、排卵功能障碍不孕症。

（五十五）棱术通管汤（胥受天）

金陵医派胥氏妇科医术奠基人胥受天主任中医师治疗湿热夹瘀型输卵管阻塞性不孕症效验方——棱术通管汤

【组成】三棱 10 克，莪术 10 克，当归 10 克，赤芍 10 克，红花 10 克，蒲公英 15 克，重楼 15 克，丹参 15 克，路路通 10 克，甘草 2 克。

【用法】水煎服，每日 1 剂。

【功效】清热利湿，活血通络。

【主治】湿热夹瘀型输卵管阻塞性不孕症。

【赏析】湿热内蕴，日久成瘀，湿热瘀阻于胞脉则婚后日久不孕，治疗需清热利湿以消炎，活血化瘀以通络，改善盆腔附件血行，促进炎症吸收消失，加快输卵管局部粘连分解，恢复其摄精受孕之功能。本方以三棱、莪术为君，目的是活血破瘀通络；佐以当归、赤芍、丹参、路路通，增强其化瘀作用，为臣药；辅以蒲公英、重楼（七叶一枝花）清热利湿；为佐药；炙甘草调和诸药，且能缓解经行腹痛，为使药。本效验方对慢性输卵管炎性疾病造成的不孕症，用之颇为合拍。

（五十六）加味寿胎汤（谢英彪）

非物质文化遗产项目"张简斋中医温病医术"代表性传承人谢英彪主任中医师治疗习惯性流产效验方——加味寿胎汤

【组成】桑寄生 30 克，菟丝子 15 克，川续断 15 克，阿胶 10 克（烊化冲服），苎麻根 30 克，炙甘草 3 克。

【用法】水煎服，每日 1 剂。

【功效】益肾安胎，调补冲任。

【主治】习惯性流产、先兆流产。

【加减法】

1. 气虚明显者，加炙黄芪 15 克，党参 10 克，白术 10 克，山药 15 克。

2. 血虚明显者，加熟地黄 15 克，当归身（归头、归尾忌用）10 克。

3. 血热明显者，加炒黄芩 10 克，旱莲草 10 克，焦山栀 10 克，生地黄 15 克，地榆炭 10 克。

4. 虚热明显者，加生地黄 12 克，白芍 10 克，炒黄芩 10 克。

5. 虚寒明显者，加炮姜 10 克，艾叶炭 10 克，鹿角胶 10 克（烊化）。

6. 肝郁明显者，加苏梗 6 克，木香 10 克，香附 10 克，绿萼梅 3 克。

7. 肾虚明显者，加杜仲 10 克，熟地黄 15 克，狗脊 10 克。

【赏析】本效验方组成少而精，配方恰当，药力集中。桑寄生性平和，不温不燥，为补益肝肾，养血安胎要药。菟丝子性柔润而不燥，能平补肝肾，双补阴阳，长于补肾安胎。川续断含维生素 E。近代药理研究证实，对流产等维生素 E 缺乏症有效，临床常用于补益肝肾，止血安胎。以上三药配伍，用量较大，意在增强益肾安胎，调补冲任之力，为本效验方的君药。阿胶止血安胎，又能滋补肾阴。苎麻根功专止血安胎，各种类型的滑胎、胎动不安均可适用。南京地区民间单味服 30 ~ 60 克也有一定效验。近代药理研究有明显止血作用，此药为本效验方必用之品，在处方中予以足够重视。以上二药同为臣药。炙甘草补气，调和诸药，为佐使药。全方重点在补肾，肾气足则冲任固，冲任固则胎自安。

（五十七）芪参通草汤（谢英彪）

非物质文化遗产项目"张简斋中医温病医术"代表性传承人谢英彪主任中医师治疗气血虚弱型产后缺乳效验方——芪参通草汤

【组成】炙黄芪 15 克，党参 10 克，当归 10 克，麦冬 10 克，桔梗 6 克，白术 10 克，六曲 10 克，通草 6 克，炙甘草 3 克。

【用法】水煎服，每日 1 剂。

【功效】补益气血，通经下乳。

【主治】气血两虚型产后缺乳。

【加减法】

1. 脾虚便溏不成形者加苍术 10 克，山药 15 克。

2. 神疲乏力明显者加红枣 6 枚，黄精 10 克。

3. 失眠加茯神 10 克，夜交藤 15 克。

【赏析】产后缺乳当辨虚实，若缺乳而乳房松软，不胀不痛，挤压乳房点滴难出，乳汁稀，伴有面色无华，神疲乏力，精神欠佳，皮肤干燥，头晕心慌或大便稀溏，舌质淡，脉细弱者，为气血虚弱型产后缺乳，辨证的关键是缺乳而乳房柔软无胀感。本效验方以炙黄芪、党参、当归为君药，意在补气养血；麦冬、白术益气养阴健脾，为臣药；六曲、通草通络下乳为佐药；炙甘草益气调和诸药为使药。全方共奏补益气血、通经下乳功效。

（五十八）柴胡归芍通草汤（谢英彪）

非物质文化遗产项目"张简斋中医温病医术"代表性传承人谢英彪主任中医师治疗肝郁气滞型产后缺乳效验方——柴胡归芍通草汤

【组成】柴胡 10 克，当归 10 克，白芍 15 克，青皮 6 克，天花粉 10 克，桔梗 6 克，通草 6 克，穿山甲 10 克，王不留行 10 克。

【用法】水煎服，每日 1 剂。

【功效】疏肝理气解郁，通经活血下乳。

【主治】肝郁气滞型产后缺乳。

【加减法】

1. 兼有气血两虚者，加黄芪 15 克，党参 10 克。

2. 兼有食欲不振者，加砂仁 4 克（分 2 次后下），陈皮 6 克。

【赏析】肝郁气滞型产后缺乳的辨证关键在乳房胀满，乳腺成块，挤压乳房仍乳汁疼痛难出。多因产后情志抑郁，或紧张不安，肝失条达，气机不畅，气血失调，经脉滞涩，阻碍了乳汁运行而导致产后缺乳。本方以柴胡为君药，意在疏肝、理气、解郁；当归、白芍、青皮为臣药，目的是补血、活血、理气、通络；天花粉清热消肿，桔梗之性上行，可载药于上。通草为治疗产妇乳汁不通的专用药，与天花粉、桔梗同为佐药；穿山甲有走窜透达之能，王不留行善行血脉，两者均有下乳、通乳的作用，配伍同用则收效更佳，所以民谚有"穿山甲王不留，产妇吃了乳常流"的说法，两者同为本方使药，引经药。

（五十九）护胎口服液（黄永澄）

侯席儒、傅宗翰嫡传弟子，张简斋第二代传人黄永澄副主任医师效验方——护胎口服液

【组成】续断 20 克，菟丝子 20 克，杜仲 15 克，黄芩 10 克，苎麻根 20 克，党参 15 克，白术 10 克。

【制法】以上为每人每日剂量，按此比例萃取后制成口服液，每支 10 毫升。

【用法】口服。1 日 2 次，每次 20 毫升。

【功效】固肾安胎。

【主治】习惯性流产、先兆流产。

【赏析】此效验方系仿照古方寿胎丸加减而成。续断、菟丝子、杜仲为补肾安胎常用药，中医认为胎动不安、滑胎与肾气不固有密切关系，此三味为君药，目的是固肾安胎；黄芩清热，又可安胎，苎麻根重用后可止血安胎，用以各种类型的习惯性流产、先兆流产，同为臣药；党参、白术可补益肺脾之气，兼可安胎，为佐使药。纵观全方，重点在补肾固胎。

（六十）通经胶囊（黄永澄）

侯席儒、傅宗翰嫡传弟子，张简斋第三代传人黄永澄副主任医师效验方——通经胶囊

【组成】 三七粉 3 克，制五灵脂 10 克，延胡索 15 克，制没药 10 克，琥珀粉 3 克，川芎 10 克，桂枝 10 克。

【制法】 按以上比例碾成细粉，罐装胶囊。

【用法】 口服。每次 4～5 粒，每日 3 次。

【功效】 调理冲任，温通经络，化瘀止痛。

【主治】 各种痛经。

【赏析】 痛经一症可因寒、因热、因湿热、因气滞、因虚等多种原因引起，均可引起血瘀导致不通则痛而加重或诱发痛经，血瘀的病理变化贯穿于各个类型之中，故本方以三七、没药、五灵脂等活血化瘀药为主要成分，可达到化瘀止痛之功效；琥珀重镇安神，可辅助活血定痛；延胡索为血中气药，现代药理研究证实有良好的镇痛作用，故广泛运用于周身血瘀疼痛症；川芎内服外用，均有良好的活血止痛功效；桂枝温经散寒通络，为佐使药，对寒凝之痛经尤为适宜。

（六十一）一号恶阻合剂（侯席儒）

金陵医派奠基人张简斋嫡传弟子，中医妇科大家侯席儒主任中医师治疗妊娠呕吐效验方——一号恶阻合剂

【组成】党参 10 克，姜半夏 10 克，白术 10 克，陈皮 6 克，生姜 3 克。

【制法】此方制成 100 毫升合剂。

【用法】口服。每日 3 次分服。

【功效】益气和中止呕。

【主治】妊娠体虚，呕吐食物，面色萎黄，神疲苔薄，舌淡。

【赏析】本效验方以党参、白术为主要成分，取其益气健脾养胃功效；姜半夏、陈皮理气和胃止吐；生姜和胃散寒止吐，且能调和诸药。本效验方适用于脾胃虚弱型妊娠恶阻。

（六十二）二号恶阻合剂（侯席儒）

金陵医派奠基人张简斋嫡传弟子，中医妇科大家侯席儒主任中医师治疗妊娠呕吐效验方——二号恶阻合剂

【组成】姜半夏 10 克，苏叶 5 克，竹茹 6 克，黄芩 10 克，陈皮 6 克。

【制法】制成 100 毫升合剂。

【用法】每日 3 次，每次 30 毫升。

【功效】清肝和胃，化痰止呕。

【主治】妊娠恶阻，脘部胀闷，嘈杂口干。

【赏析】席老此效验方以苏叶、姜半夏为君药，取其疏肝和胃止吐作用；竹茹为胃热呕吐之佳药，性凉与性温之姜半夏配伍，一凉一温，止吐效果更佳；小剂量黄芩、陈皮，可以清胃热，治呕吐，化痰阻。本方对肝郁气滞，胃气上逆之妊娠恶阻颇为合拍，对肝郁化热，横逆犯胃之妊娠恶阻尤为适用。体质虚寒之妊娠恶阻忌用。

（六十三）补肾化瘀消癥汤（于红娟）

金陵医派传人于红娟主任中医师治疗肾虚血瘀型盆腔炎后遗症效验方——补肾化瘀消癥汤

【组成】当归 10 克，赤芍 10 克，丹参 10 克，莪术 10 克，地鳖虫 10 克，生黄芪 15 克，续断 15 克，桑寄生 15 克，延胡索 10 克，茯苓 15 克。

【制法】以上药用冷水浸泡 30 分钟，药锅加水适量，煎煮 2 次，合并滤汁。

【用法】每日 1 剂，2 次分服。

【功效】化瘀消癥，补肾健脾。

【主治】肾虚血瘀型盆腔炎性疾病后遗症，症见一侧或者双侧下腹疼痛，腰膝酸软，月经色紫黯有块，舌质黯或有瘀斑，脉弦细。妇科检查发现一侧或双侧附件区增厚，有压痛。

【赏析】盆腔炎性疾病后遗症多由盆腔炎性疾病未得到彻底治疗病程迁延所致，初期多湿热之邪乘虚侵袭，气机不畅，瘀血阻滞，蕴积于冲任、胞宫，日久则耗伤气血，累及脾肾，血瘀是其基本病机，本病病情多反复发作，缠绵难愈，故治疗上需祛邪与扶正相结合，活血化瘀，消癥止痛，兼补肾健脾。方中当归、赤芍、丹参为君药，活血调经，化瘀止痛，兼养血扶正之功；盆腔炎性疾病后遗症以瘀为主导，故用莪术加强逐瘀消癥功效，地鳖虫缓消癥块，盆腔炎性疾病日久必有正虚，予续断、桑寄生补肾，生黄芪以益气健脾，同为臣药，佐以延胡索行气止痛，以气行推动血行，促进瘀血吸收消散，茯苓渗湿健脾，祛顽固湿邪。全方祛邪与扶正结合，共奏化瘀消癥，补肾健脾之功，临床使用，效果颇佳。

（六十四）益气固脱方（于红娟）

金陵医派传人于红娟主任中医师治疗治疗脾肾两虚型子宫脱垂效验方——益气固脱方

【组成】黄芪30克，当归10克，川断15克，山萸萸10克，升麻10克，枳壳10克，诃子10克，僵蚕10克。

【制法】以上药用冷水浸泡30分钟，药锅加水适量，煎煮2次，合并滤汁。

【用法】每日1剂，2次分服。

【功效】补气健脾，益肾固脱。

【主治】脾肾两虚型轻中度子宫脱垂，症见妇女阴中有物下坠或突出阴道口外，劳则加剧，小腹坠胀，腰背酸痛或腰膝酸软，白带增多，小便频数，舌质淡红，苔薄白，脉沉弱。

【赏析】益气固脱方为长期临床实践的基础上总结的效验方，由古方"补中益气汤"和"大补元煎"化裁而来，方中重用黄芪为君药，有益气固脱，升阳举陷之效，配当归以益气养血，气血同调，益冲任之脉；川断、山萸萸补益肾气，固冲任；升麻助黄芪升阳举陷；配伍枳壳，升清降浊，振奋中气；诃子味酸收敛固脱；僵蚕，引经药，载药直达病所。诸药合用，则中气振复，得升，肾气渐盈，得固。对于轻中度脾肾两虚型子宫脱垂具有良好的治疗效果。

（六十五）二仙四逆方（王业皇）

金陵医派肛肠中医大家丁泽民主任医师第一代传人王业皇主任中医师

治疗更年期综合征效验方——二仙四逆方

【组成】仙茅 10 克，仙灵脾 10 克，巴戟天 10 克，当归 10 克，黄柏 6 克，知母 6 克，炒枳实 10 克，炒白芍 10 克，醋柴胡 6 克，炙甘草 5 克。

【制法】以上药用冷水浸泡 30 分钟，药锅加水适量，煎煮 2 次，合并滤汁。

【用法】上下午分服。

【功效】补肾益精、疏肝解郁、调理冲任。

【主治】女性围绝经期、更年期综合征，伴有情绪抑郁焦虑导致，以肛门坠胀、不适感，排便困难，脉弦等为主证的功能性肛肠疾病，如功能性肛门直肠痛、盆底失弛缓、直肠前突、功能性便秘。

【加减法】

1. 坠胀甚者，加蜈蚣，僵蚕。

2. 肝郁甚者，症见善太息，表情焦虑，或有胸闷胁痛，加合欢皮，郁金。

3. 阴虚甚者，症见五心烦热，午后潮热，口燥咽干，心烦失眠，加葛根，生地，石斛，玉竹。

4. 气虚甚者，症见四肢乏力，神疲体倦，加生白术，炙黄芪。

5. 气滞甚者，症见脘腹胸胁胀满，或有遍身疼痛，游走不定，脉弦，加醋香附，木香，莱菔子。

6. 心烦失眠，梦多易醒者，加莲子心，酸枣仁，柏子仁。

【赏析】君药仙茅、仙灵脾温肾阳，补肾精，柴胡升发阳气，疏肝解郁；臣药以巴戟天补益精血，白芍敛阴养血柔肝，与柴胡合用，以补养肝血，条达肝气，可使柴胡升散而无耗伤阴血之弊；佐以黄柏、知母泻肾火、滋肾阴；当归温润养血，调理冲任，枳实理气解郁，泄热破结，与白芍相配，又能理气和血，使气血调和。使以甘草，调和诸药，益脾和中。全方合奏温而不燥，凉而不寒，阴阳并调之功。

（六十六）乳腺增生方（毛荣康）

金陵医派传人中医外科毛荣康主任中医师治疗乳腺增生症效验方——基本方

【组成】柴胡10克，枳壳6克，青皮6克，延胡索10克，昆布10克，海藻10克，三棱10克，莪术10克，仙茅10克，仙灵脾10克，荔枝核15克，牡蛎20克（先煎），巴戟天10克。

【制法】水煎煮，每日1剂，煎煮2次，每次半小时，每次滤汁约200毫升，温服。

【用法】月经来潮时停服，月经干净后三天再继续服用，1个月为1个疗程。

【功效】疏肝理气，活血化瘀，化痰散结，兼以补肾。

【主治】乳腺增生症

【加减】体弱者去方中三棱，莪术，加桃仁10克，红花10克活血化瘀。

【赏析】乳腺增生症是妇女常见病，约占妇女58%～89%，已引起医患二者高度重视，有国内外资料报道认为是癌变前期。乳腺增生症临床以乳腺肿块伴发作性疼痛为特点。属于中医学"乳癖""乳中结核"范畴。《溃疡心得集》"有乳中结核，形如丸卵，不疼痛，不发寒热，皮色不变。其核随喜怒消长。此名为乳癖。"中医学认为本病多由郁怒伤肝、肝郁气滞、思虑伤脾、脾失健运、痰湿内蕴，以肝脾两伤、痰气互结、瘀滞成块。或因肝郁气滞、气血运行不畅、血瘀成块。或因肝肾不足、冲任失调、阳虚痰湿内结所致。总之与肝、脾、肾、冲任失调有关，导致气滞、血瘀、痰凝互结为核，积于乳房而成。现代医学认为本病系妇女体内内分泌紊乱、卵巢孕激素水平低下、雌激素水平过高而引起的乳腺主体和间质不同程度的增生所致。综合中西医对本病发生原因，故临床上我们以疏肝理气、活血化瘀、化瘀散结并调理冲任补肾为主。方中仙茅、仙灵脾、巴戟天有温阳补肾、调摄冲任之功。药理研究：温阳药能调节和纠正雌激素和孕酮比值的失调，从而对乳腺增生康复有积极治疗作用。柴胡、枳壳、青皮、玄胡、三棱、莪术有疏肝理气、活血化瘀之功，这类药能改善全身与局部充血水肿，促进雌激素在肝脏内灭活，抑制组织内单氨氧化酶的活动，抑制胶原纤维合成，对乳腺增生肿块具有消水肿、止痛作用。荔枝核、牡蛎、昆布、海藻为软坚化痰药，药中含碘量较高，有助于刺激促黄体生成素分泌，改善黄体功能，以调节雌激素和孕酮比值，达到乳腺增生症减轻至痊愈，并能使病态之组织崩溃和溶解，使乳腺组织萎缩。本方中三棱、莪术破血之功峻猛，服用后会使月经量增多，故在月经期停服此药。对体弱者要慎用，可改用桃仁、红花类药。此基本方灵活加减后广泛用于乳腺增生症，收效甚佳。

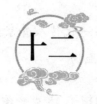

男科疾病
名家效验方

（一）熟地五子方（胥京生）

金陵医派胥氏妇科医术第一代传人胥京生主任中医师治疗肾阴虚弱型男子不育症效验方——益肾滋血汤

【组成】菟丝子 15 克，枸杞子 15 克，覆盆子 15 克，熟地黄 15 克，山茱萸 10 克，五味子 10 克，山药 10 克，茯苓 10 克，车前子 20 克（包煎），甘草 3 克。

【制法】以上为每人 1 天剂量，先用冷水浸泡 30 分钟，旺火煮沸，改文火煎煮 20 分钟，煎煮 2 次，合并滤汁。

【用法】上下午分服。

【功效】滋阴补肾，填精种子。

【主治】肾阴虚弱型男子不育症，症见精液量少，精子数少，液化不良，精子畸形较多。伴有腰膝酸软，头晕耳鸣，遗精早泄，或阴茎异常勃起，或射精障碍，失眠健忘，五心烦热，盗汗，口咽干燥，形体消瘦，足跟疼痛，大便干燥，舌质红，少苔或无苔，脉象细数。多见久婚不育、性欲过强、性交过频者。

【赏析】肾藏精，主生殖，肾的精气盛衰直接关系到人的生殖功能和生长发育。前人有谓"男子以精为主，女子以血为主"肾精亏损是男性不育的主要病机之一；朱丹溪有谓"有精虚精弱不能成胎者"；清·陈士铎《辨证录》对男性不育亦有"精空""精少"之论。肾精包括先天之精（即生殖之精）与后天之精。先天之精是与生俱来、生殖发育、生命繁衍的物质基础。精化气，肾气则充盛，天癸始能泌到，注于冲任二脉，促进冲任二脉盛通及男女之精的成熟，男精乃能溢泻，女精乃能降至，阴阳媾和，两精相搏，生命由此诞生。若禀受薄弱，先天不足，必累其身，导致生殖病变。若恣情纵欲、房事过度，或少年无知，频犯手淫，均可导致耗气伤精，精室亏虚。日久则肾气亏损，命门火衰，致使精室、精气失于温养和温煦，而见精气虚冷之证。精气内耗，生精及性功能减退而致不育。方中菟丝子，枸杞子，覆盆子，熟地黄补肾滋阴，填精益髓；山茱萸，五味子补肾固精；山药健脾固精；车前子利湿通精道，与五味子相互一收一泻，更佐茯苓，甘草之品养脾胃，以助后天生化之源而益肾精，该方益肾填精，补而不温，滋而不腻，运用于多数不育症患者。

（二）桂附二仙汤（胥京生）

金陵医派胥氏妇科医术第一代传人胥京生主任中医师治疗肾阳不足型男子不育症效验方——桂附二仙汤

【组成】肉苁蓉 10 克，仙茅 10 克，淫羊藿 10 克，熟附子 10 克（先煎），肉桂 10 克（分 2 次后下），山茱萸 10 克，山药 10 克，五味子 10 克，覆盆子 10 克，熟地黄 15 克，菟丝子 15 克，枸杞子 15 克。

【制法】以上为每人 1 天剂量，先用冷水浸泡 30 分钟，旺火煮沸，改文火煎煮 20 分钟，煎煮 2 次，合并滤汁。

【用法】上下午分服。

【功效】益肾温阳，佐以补精。

【主治】肾阳不足型男子不育症，症见精液清冷，精子稀少，活动率低，活动力弱，射精无力，性欲淡漠或阳痿早泄。伴腰膝冷痛，精神萎靡，神疲乏力，面色苍白，动则气短，四肢不温，阴部湿冷，小便清长，夜尿量多，舌质淡胖，苔薄白而润，脉沉细无力，尺部尤为明显。治法：益肾温阳，佐以补精。

【赏析】肉苁蓉、仙茅、淫羊藿，熟附子、肉桂温肾壮阳；熟地黄、菟丝子、枸杞子、山茱萸滋阴补肾、益精填髓；山药补脾固精，以助后天之本，使肾精有化生之源；五味子、覆盆子补肾固精，收涩精气。诸药相伍，动静有序，以动促静，阴中补阳。正如张景岳所谓"善补阳者，必于阴中求阳，则阳得阴助而生化无穷"。

（三）八珍生精汤（胥京生）

金陵医派胥氏妇科医术第一代传人胥京生主任中医师治疗气血两虚型男子不育症效验方——八珍生精汤

【组成】党参10克，白术10克，茯苓10克，白芍10克，当归10克，阿胶10克（烊化），黄芪15克，熟地黄15克，菟丝子15克，枸杞子15克，黄精15克，紫河车15克，甘草3克。

【制法】以上为每人1天剂量，先用冷水浸泡30分钟，旺火煮沸，改文火煎煮20分钟，煎煮2次，合并滤汁。

【用法】上下午分服。

【功效】益气健脾，养血生精。

【主治】气血两虚型男子不育症，症见精液稀薄，精子量少，性欲减退，或阳痿早泄，面色不华，形体衰弱，神疲乏力，心悸怔忡，眠差多梦，健忘头晕目眩，食少纳呆，懒言气短，爪甲色淡，舌淡苔少、脉象沉细。

【赏析】《辨证录》云："男子有面色萎黄不能生子者，乃血少之故也，世人生子动曰父精母血，不知父亦有血也，夫血气足而精亦足，血气全而精亦全……唯是血不能速生，必补其气，盖血虚者由于气衰"。肾精的化生必赖后天精微以充养，即"精神气血，皆脾土之所化生"，脾胃得健则"得种子生息之元，生精最速""生子更易"，若素体虚弱，脾气不足；或久病之后，气虚不复；或劳累过度，损伤脾胃之气，则气血生化无权。因精由血化，精血相关，脾虚则精血生化不足而不育。本方党参、白术、茯苓、甘草、黄芪、益气健脾；熟地黄、白芍、当归、阿胶养血宁心；菟丝子、枸杞子、黄精、紫河车补肾生精。

（四）化瘀通精方（胥京生）

金陵医派胥氏妇科医术第一代传人胥京生主任中医师治疗痰瘀阻滞型男子不育症效验方——化瘀通精方

【组成】柴胡 10 克，枳壳 10 克，牛膝 10 克，桃仁 10 克，红花 10 克，赤芍 10 克，当归 10 克，穿山甲 15 克，路路通 15 克，丹参 20 克，王不留行 20 克。

【制法】以上为每人 1 天剂量，先用冷水浸泡 30 分钟，旺火煮沸，改文火煎煮 20 分钟，煎煮 2 次，合并滤汁。

【用法】上下午分服。

【功效】活血化瘀通精。

【主治】痰瘀阻滞型男子不育症，症见阴囊内有蚯蚓状的精索静脉曲张，射精时精道刺痛，无精子或少精子，精子活动率低，精液中可有较多红细胞。伴有睾丸坠痛或少腹作痛，疼痛固定、持续时间较长，入夜尤甚，病变反复发作，唇色晦暗，舌质紫黯，或瘀点，脉沉涩或细涩。

【赏析】在精液化生过程和排泄过程中，会受到一些因素的干扰和阻碍，任何阻碍精液化生和阻碍精液排泄过程的因素，都可以成为精瘀的病因。长期精神忧郁，情怀失畅，气血失其畅达，使精液化生及排出受阻积于精室；血瘀使生殖系统各组织缺氧、变性，甚至萎缩坏死，不仅可以阻滞精液化生，而且可以影响精液的排泄。脾胃脏腑功能失调，体液代谢紊乱，聚湿成痰，痰随气流，踞于精室，阻滞精液化生及排泄；或痰精互结，使精液成分发生改变，致成精瘀。本方丹参、桃仁、红花、赤芍、当归活血化瘀，穿山甲、王不留行、路路通化瘀通精，柴胡、枳壳调理气机，牛膝既补肾活血，又引药下行。本法尚须根据不同疾病、不同体质，而分别采用清化、温化、补而兼化或破而佐化，严谨配伍，方可达到目的。加减：若痰瘀互结者，加陈皮、法半夏、瓜蒌、薏苡仁祛痰化瘀。

（五）清化助育汤（胥京生）

金陵医派胥氏妇科医术第一代传人胥京生主任中医师治疗湿热下注型男子不育症效验方——清化助育汤

【组成】龙胆草 10 克，黄柏 10 克，通草 10 克，黄芩 10 克，栀子 10 克，牡丹皮 10 克，泽泻 10 克，茯苓 10 克，当归 10 克，萆薢 20 克，车前子 20 克（包煎），薏苡仁 20 克，生地黄 20 克。

【制法】以上为每人 1 天剂量，先用冷水浸泡 30 分钟，旺火煮沸，改文火煎煮 20 分钟，煎煮 2 次，合并滤汁。

【用法】上下午分服。

【功效】清利湿热，消肿解毒。

【主治】湿热下注型男子不育症，症见精液中有较多白细胞及脓细胞、精子计数少，死亡精子比例高，精液不液化，阳强不射精。同房后睾丸及耻骨附近憋胀不适，尿短赤有灼热或茎中热痛，或阴肿阴痒，或白浊，腰酸重感，两腿沉重，身倦乏力，头重，心烦口干，喜凉饮，大便不畅，舌红苔黄腻，脉弦滑数。

【赏析】外阴不洁或不洁性交，秽浊内积，淫毒侵染，或感受风热、疫毒、风寒之邪，邪毒下注，可致梅毒、淋浊、血精、脓精、疳疮等症，这些病症均可导致男性不育症。本方龙胆草、萆薢、黄柏、车前子、滑石、通草清利湿热；黄芩、栀子、牡丹清泻肝胆及血分之热；薏苡仁、泽泻、茯苓健脾利湿；火盛恐伤阴血，故配伍生地黄、当归滋养阴血。

（六）温肾起阳汤（孙剑秋）

金陵医派中医大家谢昌仁师传弟子孙剑秋主任中医师治疗阳痿效验方——温肾起阳汤

【组成】肉苁蓉 15 克，菟丝子 15 克，巴戟天 10 克，怀牛膝 10 克，熟地黄 12 克，山茱萸 10 克，枸杞子 10 克，怀山药 10 克，党参 10 克，五味子 6 克，茯苓 10 克，炙甘草 3 克。

【制法】水煎服，每剂浓煎 2 次，每次 30 分钟，合并滤汁。

【用法】上下午分服。

【功用】温肾阳，补命门之火。

【主治】肾阳不振型阳痿。症见阳痿或阳举不坚，性欲减退，精薄清冷，头晕耳鸣，精神不振，面色无华，腰膝酸软，舌苔薄白，脉沉细。

【赏析】本方以温而不燥，以肉苁蓉、菟丝子为主方药物，温补肾阳、振奋命门火衰；巴戟天、怀牛膝温肾助阳；熟地黄、山茱萸、枸杞子，滋补肾阴、填精益肾；辅以怀山药、党参、茯苓、炙甘草，健脾补气助运；五味子养心宁神，同为辅助药。全方温补脾肾，双补阴阳，虽无大剂量温肾助阳之药，收效甚捷。此乃"善补阳者必于阴中求阳"之意也！临床常见越急壮阳越来越痿之病例，犹如禾苗缺水（阴虚）则苗痿（阳痿），宜不断添水（滋阴）而不宜暴晒（壮阳）一个道理。故本效验方在滋阴益肾的基础上，采用平补肾阳药物进行治疗，否则"欲速则不达"。

（七）补肾益精方（孙剑秋）

金陵医派中医大家谢昌仁师传弟子孙剑秋主任中医师效验方——补肾益精方

【组成】菟丝子15克，枸杞子10克，鹿角胶12克（烊化），制首乌12克，紫河车10克，熟地黄15克，补骨脂10克，怀山药10克，怀牛膝10克，黄精10克，金樱子10克，五味子6克。

【制法】水煎服，每剂浓煎2次，每次30分钟，合并滤汁。

【用法】上下午分服。

【功效】滋肾填精。

【主治】肾精亏虚型少精子症。症见精液检查精子数量不足，精液量少，伴有精神疲惫，头晕耳鸣，神疲乏力，腰膝酸软，苔薄，脉细。

【赏析】本效验方以平补肝肾之菟丝子、鹿角胶、制首乌、枸杞子、补骨脂、紫河车、熟地黄为主方药物，目的是补肾填精，加金樱子涩精收藏；山药、黄精益气滋阴，补肾健脾生精，全方看似平淡无奇，连服数月，每收捷效。

（八）二地知柏汤（顾保群）

金陵医派传人顾保群主任中医师治疗阴虚火旺型阳痿效验方——二地知柏汤

【组成】熟地黄 12 克，生地黄 12 克，知母 6 克，黄柏 6 克，丹皮 6 克，生鳖甲 15 克（先煎），生牡蛎 15 克（先煎），菟丝子 15 克，金樱子 10 克，杜仲 10 克，续断 10 克，桑寄生 10 克，制何首乌 10 克，茯神 10 克。

【制法】先浸泡半小时，加水煎煮 2 次，每次 30 分钟，合并滤汁。

【用法】上下午分服。

【功效】滋肾阴，降虚热。

【主治】阴虚火旺型阳委及性欲减退，症见阳痿不坚，伴烦躁易怒，心悸多汗，遗精早泄，头晕耳鸣，口干目涩，手足心热，腰膝酸软，尿黄便干，舌红少津，苔少或见裂纹等。

【赏析】本方以熟地黄、生地黄，制何首乌滋阴益血，凉血泻火，知母、黄柏、丹参清泄虚热，生鳖甲、生牡蛎滋阴潜阳，菟丝子、金樱子、杜仲、续断、桑寄生补益肝肾，固精收敛，强腰护膝，茯神健脾宁心。14 味中药合用，滋肾阴与泄肾火并用，相得益彰。

（九）养精助育汤（龙家俊）

金陵医派奠基人张简斋师传弟子张义堂传人龙家俊主任中医师效验方——养精助育汤

【组成】熟地 30 克，怀山药 30 克，山萸肉 20 克，菟丝子 30 克，川断 30 克，巴戟天 15 克，淫羊藿 15 克，龟板 30 克（打碎先煎），鹿角片 15 克（打碎先煎 40 分钟），丹参 30 克，九香虫 6 克，川牛膝 20 克，灵芝 30 克，莲子心 5 克，荷叶 30 克。

【制法】以上为每人 1 天剂量，先用冷水浸泡 30 分钟，旺火煮沸，改文火煎煮 20 分钟，煎煮 2 次，合并滤汁。

【用法】上下午分服。

【功效】滋阴益精、温肾化气、活血祛瘀。

【主治】少精子症性不育。

【加减法】

1. 阴虚火旺：症见形体较瘦，婚久不育，性欲强烈，性交过频，精子过少，五心潮热，盗汗口干，腰膝酸软，头晕耳鸣，舌质红，苔少，脉细数。药加玄参15克，知母10克，黄柏10克，枸杞子30克。

2. 脾肾阳虚：症见婚久不育，性欲淡漠或阳痿，早泄，精清，精稀，精冷，精少；纳谷不香，腹胀便溏，五更腹泻，精神疲乏，气短懒言，腰膝酸软，头晕耳鸣，夜尿量多，畏寒肢冷，舌质淡，苔白润，脉细弱。药加熟附片10克（先煎），肉桂6克（分2次后下），炒白术15克，怀山药30克。

3. 气血两虚：症见婚久无子，形体衰弱，面色萎黄，少气懒言，精液量少，心悸失眠，头晕目眩，纳呆便溏，舌质淡红，苔薄白，脉沉细无力。药加生黄芪20克，党参15克，炙甘草3克，当归10克，龙眼肉10克。

4. 肝气郁结型：症见婚久不育，胸闷不舒，善太息，胸胁胀痛，睾丸坠胀而痛，烦躁易怒，精索静脉曲张，睾丸或附睾有结节，阳痿或不射精，舌质暗，脉弦。药加香附10克，广郁金10克，桔核10克，荔枝核10克。

5. 肝胆湿热：症见婚久不育，胁肋胀痛，睾丸肿痛、灼热或红肿，射精疼痛或血精，死精过多，面红耳赤，小便短赤，大便秘结，口苦咽干，舌质红，苔黄腻，脉弦数。药加生山栀10克，生大黄10克（分2次后下），茵陈15克，淡竹叶12克。

6. 痰湿内蕴型：症见形体肥胖，肢体困倦，精液稀薄，精子量少，性欲淡漠或不射精，面色苍白，神疲气短，头晕心悸。舌质淡红，苔白腻，脉沉细。药加苍术20克，姜半夏15克，陈皮10克，生苡仁40克，白茯苓30克。

【赏析】本方取六味地黄丸中三补之药，龟鹿二仙中浓厚之品合温肾益气，活血化瘀之药，共奏养精益肾，温化肾气，活血化瘀之效。方中熟地味甘质润，药性滋腻，滋肝肾之阴，益精生血；山药补气养阴，健脾益肾；山萸肉性微温味酸甘，药性平和，滋补肝肾之阴，亦可温补肾阳；菟丝子性平味辛甘，益阴补肾，不滋不腻，温而不燥，平补肝脾肾；四药合用肝脾肾三阴并补，以补肾之本为主。现代药理研究表明结果显示六味地黄汤可显著抑制大鼠睾丸生精细胞的凋亡，促进生精障碍大鼠的精子发生，同时可显著提高精子的质量，使大鼠睾丸凋亡的生精细胞明显减少，对损伤的睾丸曲细精管有较好的修复作用，并可提高模型大鼠血清的 NO、LH 和 T 水平，降低 FSH 水平；菟丝子提取物具有促性腺激素样作用，能明显增加睾丸和附睾的质量，促进离体培养大鼠睾丸间质细胞睾酮的基础分泌。明·张景岳云"善补阴者，必于阳中求阴，则阴得阳升而泉源不竭"，故方中入川断，巴戟天，淫羊藿，以温阳补肾，其中川断性微温，味辛甘，温而不燥，补而不滞，可补肝肾，行血脉；巴戟天性微温，味甘辛，温而不燥，补而不滞，可补肾中元阳，兼益肾经，强筋骨；淫羊藿味辛甘而性温，甘温壮阳，辛散行散，可补肾阳，壮筋骨；三药合用温肾壮阳，与滋阴药相合，温肾益精，滋阴补肾，阴阳双补。现代药理研究表明川断含锌量高，可抗缺氧，抗自由基损伤，提高精子的活力和运动能力；淫羊藿有雄性激素样作用，能促进性腺功能；巴戟天水提物对人精子膜的脂质过氧化损伤具有明显的干预作用，对精子膜结构和功能具有明显的保护作用，巴戟天寡糖可促进雄性小鼠生精作用。清·叶天士认为："血肉有情，栽培身内精血。"故龙师在补肾的基础上用龟板、鹿角片填精益髓养血。其中鹿角片甘咸而温，善于温肾壮阳，补督生精；龟板滋阴补任脉，益肾填精，二味为血肉有情之品，能峻补阴阳以生气、血、精、髓，合上药阴阳并补，气血兼顾。现代药理研究表明，龟板、鹿角片中富含胶质、磷酸钙、氮化物等，具有增强免疫机能，双相调节 DNA 合成率反应，促进细胞再生，提高机体对外界环境适应能力，补充营养物质消耗，从而达到调整机体内部平衡，改善精子生成及精子发育内部环境，提高精子数量及活力。龙师认为虽少精症肾虚气血不足为根本病机，但临床过用滋腻可能妨碍气血运行，影响药物吸收。故方中加入理气活血之品以助运化。其中丹参苦能降泄，微寒清热，清心凉肝，行血而散血中瘀滞，祛瘀通络；九香虫味咸，性温，芳香理气，咸温助阳，可理肝胃之气，益精兴阳；川牛膝活血化瘀，改善局部血运，疏通梗阻，并引诸药下达病所。三药合用理气活血，以助滋化。现代药理研究表明丹参提取液能明显提高精子活率，明显提高精子前向运动及速度，显著改善精子功能；川牛膝可改善睾丸及附睾、精囊腺、前列腺微循环障碍，促进其功能恢复。本病患者常压力较大，情志不畅，故方中入宁心疏肝之品，其中灵芝味甘性平，养心安神；莲子芯味苦性寒，清心安神；荷叶味苦性平，升发清阳，舒肝宁神。三药合用清心悦神。现代药理研究表明，灵芝对于中枢神经系统有较强的调节作用，具有镇静安神的功效；莲心碱具有降压及抗心律失常的作用；荷叶具有抗氧化及抗衰老作用。

（龙家菊、周敏、杨艳娟整理）

（十）益肾液化汤（龙家俊）

金陵医派奠基人张简斋师传弟子张义堂传人龙家俊主任中医师效验方——益肾液化汤

【组成】巴戟天 12 克，仙灵脾 15 克，鹿角片 12 克（打碎先煎 40 分钟），熟地 15 克，枸杞子 20 克，黄精 20 克，地鳖虫 10 克，红花 10 克，炙水蛭 6 克，生薏苡仁 40 克，生麦芽 100 克，淡豆豉 15 克，鸡内金 15 克。

【制法】以上为每人 1 天剂量，先用冷水浸泡 30 分钟，旺火煮沸，改文火煎煮 20 分钟，煎煮 2 次，合并滤汁。

【用法】上下午分服。

【功效】温肾益精，活血利湿。

【主治】精子不液化导致的男性不育症。

【加减法】

1. 肾阳不足：症见精神委顿，神疲乏力，腰膝酸软，畏寒肢冷，性欲减退或阳痿早泄，小便清长夜多，大便稀溏。舌淡胖嫩，脉迟而尺弱。药加熟附片 20 克（先煎 2 小时），肉桂 6 克（分 2 次后下）。

2. 肾阴亏虚：症见精液黏稠，难以液化，或有早泄，或有梦遗，口燥咽干，舌红少苔，脉细数。药加乌梅 15 克，生大白芍 15 克，生甘草 6 克。

3. 湿热下注：症见精液黏稠，久不液化，色微黄，兼见少腹胀痛，小便不利，舌苔黄腻，脉濡数或滑数。药加黄柏 10 克，荔枝草 30 克，车前子 30 克（包）。

【赏析】《素问·阴阳应象大论》云："阳化气，阴成形"，精液的正常液化，有赖于阳气的温煦推动和气化，阴阳的协调。故方中巴戟天补肾中元阳，温而不燥，补而不滞；仙灵脾性温燥烈，补肾阳；鹿角片，味咸性温，可补肾助阳，益精血，三药合用，温阳补肾以助气化。现代药理研究表明，巴戟天对微波损伤的雄鼠睾丸生精功能有修复作用，巴戟天寡糖能显著增加环磷酰胺引起的精子减少，雄性小鼠模型精子数及精子活力、睾丸系数及副睾系数；淫羊藿苷能使小鼠附睾及精囊腺增重，具有明显的雄性激素样作用，能增加大鼠睾丸间质细胞的基础分泌，促进性腺功能；鹿角经过水提纯得到一种高度纯化的活性多肽，该肽由 34 个氨基酸组成，能显著地增加雄鼠血浆和腺垂体细胞培养液中的黄体生成素的含量，还能显著地增加雄鼠血浆中睾丸酮的含量。张景岳曰："善补阳者，必于阴中求阳，则阳得阴助而生化无穷；善补阴者，必于阳中求阴，则阴得阳升而泉源不竭"。故在温阳益肾的同时，入熟地、枸杞子、黄精以滋肾益精，其中熟地性温，味甘而厚，质地柔润多液，药性滋腻，可滋肝肾之阴，生精血，填骨髓；枸杞子味甘，药性平和，可益精生髓助阳；黄精甘平质润，性质平和，可滋阴补肾益气。故此滋阴三药，与温阳药合用，温肾益精，以助阳化气。现代药理研究表明地黄可抑制睾丸生精细胞凋亡，促进精子生成，增强睾丸间质细胞分泌功能，显著地提高精子的质量，促进精子的发生和运动；枸杞多糖能提高大鼠血清性激素水平，促进睾丸生殖细胞正常发育，枸杞子中所含锌是构成多种酶必需的微量元素，是酶的激活剂，在核酸代谢和蛋白质合成中发挥重要作用，对生殖系统的发育及健康有着重要作用；黄精对因电磁辐射而引起的少弱精子症有明显的治疗作用，除对精液的量没有明显改善之外，对精子密度、精子活率以及活力都有明显的改善。龙师认为精液不化患者，肾虚为本，痰瘀内停为标，故方中用味咸性寒，善走窜之地鳖虫，活血逐瘀；入味辛性温之红花温通经脉，活血化瘀；入祛瘀猛峻之水蛭走血泄结；薏苡仁淡渗利湿，微寒清热，以助精液液化。现代药理研究表明地鳖虫含有纤溶活性蛋白，可稀释精液，促进液化；薏苡仁具有解热、镇痛、抗炎作用；红花可以有效地改善前列腺血液循环，减轻炎症渗出反应和水肿，抑制纤维增生，促进局部新陈代谢产物的排泄，使腺体组织软化和缩小，并能疏通腺管增加腺体的分泌，从而加速精液液化；水蛭富含水蛭素、组胺物质、肝素、抗血栓素等，能改善微循环，参与精液凝固和液化的调节作用，改善精液的黏稠度和理化特性。现代医学普遍认为精液不液化主要是酶缺乏导致，故方中加入富含消化酶之麦芽、淡豆豉、鸡内金，其中麦芽味甘性平，可健脾开胃，消积导滞；淡豆豉性凉，味辛甘味苦，可宣散郁热，兼可消结导滞；鸡内金味甘性平，散化瘀滞，消食磨积。现代药理研究表明，淡豆豉含有一种纤溶酶，能够溶解纤维蛋白，具有较强的抗凝、溶栓作用，还有纤溶酶原激活活性；鸡内金含胃激素、角蛋白、氨基酸，胃蛋白酶和淀粉酶，对黏稠的精液有稀释和激活作用。龙师认为，精液不液化者用药时应注重阴阳平和，补泻有度，若温阳太过则助热伤阴，使精液更加难化，若滋阴太过则生湿，清热太过则伤阳，利湿太过则伤阴，因此，治精液不液化之症，以攻补兼施，寒热并用，相互协同为佳。

（龙家菊、周敏、杨艳娟整理）

（十一）滋养助育汤（龙家俊）

金陵医派奠基人张简斋师传弟子张义堂传人龙家俊主任中医师治疗免疫性不育效验方——滋养助育汤

【组成】生地黄 15 克，熟地黄 15 克，怀山药 15 克，山萸肉 15 克，枸杞子 20 克，熟附片 10 克（先煎），桂枝 15 克，生薏苡仁 30 克，丹参 30 克，赤芍 15 克，红花 7 克，徐长卿 10 克，蝉衣 10 克，防风 10 克，生甘草 6 克。

【制法】以上为每人 1 天剂量，先用冷水浸泡 30 分钟，旺火煮沸，改文火煎煮 20 分钟，煎煮 2 次，合并滤汁。

【用法】上下午分服。

【功效】滋肾益精，温经活血，祛风利湿。

【主治】免疫性不育。

【加减法】

1. 肾阴亏损：患者有不育病史，查 AsAb 滴度 >75u/dL，可伴有腰膝酸软，头晕耳鸣，烦热，盗汗，失眠，舌质淡红或稍红而干，少苔，脉细数，或弦细尺弱。药加玄参 15 克，知母 10 克，龟板 30 克（打碎先煎），生鳖甲（打碎先入）20 克。

2. 肾阳不足：症见头晕耳鸣，健忘脱发，腰膝酸软，目眶黧黑，纳差便溏，神疲乏力，夜尿频多，性功能欠佳，舌质淡胖或有齿痕，脉沉细弱。药加巴戟天 12 克，仙茅 10 克，仙灵脾 15 克。

3. 肝经湿热：血清 AsAb 阳性，小腹胀痛不适，尿频尿急，小便黄，尿后余沥不尽，或有尿滴白，阴囊潮湿，舌质红，苔黄腻，脉滑数。药加清利湿热之黄柏 10 克，荔枝草 30 克，千里光 15 克，金钱草 30 克，茵陈 15 克。

【赏析】免疫性不育西医认为主要是由于各种外伤、手术、炎症等因素破坏血睾屏障而引起，同时也与免疫抑制功能障碍，遗传及其他因素有关。中医认为免疫性不育是体内精子与隔离精子之藩篱（血睾屏障）失衡而引起，正常时藩篱缜密，疏而不漏，若一旦失衡，则精子僭越，则发生免疫性不育，故本方滋阴益肾补虚为主，以制精子之僭越，温肾益气为辅以固藩篱之致密，活血利湿以抗过敏抗免疫反应。本方中以甘寒质润之生地，滋阴补肾，生精养血；熟地味甘养血益精，质润入肾，滋补肾精，填精益髓，强筋壮骨；山药性平味甘，以益脾肾之气，滋养脾肾之阴，补养后天而助充养先天；山萸肉味酸涩，药性平和，温而不燥，补而不峻，滋补肝肾之阴，固精止遗；枸杞子性平味甘，滋补肝肾之阴，平补肝血肾经。五药合用益精补肾养血，以滋先天。现代研究表明，熟地黄能提高淋巴细胞的转化率，能使血中免疫球蛋白上升，从而提高机体免疫作用；生地黄有抗过敏作用，对肾上腺皮质及肾上腺皮质激素的影响明显，对垂体—肾上腺皮质轴有调节作用；山药尤其是山药多糖具有良好的免疫调节作用，山药多糖 RDPS—I 可不同程度提高小鼠的 T 淋巴细胞增殖能力、NK 细胞和血清溶血素活性以及血清 IgG 含量，从而提高小鼠的非特异性免疫功能、特异性细胞免疫和体液免疫功能，对小鼠免疫性肝损伤有保护作用；山茱萸中以鞣质成分为主的主要活性部位 F–1C 可增加小鼠 Ts 细胞数量并增强 Ts 细胞抑制功能，从而发挥免疫抑制作用，山茱萸多糖具有明显促进免疫反应的作用，山茱萸总苷是一种免疫抑制剂，体内、体外均抑制淋巴细胞转化、淋巴因子激活的杀伤细胞 (LAK) 增殖、IL–2 产生，抑制小鼠和人混合淋巴细胞反应（毫升 R)，具有双向调节免疫反应的作用；枸杞多糖对处于不同功能状态的巨噬细胞均有明显的促进作用，且具有双向调节作用可通过 Ca^{2+}，cAMP，cGMP 等多种细胞内信息传递机制发挥对免疫活性细胞功能的调节作用。方中入熟附片辛热，纯阳善走窜，可补先天命门真火，上助心阳通血脉，中温脾阳以健运，下补肾阳益火；桂枝味辛，微温，宣散温通，温散一身阳气，流畅血脉，行里达表，化气利水；两药合用，温阳补肾，诚如明·张景岳"则阴得阳升而泉源不竭"也。熟附片对特异性体液免疫有促进作用，熟附片注射液可使大鼠血清抗体滴度及脾脏抗体形成细胞数明显增加，对非特异性免疫亦有促进作用；桂枝浸膏有抑制补体活性和较强的抗过敏作用。龙师认为内在的免疫功能异常，大多与人体正气不足有关，故治疗上以补肾益精为主，但多数免疫性不育患者存在泌尿生殖系统感染、损伤、梗阻、精索静脉曲张等因素而导致人体正常的免疫功能的破坏。故方中加入清热利水，活血化瘀之品，其中薏苡仁味甘淡，性微寒，甘淡渗利，微寒清热，善渗利水湿，泄下焦湿热；丹参苦能降泄，微寒清热，可凉血活血，祛瘀消痈；赤芍苦凉色赤，性散而降，善走血分，可凉血散瘀；红花辛温散通，可活血通经，祛瘀止痛；蝉衣，味甘性寒，祛风散热；防风味辛甘，性微温，质柔润，性缓和，善行周身，祛除风邪；徐长卿，辛散温通，可祛风通经活络；甘草味甘性平，调和诸药。现代药理研究表明薏苡仁油具有免疫调节作用和抗劣性刺激的适应原样作用，薏苡仁总提取物对免疫也有调节作用，且能明显对抗细胞毒药物的免疫抑制作用；丹参可通过对细胞因子、抗体及免疫复合物、免疫细胞的作用，发挥对免疫应答的内调节作用；芍药苷具有浓度和机能依赖性的双向免疫调节作用；红花水煎液对小鼠的非特异性免疫功能以及细胞免疫功能均有明显的增强作用，红花中含红花总黄素，可降低非特异性细胞免疫和体液免疫的效能；蝉蜕对非特异性免疫、IV型变态反应及机体细胞免疫功能有明显抑制作用；防风中分离出的多糖具有免疫增强活性，防风水提液具有显著增强机体免疫功能的作用；徐长卿中主要成分丹皮酚对II型、III型、IV型变态反应均有显著的抑制作用；甘草具有一定的抗炎、抗病毒作用，甘草酸具有非特异性免疫调节作用，它能增强体内细胞免疫，还能选择性地增强辅助性T淋巴细胞的增殖能力和活性。

（龙家菊、周敏、杨艳娟整理）

（十二）前列健汤（龙家俊）

金陵医派奠基人张简斋师传弟子张义堂传人龙家俊主任中医师效验方——前列健汤

【组成】巴戟天 15 克，仙茅 10 克，仙灵脾 15 克，菟丝子 15 克，紫河车 10 克，枸杞子 15 克，白花蛇舌草 30 克，蒲公英 20 克，黄柏 10 克，瞿麦 15 克，川牛膝 15 克，生大黄 6 克（分 2 次后下），丹参 24 克，川芎 15 克，桂枝 7 克，桔梗 10 克。

【制法】以上为每人 1 天剂量，先用冷水浸泡 30 分钟，旺火煮沸，改文火煎煮 20 分钟，煎煮 2 次，合并滤汁。

【用法】上下午分服。

【功效】温阳补肾，利尿通淋。

【主治】前列腺增生症。

【加减法】

1.膀胱湿热型：小便点滴难出，短赤灼热，小腹胀满，口苦口黏，渴不欲饮，大便不畅，舌质红苔黄腻，脉弦数。加金钱草 40 克，车前子 30 克（包）。

2.气机郁滞型：小便不畅，郁郁寡欢，时有烦躁，胸胁胀满，口干口苦，舌质红苔少，脉弦以左关部为甚。加枳实 10 克，台乌药 10 克。

3.瘀血阻络型：小便点滴而出，或尿如细线，甚则阻塞不通，小腹疼痛，面色黯淡，舌质紫暗，舌底脉络可见迂曲，脉弦涩。加莪术 15 克，三棱 15 克，琥珀末 3 克（分冲）。

4.肾阳不足型：小便点滴不爽，排出乏力，面色无华，形寒肢冷，腰背酸痛，下肢无力，口淡不渴，舌质淡胖边有齿痕苔薄白，脉沉细尤以右尺部为甚。加肉桂 10 克（分 2 次后下），熟附片 30 克（先煎 3 小时）。

【赏析】中医认为本病是虚实夹杂的难治性疾病，因外感湿热毒邪，或饮食不节，起居无常，脾运失健，水谷不化精微而生湿热，湿热下注，或房事过度，手淫恶习，相火妄动，湿热内生，蕴藉下焦，沉积于前列腺体之中，若失治误治，湿热久羁，阻滞经络，气血不畅，故前列腺体充血肿胀，出现疤痕及纤维化，迁延时日则损及本元，肾虚不藏，精微湿浊下流，耗精伤阴，甚则阴损及阳，肾阳亦虚，故方用巴戟天、仙茅、仙灵脾、菟丝子温肾补阳，紫河车温肾养精，枸杞子补肾益精，二药合用，有益养阴精之功，上述六药合用温肾益精，顾其肾虚之本。现代药理研究认为，巴戟天、仙茅、仙灵脾、菟丝子四味药能改善全身及局部免疫功能；紫河车既可提高雌性激素，也能提高雄性激素，对前列腺肥大症有治疗作用；枸杞子水提物对非特异性免疫、细胞免疫功能均有增强作用，能明显增强巨噬细胞的吞噬作用，在免疫低下时，枸杞多糖的免疫增强作用更为显著。方中又用白花蛇舌草、蒲公英清热解毒；黄柏治在下焦，泻火燥湿，三药合用，有清利下焦湿热之功。现代药理研究表明，白花蛇舌草有抗炎作用，且具有增强小鼠体液免疫和细胞免疫的作用，增强网状内皮系统和白细胞的吞噬功能，并能增加抗体形成；蒲公英对多种致病菌有显著的抑制作用，体外试验对多种钩端螺旋体有抑制作用；黄柏有广谱的抗菌作用。方中还用瞿麦利尿通淋，瞿麦是尿路感染的重要药物，对因前列腺增生导致的尿路感染，急性和慢性都能使用，也可与抗生素一起使用。现代药理研究表明，瞿麦水煎剂能抑制多种致病杆菌，对尿道大肠杆菌有显著的抗菌作用；龙师认为前列腺增生，非一朝一夕所成，往往病程日久，久病多瘀，故方中以川芎、丹参、大黄、川牛膝活血化瘀，且用大黄、川牛膝能引药下行。现代药理研究表明，川芎有扩张微血管作用，川芎嗪能显著增加兔肾血流量，有明显的利尿作用；丹参能加速微循环，能使微动脉口径扩大，血流速度和流量均有改善；大黄有抗炎作用，大黄能降低急性感染时血浆内毒素的浓度，还能抑制 TXA2 的生成，因而有利于防止 DIC 的发生，证明大黄有清热解毒和清热化瘀的双重功效；牛膝具有改变血液流变学性质及抗凝作用，能降低大鼠的高、低切变率的全血黏度和红细胞聚集指数，降低红细胞压积，对血瘀模型大鼠的低切变率全血黏度也有降低作用。本方还配桂枝温通经络。现代药理研究表明，桂枝既具有抑制炎性肿胀的作用，又能扩张毛细血管和扩张冠状动脉、增加微小血管和冠状血管血流量的作用，又能扩张肾血管具利尿作用。本方佐以桔梗宣上，寓下病上取之意，现代药理研究表明，桔梗皂苷有抗炎作用，能镇痛、解热。以上诸法合用，治疗前列腺增生，1月为1疗程，一般3个疗程症状缓解。

（龙家菊、周敏、杨艳娟整理）

（十三）温肾清通汤（龙家俊）

金陵医派奠基人张简斋师传弟子张义堂传人龙家俊主任中医师治疗输卵管阻塞性不孕效验方——温肾清通汤

【组成】莪术 15 克，地鳖虫 10 克，炙水蛭 6 克，红藤 30 克，败酱草 20 克，熟附片 10 克（先煎），巴戟天 12 克，仙灵脾 12 克，肉苁蓉 12 克，熟地 20 克，枸杞子 20 克，桂枝 30 克，生薏苡仁 100 克，桔梗 10 克。

【制法】以上为每人 1 天剂量，先用冷水浸泡 30 分钟，旺火煮沸，改文火煎煮 20 分钟，煎煮 2 次，合并滤汁。

【用法】上下午分服。

【功效】温补肾阳，清利湿热，活血化瘀。

【主治】输卵管阻塞导致的不孕。

【加减法】

1. 气滞血瘀型：月经后期、经前胸胁乳房胀痛，烦躁易怒，经行腹胀痛，舌淡红，苔薄白，脉弦细。药加香附 10 克，合欢皮 10 克，红花 10 克。

2. 寒凝血瘀型：平素和经行腹痛，少腹寒凉，带下量多，畏寒怕冷，经行血块较多，舌淡紫，苔薄白，脉沉细。药加小茴香 6 克，台乌药 10 克，淡吴茱萸 6 克，川芎 10 克。

3. 痰湿瘀阻型：月经稀发，形体肥胖，痰多恶心，带下粘稠，腹胀腹痛便稀，舌淡白苔白腻，脉弦滑。药加制南星 10 克，枳实 6 克，姜半夏 10 克，五灵脂 10 克，生蒲黄 10 克（包）。

4. 湿热瘀阻型：腹痛常伴发热，带下色黄有异味，便干尿赤，舌黯苔黄腻，脉滑。药加黄柏 10 克，苍术 15 克，桃仁 10 克（打碎），生大黄 10 克（分 2 次后下）；便溏者，去大黄，加鬼箭羽 15 克。

【赏析】龙师认为输卵管阻塞性不孕患者，瘀血阻络为其主要病机，故方中入莪术，地鳖虫，水蛭活血化瘀。其中莪术辛散苦泄温通，既走血分，以破血散瘀，又走气分，以行气散结；地鳖虫性寒味咸，主理血症，具有散血瘀、消坚结之效；水蛭其味咸、苦，咸能软坚，苦以降泄，可破血瘀，通经脉、散积聚，为破血逐瘀之峻品，三药合用活血逐瘀。现代药理研究表明莪术有改善血液流变学、抗血栓及抗凝血等作用，且具有抗病毒，抗炎的作用；地鳖虫对血液流变性各参数有较强的改善作用，不仅能有效地降低全血黏度和血浆纤维蛋白原，抑制血栓形成，抑制血小板聚集等，且能增加红细胞表面电荷，改善红细胞变形能力；水蛭素可促进血管生成、抗凝、抗血栓、抗氧化、抑制炎症反应；水蛭可与血浆中游离的凝血酶结合，中和与纤维蛋白结合的凝血酶，使凝血过程减慢。龙师认为输卵管阻塞性不孕症患者通常伴有盆腔的炎症，炎症可加剧输卵管的粘连，故方中用性平味苦，长于清热解毒，消痈散结，活血止痛之红藤；辛散苦泄，既能清热解毒排脓，又可活血散结消痈之败酱草，两药合用既可增加活血破瘀之力，亦能清热解毒，消滞散结。现代药理研究表明红藤藤茎煎液对金黄色葡萄球菌、乙型链球菌等有较强的抑菌作用；败酱草及其制剂对金黄色葡萄球菌、白色葡萄球菌、伤寒杆菌、链球菌、枯草杆菌、大肠杆菌、变形杆菌等亦有抑制作用。现多数医家一致认为，输卵管不畅的根本在于肾阳不足，命门火衰，气机不利，故方中入温肾益精之品，以调动下焦气机，其中熟附片辛散甘补，上补心阳，中温脾阳，下补肾阳益火，兼能散寒止痛；巴戟天性温，味辛甘，甘温能补，辛温能行，专入肾经，温补肾阳，温而不燥，补而不滞；仙灵脾辛甘而温，善补肾阳；肉苁蓉甘咸而温，甘温补阳，咸以入肾而有补肾壮阳之功，又能益精补血，补而不峻，滋而不腻，此四药合用，温补肾阳，合熟地、枸杞子，滋补肾阴，则温阳不伤精，滋肾不黏滞，以奏阴中求阳，阳中求阴，温肾益精之效。现代药理研究表明熟地黄在雌性小鼠老化进程中有抵抗老化进程中血清雌激素 (E2) 浓度、脾细胞雌激素受体 (ER) 含量和成骨细胞孕激素受体 (PR) 含量下降这种生理性变化的功能；枸杞子能增加垂体和卵巢的重量，改善神经内分泌的调节，具有诱发排卵作用，对女性不孕症有良好的治疗功能；熟附片煎剂具有抗炎作用，可提高机体抗自由基能力，减少脂质过氧化，从而保护细胞膜的完整和功能，起到延缓衰老的作用；巴戟天乙醇提取物具有类似雌激素样作用，能明显提高去卵巢小鼠体内雌激素水平，控制去卵巢小鼠体质量、增加子宫重量、增厚子宫内膜柱状上皮，降低子宫萎缩程度；仙灵脾能增强下丘脑—垂体—卵巢轴及肾上腺皮质轴，胸腺轴等内分泌系统的分泌功能，可通过改善卵巢组织中的细胞凋亡过程修复卵巢功能，进而上调卵巢组织中雌、孕激素受体的水平；肉苁蓉能促进垂体部分细胞增加，促进卵巢孕激素的分泌，还能增强性腺轴雌激素受体、孕激素受体的表达。方中入辛散温通之桂枝，以活血通经、通阳复脉、化气利水；入甘补淡渗之生薏苡仁，以祛体内及肌肉筋骨间之水湿邪气，因其既能利水渗湿，又能清热消炎，故龙师临床常用大剂量生薏苡仁以祛体内湿浊，临床常用 100～150 克；入桔梗开宣肺气以助津血运行，使诸药更好发挥活血祛瘀利水之效。现代药理研究表明桂枝对霉菌、炭疽杆菌、金黄色葡萄球菌、沙门氏菌、结核杆菌、伤寒、副伤寒杆菌等有较强抑制作用，可扩张血管，调节血液循环；薏苡仁具有镇痛抗炎和抗凝血作用;桔梗主要含桔梗皂苷,具有祛痰,抗炎,抗过敏,镇痛的作用诸药合用,以取温肾益精,清热解毒,活血化瘀,利水散结之效。

（龙家菊、周敏、杨艳娟整理）

（十四）宁心补肾蜜茶（谢英彪）

非物质文化遗产项目"张简斋中医温病医术"代表性传承人谢英彪主任中医师治疗心肾不交型遗精效验方——宁心补肾蜜茶

【组成】党参 10 克,沙苑子 10 克,金樱子 15 克,芡实 15 克,酸枣仁 10 克,莲须 30 克,蜂蜜 30 克。

【制法】将以上 6 味中药洗净后同入锅中,加适量水,用大火煮沸后,再改以小火煎煮 40 分钟,去渣取汁,待温后加入蜂蜜即成。

【用法】水煎服,每日 1 剂。

【功效】宁心补肾,益精止遗。

【主治】心肾不交型遗精。症见少寐多梦,梦则遗精,伴心中烦热,头晕目眩,精神不振,体倦乏力,心悸怔忡,善恐健忘,口干,小便短赤,舌红,脉细数。

【赏析】本方党参、酸枣仁、益气宁心安神;沙苑子、金樱子、芡实、莲须补肾固精,蜂蜜调和诸药,且能矫味。连续服用一阶段,对心肾不交引起的遗精有良好效验。

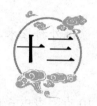

外科疾病
名家效验方

（一）疏肝理气汤（徐学春）

金陵医派中医外科大家、徐氏外科医术奠基人徐学春主任中医师效验方——疏肝理气汤

【组成】柴胡10克，香附10克，青皮6克，木香10克，川楝子10克，延胡索15克，枳壳10克，绿梅花5克，夏枯草15克。

【制法】先用冷水清泡30分钟，入锅加水适量，煎煮20分钟，共2次，去渣取汁内服。

【用法】每日1剂，2次分服。

【功效】疏肝理气，化痰行滞。

【主治】内伤七情，肝郁气滞，引起的瘰疬，其肿核不红不热，疼痛不甚，常随情志变化而消长。

【赏析】瘰疬初起，古代医家王洪绪有以消为贵之说。本方参考古方逍遥散化裁，以疏肝理气为大法，促使肿消核散。如果肝郁化火，可配合疏肝清火法，增加丹皮，生山栀治疗。本方性味多香燥辛温，久用易于耗气伤阴，可加赤白芍。若气虚阴伤或火盛者应慎用。

（二）瘰疬散坚丸（徐学春）

金陵医派中医外科大家、徐氏外科医术奠基人徐学春主任中医师效验方——瘰疬散坚丸

【组成】玄参 500 克，浙贝母 240 克，煅牡蛎 500 克，猫爪草 240 克，夏枯草 1000 克，炮山甲 240 克，昆布 500 克，海藻 500 克，梓木草 240 克，三棱 120 克，莪术 120 克，白芥子 120 克，黄芪 240 克，当归 240 克，地龙 240 克。

【制法】用夏枯草、昆布、海藻、梓木草煎水浓缩，余药共研细末与浓缩剂泛丸。

【用法】每日 2 次，每次 6 克。

【功效】活血化瘀，软坚散结。

【主治】瘰疬，症见肿核坚硬，难消难溃，肿块坚，舌边尖有紫斑。

【赏析】本方所治之瘰疬，乃气滞日久，血瘀痰凝，雍于肌肉经络而成。见症常肿坚核硬，难消难溃。此属气、血、痰互结，惟从瘀治、从痰治，才能契机中的。方中仍以玄参、浙贝母、煅牡蛎、猫爪草、夏枯草为主药，化痰软坚。消核散结。为逐瘀血、化顽痰、破坚结非三棱、莪术、炮山甲、白芥子莫属，今借辅之；并以海藻、昆布、梓木草的化痰软坚散结之力，此正前人"坚者削之""结着散之"的经验。但行气破血诸药毕竟性猛峻，故佐黄芪、当归以补气养血，且防伐之太过。又使地龙率诸药入经通络，共奏催坚开结之效，方名"瘰疬散坚丸"即意在其中。临床可酌加甘草，以加强软坚散结之力。本方对妇女月经期慎用，孕妇忌用。

（三）消炎散核汤（徐学春）

金陵医派中医外科大家、徐氏外科医术奠基人徐学春主任中医师效验方——消炎散核汤

【组成】金银花 15 克，蒲公英 15 克，紫花地丁 10 克，重楼 10 克，赤

芍 10 克，天花粉 12 克，当归 10 克，夏枯草 15 克，玄参 15 克，生甘草 3 克。

【制法】先用冷水清泡 30 分钟，入锅加水适量，煎煮 20 分钟，共 2 次，去渣取汁内服。

【用法】每日 1 剂，2 次分服。

【功效】清热解毒，消肿止痛。

【主治】风热痰核；急性淋巴结炎合并肩周炎。

【赏析】金银花清热解毒，前人誉为"痈疽圣药"。若佐以蒲公英、紫花地丁、重楼、天花粉、夏枯草、玄参，则清热解毒消肿化痰之力倍增；当归、赤芍活血和血，有助核散；甘草扶胃解毒，调和诸药。故本方对瘰疬初起，痰热偏重及淋巴结周围炎患者有较好疗效。

（四）清痨汤（徐学春）

金陵医派中医外科大家、徐氏外科医术奠基人徐学春主任中医师效验方——清痨汤

【组成】生地 10 克，地骨皮 6 克，青蒿 10 克，知母 10 克，银柴胡 6 克，玄参 12 克，白薇 10 克，夏枯草 15 克，黄芪 10 克。

【制法】先用冷水清泡 30 分钟，入锅加水适量，煎煮 20 分钟，共 2 次，去渣取汁内服。

【用法】每日 1 剂，2 次分服。

【功效】滋阴降火，益气固卫。

【主治】瘰疬骨蒸潮热，阴虚火旺者。

【赏析】本方用生地、知母、玄参、夏枯草、白薇滋阴清热凉血；银柴胡清痨热而不苦泄，合青蒿、地骨皮共泄阴分之伏热；借黄芪益气固卫，表

里兼治，共臻滋阴退热之功。

（五）清肺汤（徐学春）

金陵医派中医外科大家、徐氏外科医术奠基人徐学春主任中医师效验方——清肺汤

【组成】百部 10 克，白及 9 克，百合 9 克，玄参 10 克，煅牡蛎 15 克（先煎），桔梗 6 克，天麦冬各 10 克，桑白皮 9 克，白毛夏枯草 15 克，陈皮 6 克，炙甘草 3 克。

【制法】先用冷水清泡 30 分钟，入锅加水适量，煎煮 20 分钟，共 2 次，去渣取汁内服。

【用法】每日 1 剂，2 次分服。

【功效】清解肺热，止咳化痰，养阴润肺，软坚散结。

【主治】瘰疬合并肺痨阴虚咳嗽。

【赏析】本方用天麦冬、玄参、百合养阴润肺，百合、桔梗、桑白皮、陈皮清解肺热，止咳化痰。据近代研究报道，百部对人型结核杆菌有完全抑制作用。白及、牡蛎、炙甘草补肺收敛，软坚散核；白毛夏枯草清肺热以止咳。对瘰疬合并肺痨阴虚者有效。

（六）肺痨丸（徐学春）

金陵医派中医外科大家、徐氏外科医术奠基人徐学春主任中医师效验

方——肺痨丸

【组成】制百部 10 克，白毛夏枯草 10 克，白及 6 克，羊乳 15 克，猫爪草 15 克，紫丹参 10 克，黄芩 15 克，紫金牛 10 克，杏仁 10 克，川贝 4 克，鹅管石 10 克。

【制法】上方各药可按此基础加倍剂量，先将夏枯草、紫金牛煎水浓缩，余药共研细末，加少量蜜水泛丸，包黄色糖衣。

【用法】每日 2 次，每次 6 ~ 9 克。

【功效】清肺火，化痰热。

【主治】肺痨，浸润型肺结核合并空洞。

【赏析】肺痨久延，津伤液耗，常有咳嗽、咯血、低热、盗汗。临床既以甘寒养阴之类投服，又拟定清肺化痰之本方。盖肺痨之阴虚，多与痰火过盛有关，《医方集解》谓："痰热者，痰因火盛也。痰即有形之火，火即无形之痰，痰随火而升降，火引痰而横行。"此已揭示痰火互因关系，故用白毛夏枯草、猫爪草、百部、黄芩、紫金牛、羊乳以清肺火，杀虫痨；川贝、杏仁止咳化痰；紫丹参、白及、鹅管石活血化瘀，坚敛肺络，封填破损。故宜于身热痰稠、舌红苔黄之浸润型肺结核合并空洞者。若以养阴清肺膏、健脾丸以善其后，则效尤著。

（七）拔瘰丹（徐学春）

金陵医派中医外科大家、徐氏外科医术奠基人徐学春主任中医师效验方——拔瘰丹

【组成】水银 15 克，明矾 15 克，火硝 15 克，食盐 15 克，皂矾 15 克。

【制法】上药共研末，造胎，盐泥封罐，炭火炼制，冷却取丹，全部用降法制炼。

【用法】加九一丹20%，研极细末，用米饭或面糊做成条状或菱形小锭外用。

【功效】去腐生新，拔除瘰疬，拔除瘘管，对瘰疬干酪样坏死物不易流出者，外用尤为适宜。

【主治】瘰疬。

【赏析】拔瘰丹是用"降法"炼制而成的一种丹药，徐学春将历来研制丹药的需要工具阳城光进行了改制创新而发明"钟山丹罐"，通过调研、结胎、封罐、揭罐、除尘等多道工艺而制成粉剂、丸剂、药调、锭剂、纸捻等剂型，而应用于瘰疬。瘰疬是一种顽固性难治疾病，徐学春主任对降丹的制作不仅有继承，而且有创新，对中医炼丹术作出了重要贡献。此药含有汞的成分，汞具有杀菌去腐作用，徐主任临床发现，汞制剂在有氯化物条件下，能增加溶解度，曾经试以盐酸普鲁卡因粉与拔瘰丹同时用于伤口上，发现不仅加速了汞制剂的溶解，且有麻醉止痛作用，可减少腐蚀药的副作用，提高疗效。但汞制剂应用时间稍长，必须做尿汞测定，慎防中毒。

（八）蜈龙散（徐学春）

金陵医派中医外科大家、徐氏外科医术奠基人徐学春主任中医师效验方——蜈龙散

【组成】蜈蚣15克，天龙15克，黄升3克，冰片3克。

【制法】将蜈蚣、天龙晒干脆，单研细末，后加研细之黄升、冰片共研匀。过100目筛，外用。

【用法】撒于创面或制成药条射入创口空腔内。

【功效】拔腐提脓。

【主治】结核性溃疡。

【赏析】蜈蚣、天龙解毒散结,力善走窜,内而脏腑,外而经络,直达病所。今佐黄升、冰片外治结核性溃疡,有较好的杀菌去腐作用。伤口久不愈合,拔瘰丹过敏者改用蜈龙散更为适宜。

(九)生肌散(徐学春)

金陵医派中医外科大家、徐氏外科医术奠基人徐学春主任中医师效验方——生肌散。

【组成】水飞制甘石 30 克,冰片 3 克,尿浸煅石膏 30 克(漂净),水飞珍珠 6 克。

【制法】上药分研细末,和匀共研极细末,过 100 ~ 120 目筛外用。

【用法】外用。

【功效】生肌收敛。

【主治】痈疽、疮疡,创口久不愈合。

【赏析】本方具有较好的生肌收敛作用,外用创口大多在一至两周可促使伤口平复。

(十)七味内消膏(徐学春)

金陵医派中医外科大家、徐氏外科医术奠基人徐学春主任中医师效验

方——七味内消膏。

【组成】官桂 12 克，丁香 12 克，生南星 12 克，樟脑 12 克，山柰 12 克，牙皂 6 克，白胡椒 3 克。

【制法】共研细末，用药粉 15%，凡士林 85%（或适量饴糖），调成软膏外敷。

【用法】外敷。

【功效】行气活血，消肿散结。

【主治】红肿热痛之瘰疬。

【赏析】该方用官桂，辛温大热，疏通百脉，宣导百药，"行血分而通毛巧"（《外科全生集》）；樟脑辛热有毒，具特异芳香，窜透作用强，主治"一切疥疮风痒，湿毒疮疡等症"（《本草纲目》）；猪牙皂辛热微咸有小毒，"破坚症……贴一切肿毒，兼能止疼痛"（《药性论》）；生南星辛温有毒，能"消痈肿散血"（《开宝本草》）；公丁香辛热香窜，能"治壅胀风毒诸肿"（《开宝本草》）；山柰辛温芳香，能"治跌打损伤，又能消肿"（《岭南采药录》）；白川辛热，能"暖胃肠，除湿寒"（《本草纲目》）。以上气味，均是辛温（热）芳香之品，辛能散能行，香能走能窜，温（热）能散能通，共奏行气活血，化於止痛之效。

（十一）生肌玉红膏（徐学春）

金陵医派中医外科大家、徐氏外科医术奠基人徐学春主任中医师效验方——生肌玉红膏。

【组成】当归 60 克，白芷 15 克，白蜡 60 克（夏季增至 90 到 120 克），轻粉 12 克（随诊可略减），甘草 3 克，紫草 6 克，血竭 12 克，麻油 500 克。

【制法】将当归、白芷、甘草入油浸三日，倒入锅内，煎至焦黄，再入紫草熬数滚，以细绢滤清，将油再煎滚，入血竭粉，化尽后下白蜡，微火烊化，倒入药缸，冷却若糊状，入极细之轻粉，搅匀封藏，置阴凉处备外用。

【用法】用时将膏匀涂纱布上贴患处，或直接敷涂患处。

【功效】活血祛腐，解毒止痛，润肌生肤。

【主治】痈疽、瘰疬等已溃者。

【赏析】方源于《外科正宗》。《医宗金鉴》推崇为外科收敛药中之神药，《疡科心得集》谓祛腐生新之神方。此以"神药""神方"名之，无非夸其效显。按痈疽疮疡，溃腐且痛，乃气郁涩止经络，血滞不行，肌肉失所养，气无所附，络脉不痛所致。所以治疗唯行瘀排脓痛可止，肿消毒泄，肤泽皮润创口可以敛。方中当归、血竭、白芷等活血散瘀；甘草、紫草、白蜡、轻粉、麻油等解毒祛腐。具行瘀、排脓、止痛、生肌之功，所以"神药""神方"说，不为誉过。用之投治痈疽、瘰疬已溃者，实属切症之良方也。

（十二）夏枯草陈皮方（徐学春）

金陵医派中医外科大家、徐氏外科医术奠基人徐学春主任中医师效验方——夏枯草陈皮方。

【组成】夏枯草 15 克，陈皮 15 克。

【制法】先用冷水清泡 30 分钟，入锅加水适量，煎煮 30 分钟，共 2 次，去渣取汁内服。

【用法】每日 1 剂，2 次分服。

【功效】清肝降火，理气散结。

【主治】轻症瘰疬，症见气郁火旺者。

【赏析】夏枯草清肝散结，但性味苦寒，佐辛温理气之陈皮，常服可无碍于脾胃。本市燕子矶镇两少年颈生瘰疬如贯珠，因家贫嘱其自采本品，服用近一年，颈核全消。据谓：其时邻居家人相继感染急性结膜炎，惟两少年例外。可见夏枯草清肝明目散结之力不薄也。

（十三）复方猫爪草方（徐学春）

金陵医派中医外科大家、徐氏外科医术奠基人徐学春主任中医师效验方——复方猫爪草方。

【组成】猫爪草30克，黄芪15克，黄酒15克。

【制法】猫爪草、黄芪冷水清泡30分钟，入锅加水适量，煎煮20分钟，共2次，去渣取汁对黄酒温服。

【用法】每日1剂，2次分服。

【功效】补气活血散结。

【主治】一般瘰疬患者均可服用，儿童酌减。

【赏析】猫爪草是治病常用有效药物，可单用或配伍其他药用。血虚者加当归；气郁者加青皮；脾虚者加白术。临床配夏枯草、玄参、重楼、牡蛎煎服，疗效尤佳。本品产于河南信阳、南京紫金山麓也盛产，可采用。

（十四）复方萝摩根方（徐学春）

金陵医派中医外科大家、徐氏外科医术奠基人徐学春主任中医师效验

方——复方萝摩根方。

【组成】萝摩根 500 克，虎杖根 250 克，寻骨风根 250 克，40°白酒 7 斤。

【制法】将各根洗净切碎晒干，封津坛内 15 天以上，取药酒服。

【用法】日服 2 次，每次 15 毫升，连服 2 个月左右。

【功效】益气活血，解毒散结。

【主治】瘰疬中后期，体虚颈核肿痛者。

【赏析】萝摩性平，味淡，无毒。《本草汇言》说本品"为补劳、益精气之药"，"补血生血，功过当归、地黄；壮精培元，力堪枸杞；化毒解疗与金银花、半枝莲、紫花地丁效验亦相等"。借虎杖根、寻骨风根行气活血，清热解毒。临床以此治疗瘰疬、骨痨收到较好疗效。

（十五）损伤复元糖浆（佘靖正）

金陵医派骨伤科大家佘靖正副主任医师效验方——损伤复元糖浆

【组成】补骨脂（盐炒）10 克，骨碎补 10 克，香元皮 6 克，党参 10 克，苍术（炒）10 克，木瓜 10 克，续断 10 克，当归 10 克，延胡索（醋制）15 克，牛膝 10 克，何首乌（制）10 克，乌药 6 克，白芍（炒）10 克，黄精 10 克，桂枝 10 克，茯苓 10 克，红花 6 克，陈皮 6 克，甘草 3 克，熟地黄 10 克，丹参 15 克。

【制法】按药物剂量比例及常规方法制成糖浆，每瓶装 250 毫升。

【用法】口服。一日 2 次，一次 30 毫升。

【功效】补肝肾，壮筋骨，补气血，通经络。

【主治】骨折后期、腰腿痛，气血不足，肝肾两虚。

【赏析】本方为佘老医师治疗骨伤恢复期及慢性腰腿痛肝肾不足，气血两虚之效验方，制成院内制剂已使用40多年。以补骨脂、骨碎补、熟地黄、何首乌等补肾强腰壮骨的中药为主要成分，辅以当归、白芍、党参、黄精补益气血，续断、牛膝、木瓜、丹参、红花、桂枝等药强腰膝、壮筋骨、通经络，经临床观察，收效颇佳。

（十六）活血散（李裕顺）

金陵推拿医术非遗传承项目第一代传人李裕顺副主任医师效验方——活血散

【组成】地鳖虫、刘寄奴、虎杖、生南星、地肤子、半枝莲、黄柏各等分。

【制法】将以上七味药材碾成极细粉末，用饴糖适量调匀，瓶装备用。

【用法】外敷患处。夏季每日换药1次，其他季节隔日换药1次。

【功效】活血化瘀，消肿止痛。

【主治】骨折、骨裂、软组织挫伤等跌打损伤诸症。

【赏析】本效验方以地鳖虫、刘寄奴、虎杖为主要药物，取其活血化瘀，消肿止痛功效；生南星外用有较好的止痛功效；地肤子祛风抗过敏，能减少外敷药的过敏反应；半枝莲、黄柏清热化湿，目的是解除损伤日久，酿化湿热之虞。本外用方对跌打损伤诸症有标本兼顾的功效。

（十七）复方珠黄散（丁泽民）

张简斋师传弟子、国家级"非遗"项目丁氏肛肠医术第八代传人丁泽民

主任中医师——珠黄散

【组成】川贝 0.075 千克，人工牛黄 0.018 千克，珍珠粉 0.012 千克，海螵蛸 0.375 千克，龙骨（煅）0.75 千克，炉甘石（煅）0.3 千克，乳香（制）0.15 千克，血竭 0.15 千克，轻粉 0.15 千克，青黛 0.225 千克，人中白 0.225 千克，琥珀 0.075 千克，石膏（煅）0.345 千克，冰片 0.3 千克，没药（制）0.15 千克。共制成 3.27kg。

【制法】以上 15 味，混合粉碎成极细粉，过筛，混匀即成。

【用法】外用。

【功效】清热祛湿，活血生肌。

【主治】肛瘘、痔、肛裂等开放伤口。

【赏析】本效验方为国家级非物质文化遗产代表性传承人丁泽民家传秘方。由清热祛湿，活血生肌之川贝、人工牛黄、珍珠粉、冰片等加黏合剂、保湿剂配制而成。以备广泛应用于内外痔、肛瘘、肛裂等痔病开发性创口的外用治疗及溃疡性结肠炎保留灌肠制剂，收效显著。

（十八）清热除湿方（丁义江）

丁泽民嫡传弟子、国家级"非遗"项目丁氏肛肠医术第九代传人丁义江主任中医师——清热除湿方

【组成】防风 1 份，荆芥 1 份，薄荷 1 份，蝉衣 1 份，苍术 2 份，苦参 2 份，黄柏 2 份，石膏 3 份，萆薢 2 份，大黄 2 份，当归 2 份，生地 2 份，甘草 1 份。

【制法】共碾至细粉末，瓶装备用。

【用法】外用。

【功效】祛风止痒、清热除湿。

【主治】肛门潮湿、瘙痒等症。

【加减法】瘙痒甚者，加徐长卿、白鲜皮、地肤子。

皮肤焮红灼热者，加生地、丹皮以凉血清热。

【赏析】肛门潮湿瘙痒多为肛门湿疹引起，本效验方适用辨证为湿热为主者，是由风湿或风热之邪侵袭肛周，浸淫血脉，内不得疏泄，外不得透达，郁于肌肤腠里之间所致，痒自风来，止痒必先疏风，故治宜疏风清热除湿，故用防风、荆芥、薄荷、蝉衣祛风，苍术、苦参、黄柏、石膏、萆薢、大黄清热除湿，当归、生地清热凉血，甘草清热且能调和诸药。本效验方已广泛应用于肛门湿疹患者，对湿热型尤为见效。

（十九）痔血合剂（丁泽民）

肛肠科中医大家、张简斋师传弟子、丁氏肛肠医术第八代传人丁泽民主任中医师——痔血合剂

【组成】当归炭6克，生地黄10克，地榆炭15克，槐花15克，炒枳壳5克，黄芩炭6克，侧柏叶12克，地黄花10克，仙鹤草15克，荷叶炭10克，栀子炭10克，生甘草2克。

【制法】此方制成100毫升合剂。

【用法】口服。每次20～30毫升，1日3次。

【功效】止血、凉血、清肠。

【主治】肛裂便血、内痔、大便带血及咯血、吐血等。

【赏析】本方为丁泽民运用多年的效验处方。以当归炭、生地黄、地榆炭、槐花为主要药物，起到凉血清肠作用，现代药理研究证实：地榆炭和槐

花，其他药物协助主要药物增强清肠凉血功效，本方不仅适用于肛裂、内痔、大便干结引起的便血，对呼吸系统、消化系统引起的出血证也有效。对脏毒便血者慎用。

（二十）清燥合剂（丁泽民）

肛肠科中医大家、张简斋师传弟子、丁氏肛肠医术第八代传人丁泽民主任中医师——清燥合剂

【组成】银花藤 10 克，连翘 12 克，天麦冬各 10 克，生地黄 10 克，黄连 3 克，灯芯草 3 克，莲子心 3 克，绿豆 30 克，玄参 10 克，生山栀 10 克，生甘草 2 克。

【制法】此方制成 100 毫升合剂。

【用法】口服。每次 20～30 毫升，1 日 3 次。

【功效】润燥泻火、凉血解毒。

【主治】内外痔出现烦热口干，小便短赤等症。

【赏析】本方以银花藤、连翘为主要成分，具有泻火解毒凉血等功效；辅以生地黄，天冬、麦冬、玄参滋阴润燥；黄连、莲心、绿豆、生山栀清热解毒为佐药；生甘草清热解毒、调和诸药为使药。共奏清燥泻火，凉血解毒功效。对脾虚便溏者忌用。

（二十一）利尿合剂（丁泽民）

肛肠科中医大家、张简斋师传弟子、丁氏肛肠医术第八代传人丁泽民主任中医师——利尿合剂

【组成】炙黄芪 12 克，猪苓 10 克，升麻 10 克，陈皮 5 克，车前草 10 克，黄柏 10 克，知母 10 克，肉桂 3 克（分 2 次后下），通草 6 克，桂心 2 克（分 2 次后下），甘草梢 3 克。

【制法】此方制成 100 毫升合剂。

【用法】口服。每次 20 ~ 30 毫升，1 日 3 次。

【功效】补气利尿，清热化气。

【主治】肛肠疾病手术后小便不利或癃闭。

【赏析】本方为丁泽民效验方，制成院内制剂后已应用临床 60 年。经观察，对内外痔、肛裂、肛瘘手术后小便不通及小便不利者有较好疗效。方中炙黄芪、升麻补气升提为主要成分；猪苓、车前草、知母、黄柏为辅助药，起到清热利尿作用；通草、桂心、甘草梢为佐使药，起到引经通利功效。

（二十二）祛腐拔毒膏（徐晓明）

金陵医派徐氏外科医术第二代传人、深圳市名中医徐晓明治疗慢性溃疡外用效验方——祛腐拔毒膏

【组成】红升丹、白蜡，1：15。

【制法】升丹制法按传统古法"小升丹"炼制。将红升研极细末，另将白蜡微火烊化，待温调入红升丹极细末，搅匀封藏。

【用法】用时将膏匀涂纱布上贴患处，或直接敷涂患处，2 ~ 3 日换药 1 次。

【功效】祛腐提脓，拔毒止痛，平胬生肌，敛疮收口。

【主治】多种慢性溃疡，腐肉未脱，或疮疡久溃疼痛难忍，脓水不尽，新肉不生。

【赏析】中医认为慢性溃疡发病因寒湿或湿热之邪外侵，或因脾肾阳虚，

不能温养肌肤四肢末端，或肝肾不足，湿毒侵淫等诸因造成局部血脉瘀滞，久瘀肉腐或瘀而化热，热盛肉腐所致。治疗宜内外兼治，尤重外治，祛腐拔毒为先，腐去新生。自古以来，升丹是祛腐生肌要药，升丹的发明与应用，历史悠久，早在《周·礼天观篇》中有"凡疗疡以五毒攻之"的记载；郑云注五毒说："今医人有五毒之药，和垫，置石胆，丹砂，雄黄，矾石，磁石其中，烧三日夜，其烟上着，鸡翎扫取以治疡。"此即是以后升丹的练法和运用，至今也有三千多年的记载。升丹是含汞为主的药物，经炼制升华而成粉状和块状，故又名升药，升丹因其疗效显著，历代医药学家多推之为中医外科之要药。不仅《疡科心得集》中有"外科若无升降二丹，焉能立刻奏效之说"。在《医宗全鉴》中，更有"红升丹治一切疮疡溃后，拔毒，祛腐，生肌，长肉，创口坚硬，肉暗紫黑，用丹少许，鸡全羽扫之，立刻红活"的有关适应证与疗效的具体介绍。临床及实验研究证明升丹确实有优良的提脓祛腐作用。验方中的虫白蜡味甘性温，止血定痛，生肌敛疮，《本草纲目》记载"白蜡属金，禀受收敛坚强之气，为外科要药"。用药注意事项：升丹有毒，口腔、咽喉疾患不宜使用，面部近大血管、神经处、大面积创面慎用，对升丹过敏者及时停止。升丹可一味单用，也可配伍使用，我们治疗多种顽固性溃疡是根据家父徐学春老中医的经验，在实践中组成升丹系列配方，祛腐拔毒膏仅升丹系列配方之一，实践证明升丹有良好的祛腐提脓生肌作用，如先贤所曰，祛腐不假刀砭。我们还认为对溃疡表皮生长采用祛腐生新法，可以不动一刀一针一线。升丹的疗效值得重视和发扬。

（二十三）青芙膏（主嘉佳）

金陵医派徐氏外科医术第三代传人主嘉佳治疗烧烫伤外用效验方——青芙膏

【组成】大青叶、芙蓉叶、虎杖、地榆、大黄、黄柏各等分。

【制法】将上药粉碎成细末，过 120 目筛，用蜂蜜水调成糊状。

【用法】外敷在烧伤未溃创面,厚度在 0.5 ~ 1cm 以上,24 小时换药 1 次,有水疱处,可用一次性针管放去泡液后再敷药膏。

【功效】清热泻火，凉血解毒，消肿止痛。

【主治】1 度 ~ 浅 2 度烧伤。

【赏析】烧伤是由于外界热力作用于体表组织所引起的损伤，如火烧、沸水、蒸汽、高温液体和固体、微波能、化学能、发射能等因素作用于体表造成损伤。根据烧伤的程度可分为 1 度、浅 2 度、深 2 度、3 度。1 度烧伤：达表皮角质层，部分生发层健在，表现局部红肿热痛，感觉过敏，表面干燥。浅 2 度烧伤:达真皮浅层部分，生发层健在，表现局部剧痛，有水疱，基底部呈均匀红色，潮湿、肿胀。深 2 度烧伤：达真皮深层，有皮肤附件残留，表现局部痛觉消失，有水疱，基底苍白，面有红色斑点、潮湿。3 度烧伤：达皮肤全层，已伤及皮下组织、肌肉和骨骼，痛觉消失，无弹力，坚硬如皮革样，蜡白焦黄或炭化，干燥，皮下静脉阻塞如树枝状。中医认为，烧伤是由于火热之邪外袭，灼伤肌肤，热盛肉腐，笔者在家传治疗烧伤经验基础上，精选具有苦寒药性的中药组合成方，共达清热泻火凉血解毒消肿止痛之功，对于 1 度，浅 2 度小面积烧伤者，可单用青芙膏外敷收功，对于 1 度或 2 度面积稍大烧伤者，早期可内外兼治，达到事半功倍之效。

（二十四）瘰疬宁胶囊（钮晓红）

金陵医派外科大家徐学春主任中医师第一代传承人钮晓红主任中医师治疗淋巴结核效验方——瘰疬宁胶囊

【组成】梓木草 30 克、夏枯草 9 克。

【制法】取梓木草、夏枯草用 70% 乙醇 8 倍量回流提取 3 次，每次 1.5 小时，过滤，合并滤液，回收乙醇，干燥，制粒。

【用法】口服，一次 4 粒，一日 3 次。

【功效】健脾化痰，消肿散结。

【主治】瘰疬、痰核、痰毒等。

【赏析】淋巴结核是最常见的肺外结核病,中医称之为"瘰疬",也是"痨病"的一部分, 旧社会说的"十痨九死"已成历史，在 20 世纪 80 年代曾被认为已经基本征服的疾病,20 世纪 90 年代又卷土重来，而主要原因就是抗结核化疗药物的毒副作用、耐药结核病及流动人口增多等因素。目前结核病仍是全球重大公共卫生挑战之一。南京市中西医结合医院的"瘰疬科"是国家中医重点专科，以中西医结合治疗淋巴结核为优势，几代人孜孜以求，攻坚克难，努力从天然药物中寻找和研发安全有效的抗结核中药，临床颇有疗效。除了开发本院特色制剂外,专家们还注重收集民间验方。在南京的东郊，民间用一种药酒治疗瘰疬引起了该院专家的浓厚兴趣。20 世纪 70 年代末，经反复鉴别，终于弄清楚药酒中的中药是梓木草，临床验证确有疗效。1992 至 1994 年，本人与江苏省中国科学院植物研究所合作，鉴定了梓木草的植物学名，初步制定了该药材的标准；研究了该草药的化学成分，并分析了其抗淋巴结核的有效成分，为制定制剂标准提供了依据。在临床应用中发现，梓木草性味甘辛温，能健脾化痰、消肿散结对于淋巴结核早期肝郁痰凝证有一定的疗效，而对中期郁久化火，痰火凝结证则略显力量不足，与酒同饮有温燥伤阴之弊，因部分患者不胜酒力，服用受到限制。1996 年，本人结合自己的临床经验，查阅了《本草纲目》等古典医籍有关瘰疬的论著和现代医学有关淋巴结结核的研究资料，以中医理论为指导，对处方进行了调整，加夏枯草性寒味苦辛，能清肝降火，清热解毒，防止君药过于温燥。还改进工艺和剂型，制成胶囊便于服用。取其具有治疗"瘰疬"之功效，结合剂型故命名为瘰疬宁胶囊。又在南京药科大学进行了主要药效学试验，试验结论让大家颇为振奋：该药通过体内抗结核菌作用而抑制其颈部淋巴结增大，增强结核病豚鼠的抵抗力。并且这些作用随剂量增大而增强，具有一定的量效关系。瘰疬宁是以梓木草、夏枯草为主要成分的纯中药抗结核的制剂，君药梓木草归肝、脾、肺经，有温补脾肺、消肿止痛的功效；臣药夏枯草归肝、胆经，有清肝解郁、行滞散结的功效，还可佐制君药，以防其过温，耗伤津液。结核菌的致病性可能与细菌在细胞内大量繁殖所引起的炎症，菌体成分和代谢物质的毒性以及机体对菌体成分产生的免疫损伤有关。我们优选提取工艺，对梓木草采用乙醇提取，使产品质量稳定可控。40%以上醇提取部位为筛选出的有效部位，对结核杆菌有抑菌作用。体外实验研究显示瘰疬宁对人型结核杆菌 H37RV、牛型结核杆菌、草分枝杆菌均有抑制作用。药效学研究显示瘰疬宁对结核病有着较好疗效，抗结核作用呈现量效关系。结核菌是胞内感染菌，其免疫主要是以 T 细胞为主的细胞免疫。在抗结核的免疫反应中，主要参与的细胞是 CD4[+] 和 CD8[+]T 细胞。巨噬细胞中结核杆菌通过 MHC Ⅱ 类分子的抗原提呈给 CD4[+]T 细胞，被早期细胞因子如 IL-12、IL-18 等诱导向 Th1 型细胞分化。这种 CD4[+]T 细胞能够产生大量的 IFN-r 等细胞因子，激活巨噬细胞，加速吞噬和杀灭结核杆菌。临床研究显示淋巴结核患者外周血淋巴细胞转化率、CD3[+] 细胞、CD4[+] 细胞和 / 比值均降低，瘰疬宁治疗后，上述各项指标均上升至正常。瘰疬宁治疗后细胞因子 IL-2 明显升高。瘰疬宁可以通过调节细胞免疫，抑制结核杆菌增殖。作用机理是活化吞噬细胞、分泌细胞因子、增强 T 淋巴细胞的数量与功能。体外实验证明夏枯草能够抑制结核分枝杆菌的增殖。综上所述，中药瘰疬宁治疗肺结核合并淋巴结核，是通过主要药物梓木草和夏枯草对结核分枝杆菌的抑菌作用，以及激发人体的免疫系统，而取得的令人满意的疗效。

（二十五）消痘冲剂（张工彧）

非物质文化遗产项目"张简斋中医温病医术"代表性传承人张工彧主任中医师治疗粉刺效验方——消痘冲剂

【组成】白芷 6 克，桑白皮 10 克，白茅根 15 克，凤尾草 15 克，丹皮 6 克，丹参 10 克，广郁金 10 克。

【制法】按上方剂量取中药颗粒剂。

【用法】每日 2 次，温水冲服。

【功效】清热凉血，疏风化痰。

【主治】青年人多发性粉刺，色红，边有红晕，或痒或痛，皮肤充血者。

【赏析】粉刺的发生离不开热、毒二因，其中"热"包括实热与虚热，实热可由于感受外邪所致肺经风热；由饮食不节所致肠胃湿热；由肝气不舒所致肝郁化火；由素体阳热，炼津为痰所致痰热蕴结、灼血为瘀所致瘀热内阻，虚热可因久病体虚或中阳不足所致虚阳浮越于头面，青年人血气方刚，生机旺盛故以实热多见。全方以白芷引药上行，桑白皮清肺热，白茅根清血热，凤尾草清湿热，丹皮清虚热，广郁金清痰热，丹参行气祛瘀生新，使热毒有路可退，达到肌肤自我修复的目的。

（付怡整理）

（二十六）消瘾冲剂（张工彧）

非物质文化遗产项目"张简斋中医温病医术"代表性传承人张工彧主任中医师效验方——消瘾冲剂

【组成】醋柴胡 10 克，丹参 10 克，莪术 15 克，三棱 15 克。

【制法】按上方剂量取中药颗粒剂。

【用法】每日 2 次，温水冲服。

【功效】理气活血，破瘀消癥。

【主治】乳腺增生伴见情志不遂，善太息，胁肋胀痛者。

【赏析】肝主疏泄，性喜条达，其经脉布胁肋循少腹。若情志不遂，木失条达，则致肝气郁结，经气不利，女性则易见乳腺增生等疾患。方中以柴胡功善疏肝解郁，用以为君。丹参活血理气，用以为臣。丹参入药，始见于《神农本草经》，被列为上品，对于其功效，《妇人明理论》曾记载："以丹参一物而有四物之功，补血生血，功过当归，地黄。莪术、三棱相须为用，化血之力三棱优于莪术，理气之力莪术优于三棱。四药合用，为消癥之秘诀。"

（付怡整理）

（二十七）痔病拈痛汤（王业皇）

金陵医派肛肠中医大家丁泽民主任医师第一代传人王业皇主任中医师治疗痔病效验方——痔病拈痛汤

【组成】秦艽 6 克，（炒）桃仁 6 克，皂刺 10 克，（米泔炒）苍术 10 克，（炒）防风 6 克，（酒炒）黄柏 10 克，（酒洗）当归尾 10 克，泽泻 10 克，槟榔 10 克，（熟）大黄 10 克，（炒）槐花 10 克，生甘草 3 克。

【用法】上药除桃仁、皂刺、槟榔，用水 400 毫升，将群药煎至 200 毫升，再入桃仁、皂刺、槟榔，再煎至 160 毫升，空腹时热服。

【功效】清热祛风、行气化湿、活血止痛。

【主治】痔病、感染性、功能性等肛门疾病中由湿热下注，气血经络阻滞导致，以肛门疼痛、肛管紧缩、排便困难、舌苔黄腻，脉弦滑为主证，辨证属实证者均可运用。

【加减法】

1.风偏重者，症见血下多，肛门疼痛、肛管紧缩，重用防风，秦艽，加荆芥、羌活以疏风止血止痛。

2.热偏重者，症见肛缘肿胀，大便秘结，小便短赤，口干口臭，舌红苔黄厚腻，易熟大黄为生大黄，加黄芩、黄连、猪苓，兼血下者，加槐米、槐角、地榆。

3.燥偏重者，症见大便秘结，干燥如栗，苔黄而糙，加增液汤、瓜蒌仁、杏仁。

4.湿偏重者，症见肛门潮湿瘙痒，大便水冲不下，重用苍术，黄柏，泽泻，加厚朴、藿香。

【赏析】君药秦艽祛风、利湿及止痛，臣以防风、黄柏、苍术祛肠风、清湿热，秦艽和防风合为风中之润剂；风药辛散宣通，升清降浊，可祛重浊黏滞之湿邪，张简斋发展"风胜湿"理论，结合患者体质的强弱、疾病的在表在里及寒热虚实的不同，在运用风药的基础上结合益气、温经、补血、清热、利湿、解肌、导下、升清，创制"风胜托化""风胜疏化""风胜疏导""风胜和络"诸法。风胜托化可鼓舞机体正气，托举外邪而出，主治中下二焦亏虚，外受风寒湿邪者；风胜疏化法可疏解上下内外之邪气，主治外邪侵袭，上下兼病；风胜疏导法主治湿热内蕴，复感风邪而为痹者；风胜和络法用于外感风寒湿邪，日久肝肾气血不足、经脉不通者。皂角、槟榔、当归、桃仁可活血理气、止痛化瘀；大黄清热泻火、凉血解毒、祛瘀通络；佐以泽泻利水泄热、消肿止痛，与槟榔搭配可行气利水，槐花凉血止血；当归及桃仁更可润肠通便，使药甘草，调和诸药，缓急止痛。临床上可灵活运用于如血栓性外痔早期患者，证见肛缘肿物突出，色青紫，肛门疼痛剧烈，肛管紧缩，括约肌痉挛，坐立不安，大便干结难解，或伴有肛门异物感、坠胀、灼热感，小便短赤，舌红苔黄腻，脉弦滑。再如慢性肛裂患者，证见便时疼痛出血，色鲜红，点滴而出，肛门疼痛如撕裂样、刀割样，因括约肌痉挛导致疼痛周期性、间歇性反复，肛缘可见溃疡裂口，因惧痛而便秘，大便干结粗硬，或伴有哨兵痔、肛乳头肥大、肛窦炎、皮下瘘，舌红苔黄腻，脉弦滑。

（二十八）止痒散（谢勇）

非物质文化遗产项目"张简斋温病医术"代表性传承人谢英彪主任中医师师承弟子谢勇治疗肛门瘙痒症效验方——止痒散。

【组成】花椒 100 克，蛇床子 100 克，白鲜皮 150 克，五倍子 150 克。

【制法】将上药共研成细末过筛达 120 目后备用。

【用法】先将患处清洗拭干，涂少许绿药膏，再将止痒散粉末置于手纸上反复摩擦患处，早晚各 1 次，4 周后即可。

【功效】清祛疮毒，除湿杀虫。

【主治】风热疮毒，疥癣皮肤及肛周湿疮。

【赏析】原发性，继发性肛门瘙痒症以瘙痒为主要病症，见肛门局部皮肤增厚增粗。颜色黄白，皱褶肥大，湿疹样改变。盛夏高温职业者盛多，给患者造成很大的痛苦，给临床治疗带来一定难度。方中花椒可除湿杀虫；蛇床子可祛风燥湿杀虫，二药相须为用治阴囊湿疹，疥癣湿疮效果显著；白鲜皮可祛风燥湿，治风热疮毒，疥癣皮肤痒疹，五倍子有收敛作用，其中所含的鞣酸能使组织蛋白质凝固而收湿敛疮面。综上所述，此方在治疗肛门瘙痒症时起效快，效果佳，患者在使用后两周基本痊愈，达到标本兼治的目的。在治疗期间及愈后的一年半载，忌食鱼腥及酒辣等，竹笋纤维类食物，可防其复发。

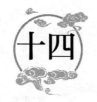

其他疾病
名家效验方

（一）和养疏化方（张简斋）

金陵医派奠基人、清末民国一代医宗——张简斋治疗男子"下虚受风"症效验方——和养疏化方

【组成】羌活3克，独活6克，防风5克，桑枝10克，桑寄生10克，炒干地黄10克，细辛1.5克，淡姜10克，姜半夏3克，茯苓6克，茯神6克，橘皮络各5克，生甘草2克。

【治法】以上为每人1天剂量，先用冷水浸泡40分钟，旺火煮沸，改文火煎煮20分钟，煎煮2次，合并滤汁。

【用法】上下午分服。

【功效】和养疏化，以和养肾气，疏解少阴。

【主治】由房事不节，肾气骤有所虚，表卫不固，风寒之邪得以乘虚而袭引起的"下虚受风"症。足少阴肾经与足太阳膀胱经相表里，表里同病，两经经脉之气违和，即可导致头作昏痛后脑尤甚、肢体酸楚腰脊为甚、腿膝软而无力、寒热不扬、略有烦躁而寐少、口淡、脉虚浮（两尺无力），舌淡苔白。

【赏析】本方适用于下虚受风，少阴、太阳同病。头部昏痛牵及后脑，肢体酸楚腰脊尤甚，寒热不扬，夜寐不适，食饮不香，脉虚浮尺部无力，舌淡苔薄白。治以和养疏化。在治疗上它既不能单纯地用麻黄汤，桂枝汤等辛温解表：也不能专门用附子汤、四逆汤等辛热温经，否则都有可能发生误汗伤正或引邪深入之弊。先生治疗此证，系采用和养疏化法，以和养肾气，疏解少阴、太阳风寒为治疗本证的原则。用炒干地黄和养肾气而不滋腻，用独活、细辛祛除足少阴肾经之风寒，用羌活、防风、桑枝、寄生、淡姜疏解足太阳表卫之邪及腰肢之游风，复随二陈汤加用茯神、橘络和胃安神。根据王祖雄当年侍诊时见闻所及，如审定是证，施用此方，往往用不数剂即病证霍然。

（二）张氏妊娠六合汤（张简斋）

金陵医派奠基人、清末民国一代医宗张简斋治疗女子"下虚受风"症效验法——张氏妊娠六合汤

【组成】防风5克，天麻10克，首乌藤10克，桑枝10克，桑寄生10克，白蒺藜10克，艾叶6克，淡姜5克，当归6克，川芎6克，炒干地黄10克，赤白芍各10克，茯苓神各10克，橘皮络各5克，生甘草2克。

【制法】以上为每人1天剂量，先用冷水浸泡40分钟，旺火煮沸，改文火煎煮20分钟，煎煮2次，合并滤汁。

【用法】上下午分服。

【功效】和养肝，任血气，疏解肝，任风寒。

【主治】头目昏眩、巅顶不舒（有压痛感），少腹隐隐作痛，腰肢酸楚，寒热不甚，虚烦少寐，脉虚弦，舌红等证。

【赏析】本方适用于适值经行，起居不慎，下虚受风，肝任血气不和。心神不宁，头目昏眩，巅顶不舒，少腹隐疼，腰肢酸软无力，微有寒热，动则心悸，夜寐不适，脉虚弦不和，舌尖边红。治以和养疏化。其病因主要是由妇女行经期间或产后不久，招受风寒之邪所致。盖女子以肝为先天，肝藏血，任主胸宫，妇女因产失血，肝、任二经血气骤呈不足，风寒之邪得以乘虚而袭，它既非单纯的感冒证，亦非一般的血虚证，而是属于一种肝、任血气不足，复感风寒，虚实夹杂的外感证。在治疗上它既不能单纯地发散，也不能专门去补虚，如偏在上述任何一面，同样也都可能发生误汗伤正或引邪深入之弊。用四物汤（熟地黄改用炒干地黄、芍药赤白同用）和养肝、任血气，加防风、天麻、制首乌藤、桑枝、寄生、白蒺藜、艾叶、淡姜等药，既能和养肝、任血气，又能祛除其风寒之邪而不刚燥，复佐二陈汤加用茯神、橘络

和胃安神。张简斋审定是证，奏效迅著。

（三）仙鹤草水牛角茶（谢英彪）

非物质文化遗产项目"张简斋中医温病医术"代表性传承人谢英彪主任中医师治疗血热型血小板减性紫癜效验方——仙鹤草水牛角茶

【组成】仙鹤草 30 克，水牛角 50 克，白茅根 30 克，蜂蜜 20 克。

【功效】清热凉血，升血小板。

【主治】血热型血小板减少性紫癜，症见皮肤出现瘀点或瘀斑，斑色鲜红，常伴有鼻出血、牙龈出血、呕血、尿血、便血，或伴有心烦、口渴、小便黄、大便秘结，或有发热，或见腹痛，舌质红、苔薄黄，脉弦而快。

【制法】将水牛角剁碎，入锅先煎 30 分钟，再加入仙鹤草、白茅根，加水适量，煎煮 2 次，每次 30 分钟，合并滤汁，趁温加入蜂蜜，待蜂蜜溶化即成。

【用法】代茶，频频饮用，每日 1 剂，当日饮完。

【赏析】本方以仙鹤草为君药，仙鹤草可补虚止血。实验研究发现，仙鹤草所含的仙鹤草素能促进血液凝固，并能使周围血管收缩，缩短凝血时间，使血小板数量增加；水牛角、白茅根同为臣药，辅助仙鹤草提升血小板。水牛角的成分、功效与犀角相似，均可使凝血时间缩短，血小板数明显增加。经谢老临床观察，连续服用水牛角粉 15 天以上，血小板数大多可接近正常，紫癜能基本消失。白茅根运用到 30 克以上有良好的清热凉血止血作用，现代药理研究也证实有明显的升血小板作用。蜂蜜为佐使药，既可矫味，也可调和诸药。

（四）强腰止痛汤（周华龙）

江苏省非物质文化遗产金陵推拿医术代表性传承人周华龙主任治疗腰椎间盘突出症效验方——强腰止痛汤。

【组成】生地黄 15 克，熟地黄 15 克，杜仲 15 克，独活 15 克，怀牛膝 15 克，延胡索 25 克，川楝子 25 克，制川乌 9 克，制草乌 9 克，当归 15 克，黄芪 15 克，细辛 3 克，炙甘草 3 克。

【用法】水煎服，分早晚 2 次服。疼痛剧烈者可分早、中、晚 3 次煎服。

【功效】补肾强腰，活血止痛。

【主治】腰椎间盘突出症、腰椎肥大性脊柱炎等。

【赏析】腰椎间盘突出症近十年来为临床常见病、多发病，发作时病人非常痛苦，大部分患者需手术治疗。为了减轻病人的痛，本人自 80 年代初从门诊到病房住院病人进行本方的应用和系统观察，疗效明显，止痛效果好。方中生熟地有补益肝肾的作用，主用生熟地可补肾强腰、壮筋骨；杜仲、独活、怀牛膝可以引气活血止痛，腰突症多因气滞血瘀引起疼痛，中医有骨错缝、筋出槽，应用上三味药可促使毛细血管扩张、加速血流循环、改善局部营养供给；通过活血化瘀而起到活血止痛的效果。中医延胡索、川楝子、制川乌、制草乌主要起到镇痛、止痛作用，临床中多因"不通则痛，通则不痛"，应用上四味药主要是促进体内止痛物质的增加，对神经起到抑制调节作用，达到止痛的目的。应用当归活血、黄芪补气理气、细辛和甘草共同调和诸药，炙甘草稳心率的作用，部分患者疼痛明显了，会导致心慌、心率不稳等现象，故此方组合配伍合理。

（五）周氏壮骨散（周华龙）

江苏省非物质文化遗产金陵推拿医术代表性传承人周华龙主任治疗跌打损伤后遗症效验方——周氏壮骨散。

【组成】透骨草 20 克，牡丹皮 20 克，当归 15 克，紫丹参 15 克，鸡血藤 10 克，伸筋草 10 克，桃仁 20 克，红花 6 克，补骨脂 12 克，桑枝 15 克，地肤子 10 克，延胡索 15 克，乳香 15 克，没药 15 克，艾叶 6 克。

【用法】外用。上药煮沸后先熏后洗再泡，每日 2 ~ 3 次。

【功效】行气止痛，活血化瘀，祛瘀生新，促进骨痂生长。

【主治】跌打损伤后遗症、骨折中后期、骨折术后恢复期、类风湿性关节炎等。

【赏析】风寒湿邪闭塞筋脉；跌打损伤、骨折后期，有骨伤必有筋伤，有气滞也有血瘀复感外邪。促使血液供应受阻，故重用透骨草、牡丹皮祛风、除湿、通络以治标；方中当归、丹参、鸡血藤、伸筋草活血、祛瘀、镇痛；乳香活血、没药散瘀相得益彰，延胡索可引血中气滞，气行则血行，治风先治血，血行风自灭；用地肤子除具有祛风除湿功用外，还可以防止过敏、止痒。诸药相合、共用达到行气止痛、活血化瘀、祛瘀生新、促进骨痂生长。

（六）吹喉散（濮青宇）

金陵医派奠基人张简斋嫡传弟子、中医大家濮青宇主任中医师治疗喉炎外用效验方——吹喉散

【组成】僵蚕 100 克，生甘草 30 克，薄荷 50 克，元明粉 50 克，青黛 30 克，

蒲黄 50 克，冰片 30 克。

【制法】共碾极细粉，冰片另碾后加入，拌匀。

【用法】将药粉少许，用吹喉器喷于患处。

【功效】清热利咽，消肿止痛。

【主治】喉痹，喉咙肿痛。

【赏析】濮青宇不仅擅长于内科温热病及疑难杂病的诊治，也是金陵首屈一指的喉科专家。吹喉散为长期喉科临床的经验结晶。选用清热利咽，化痰消肿，疏散止痛之中药，共碾极细药粉，用自制的吹喉器喷于咽喉部，具有良好的抗炎、消肿、止痛作用。六十年代制成院内制剂，沿用至今。

（七）牛蛙疳积方（王燕）

非物质文化遗产项目"张简斋中医温病医术"代表性传承人谢英彪主任中医师师承弟子王燕治疗小儿疳积效验方——牛蛙疳积方

【组成】苍术 6 克，白术 6 克，胡黄连 3 克，鸡内金 6 克，怀山药 6 克，珍珠母 6 克，牛蛙 7 只（人工养殖），精盐少许。

【制法】上药以纱布包裹于牛蛙共煨，给患儿吃蛙肉，喝汤（少放一点盐）。

【用法】分数次服用。

【功效】健脾消积、消胀除热。

【主治】小儿疳积，以脾虚食积型尤为适用。

【赏析】小儿疳积，古代所说之"疳积"与现代之"营养不良"相似。在古时候由于生活水平的限制，人们常常饥饱不均，对小儿喂哺不足，使脾胃内亏而生疳积，多由营养不良而引起。而现在随着人们生活水平的提高，家长们又缺乏喂养知识，盲目地加强营养，反而加重了脾运的负荷，伤害了脾胃之气，滞积中焦，使食欲下降，营养缺乏，故现在的疳积多由营养失衡造成。此方根据患儿症状，健脾化食益胃，去热消疳补虚。方中苍术，白术健脾助运；胡黄连清退虚热；鸡内金消食、消胀，除疳热基础上亦能健脾胃。怀山药协助苍术、白术健脾助运，珍珠母协助胡黄连清退疳热。牛蛙含有人体所必需的各种微量元素。根据现代药理研究，其中怀山药富含淀粉酶，多酚氧化酶，能改善胃口差，消化不良等症状，能帮助治疗脾胃虚弱，吃的少容易疲倦及腹泻等症状而珍珠母含有碳酸钙 92% 以上，有机物 5%，磷酸钙，角蛋白等。另外还含有铝，铜，铁，镁，钠，钾，锌等无机元素，能补充患儿所需的各种微量元素，促进小儿机体发育。方中所用牛蛙，是因为其营养价值丰富，蛋白质含量比猪，牛，羊肉要高出 20%，含有多种脂肪酸，维生素 E，钙和磷，对青少年的生长发育非常有益。综上所述，此方在消疳去热消滞的基础上进行健脾益胃补虚，达到标本兼治的目的。

（八）筋会散（周伟）

江苏省非物质文化遗产项目"金陵推拿医术"代表性传承人周伟主任治疗退行性膝关节骨性关节炎效验方——筋会散

【组成】羌活 10 克，桑寄生 10 克，杜仲 10 克，怀牛膝 10 克，生地 10 克，熟地 10 克，当归 10 克，川芎 10 克，桂枝 10 克，防风 10 克，细辛 3 克，延胡索 30 克，川楝子 30 克，茯苓 10 克，泽泻 10 克，炙甘草 5 克。

【制法】上药水煎煮，饭后温服或煮沸后先熏后洗再泡，每日 2～3 次。

【用法】内服、外用皆可。

【功效】补肝肾、强筋骨，养血柔筋，活血止痛，利水渗湿。

【主治】肝肾不足引起的退行性膝关节骨性关节炎，膝关节积液、膝关节滑膜滑囊炎，以及腰腿退行性关节炎症等。

【赏析】肝肾不足、气血亏虚导致髓鞘不充，不能润养筋骨。筋骨不荣，骨不能撑筋，筋不能拉骨，骨与筋不能协调统一。关节筋骨活动异常，刺激关节积液增生，软骨磨损，引起功能障碍。方中杜仲、桑寄生补肝肾，强筋骨，除风湿，通经络。怀牛膝长于补肝肾，强腰膝以引血下行。羌活渗湿止痛。生地、熟地清热养血、填精益髓，当归补血活血、润泽筋骨，川芎活血行气，祛风止痛，为血中之气药。桂枝温阳通脉。细辛、延胡索、川楝子共用活血散瘀、理气通窍止痛，防风祛风解表，渗湿止痛。茯苓、泽泻利水渗湿健脾，促进积液吸收，减少积液生成。炙甘草调和诸药，使诸药共用达到补肝肾、强筋骨，养血柔筋，理气止痛，利水渗湿之功效。

（九）周氏壮骨散（周华龙）

金陵医派推拿正骨中医大家朱金山第一代传人、江苏省非遗传承人周华龙主任治疗跌打损伤后遗症效验方——周氏壮骨散

【组成】透骨草 20 克，牡丹皮 20 克，当归 15 克，紫丹参 15 克，鸡血藤 10 克，伸筋草 10 克，桃仁 20 克，红花 6 克，补骨脂 12 克，桑枝 15 克，地肤子 10 克，延胡索 15 克，制乳香 15 克，制没药 15 克，艾叶 6 克。

【制法】将上药煎煮 2 次，去渣取汁备用。

【用法】趁热先熏后洗再泡，每日 2～3 次，外用。

【功效】行气止痛，活血化瘀，祛瘀生新，促进骨痂生长。

【主治】跌打损伤后遗症、骨折中后期、骨折术后恢复期、类风湿性关节炎等。

【赏析】跌打损伤、骨折后期，有骨伤必有筋伤，有气滞也有血瘀复感

外邪。促使血液供应受阻，故重用透骨草、牡丹皮祛风、除湿、通络以治标；方中当归、丹参、鸡血藤、伸筋草活血、祛瘀、镇痛；乳香活血、没药散瘀相得益彰，延胡索可引血中气滞，气行则血行，治风先治血，血行风自灭；用地肤子除具有祛风除湿功用外，还可以防止过敏、止痒。诸药相合、共用达到行气止痛、活血化瘀、祛瘀生新、促进骨痂生长。

（十）水天升板汤（刘永年）

金陵医派奠基人张简斋第二代嫡传弟子刘永年中医师治疗特发性血小板减少性紫癜效验方——水天升板汤

【组成】水牛角 15 克（先煎），生地黄 12 克，牡丹皮 10 克，白芍 10 克，景天三七 12 克，生甘草 5 克，生卷柏 12 克，大青叶 10 克，仙桃草 10 克，仙鹤草 15 克。

【制法】每日 1 剂，分煎 2 次。

【用法】上下午分服。

【功效】清热解毒，宁络消斑。

【主治】特发性血小板减少性紫癜以及多种热盛动血的失血症，如吐血、咯血、衄血、尿血、便血以及妇人崩漏等。

【赏析】本方以咸寒之犀角（现多以水牛角代之）、甘凉之景天三七为君。功主清热泻火、凉血解毒，盖使热清则络宁，血不妄行，而达止血消斑之效。其中景天三七还具有较好的镇静安神作用，用之可促神静络宁。臣以白芍、生地黄、牡丹皮滋阴凉血。卷柏、仙桃草、仙鹤草凉血散瘀止血为佐。据报道，卷柏的有效成分能够降低实验动物免疫球蛋白的含量，抑制抗体生成，增加血小板数量，减少血小板的破坏，促进血小板的聚集功能。仙鹤草可纠正因失血而致的体虚乏力，而具收敛止血之功。生甘草功擅解毒，调和诸药，纠正药物偏性为使。本方运用指征：凡因郁热炽盛、迫血妄行所致的皮下青紫瘀斑，或疏或密，呈片状或针尖样红点，此伏彼起，压之不褪色。或伴有其他出血倾向者，亦可用之。出血者色鲜或夹血块，量或多或少，口干但不一定渴饮，或漱水而不欲咽，溲黄便结，脉洪大或弦数，舌红绛苔黄或少苔。运用：血小板减少性紫癜或其他病种之结缔组织病具有类似病机之出血症均可用本方治之。本方运用：如气分热炽，口渴引饮，面红气粗，溲黄便结，苔黄脉数者，加生石膏、知母、连翘、黄芩、黄连等；阴津耗伤者，加二至丸、玉竹、石斛、龟板等；阴虚内热，低热缠绵者，加地骨皮、白薇、青蒿、煅鳖甲等；出血量多而倦，疲乏无力，肢凉面㿠，脉细无力，有气随血散之象者，加黄芪、人参（或党参）、山药、白术、炙甘草等。本方禁忌：本方药物组成性多寒凉，凡阳虚体质、脾胃虚寒者皆应忌用。犀角地黄汤本为清热凉血的经典方剂，运用于温病邪入血分。叶天士所说："人血就要凉血散血"，所指即此。将其化裁移用于病机有血热夹瘀特点的特发性血小板减少性紫癜等多种疾病，临床实践证实确有较好疗效，由此彰显中医学有是证，用是药，无分外感内伤、温病杂疡，异病同治的特点。

（十一）明珠饮（洪立昇）

金陵医派眼科大家洪立昇主任中医师治疗内障眼病效验方——明珠饮

【组成】珍珠母 15 克，决明子 9 克，夏枯草 6 克，当归 6 克，制首乌 6 克，元参 15 克，生甘草 3 克。

【制法】配成饮片，或按操作规程制成 50 毫升合剂。

【用法】饮片煎服，合剂 1 日 2 ~ 3 次分服。

【功效】滋肾养肝明目。

【主治】内障眼病，视力昏渺。

【加减法】

辨证加减：

1. 肝肾阴虚——症见视物昏花，目中干涩，头昏耳鸣，五心烦热，盗汗，腰酸肢软，舌红苔少，脉濡弦。去石决明、夏枯草、菊花，增加养肝滋阴之品：山萸肉，女贞子、玉竹、熟地等。

2. 脾肾阳虚——症见双目视昏发花，珠光暗淡呆滞无华，形寒肢冷，或自汗溺清便溏，夜尿多，次频，阳痿，舌质淡红少苔，脉细等，增入健脾益气，温肾壮阳之药：人参、白术、黄芪、山药、巴戟天、杜仲、破故纸、肉桂等。

3. 气血二虚——症见视物模糊不清，目无神光、呆乏，不耐久视多阅，干涩作胀，眼睑启睁无力，面黄肌瘦，纳呆无味。夜寐梦扰，舌质淡红，苔薄脉虚软或细弱，加入双补气血药物：人参、白术、熟地、川芎、黄芪、升麻等。

4. 七情内伤，肝气郁结——症见双目昏眩，萤星缭乱闪耀，睛珠胀痛，面赤烘热，二胁胀痛，舌质红，苔薄脉弦，加入疏肝理气，降火明目的药物：柴胡、丹皮、山栀、白术、白蒺藜、黄芩等。

5. 湿热熏蒸，痰火上扰——症见双目昏沉，黑影飞舞，白睛黄浊，瞳仁翳障色黄，头重如裹，胸闷，溲黄便赤，舌质红，苔黄腻，脉濡弦濡软等，加入清热利湿、化痰泻火之药：茵陈、茯苓、滑石、法半夏、陈皮、黄芩、木通等。

辨病加减：

1. 老年性白内障：加入软坚散结的药物：生龙骨、生牡蛎、紫贝齿等。

2. 玻璃体混浊：加入软坚化痰的药物：生龙骨、生牡蛎、海藻；明珠饮方中去掉生甘草、昆布、僵蚕、贝母、茯苓等。

3. 浆液性中心性视网膜脉络膜炎：水肿期加入车前子、泽泻、茯苓、益母草、冬瓜子等利水渗湿药；陈旧期或陈旧性病灶加入赤芍、红花、丹参、茺蔚子、丹参等活血化瘀药。

4. 中心性渗出性视网膜炎：加入软坚散结化痰的药物：贝母、茯苓、僵蚕、陈皮、昆布、海藻（去生甘草）等。

5. 视网膜静脉栓塞：增入行气活血化瘀通络之品：泽兰、川芎、桃仁、丹参、红花、赤芍等。

6. 视网膜静脉周围炎：增入清热平肝、凉营止血药物：丹皮、生地、白茅根、茜草、藕节炭、黑玄参、墨旱莲炭等。视网膜具有增值性机化物、渗出性病灶，加海藻（去生甘草）、昆布、法半夏、贝母、僵蚕、生龙骨生牡蛎、紫贝齿等化痰软坚之药。

7. 急性视神经炎（视乳头炎）：增入清肝泄热、和血荣络、利水明目药：醋炒柴胡、炒黄芩、连翘、千里光、大青叶、紫花地丁、野菊花、赤芍、红花、全当归、紫丹参、青皮络等。

8. 视神经乳头水肿：加入利水渗湿药：车前子、泽泻、土茯苓、益母草等。

9. 慢性单纯性青光眼：增入活血通络，调理水道之药：全当归、赤芍、红花、紫丹参、川芎、车前子、泽泻、猪苓、路路通等。

10. 视网膜色素变性：增入温补肾阳，养肝荣络，健脾益气升阳之品：党参、白术、山药、黄芪、升麻、破故纸、巴戟天、五味子、夜明砂、望月砂等。

【赏析】明珠饮为中医金陵医派眼科大家洪立昇五十余年效验方，该方集中了滋肾养肝明目中的佳品，临床贵在灵活加减，其辨证加减、辨病化裁颇有特色，故临床收效显著。

（十二）决明退障丸（洪立昇）

金陵医派眼科大家洪立昇主任中医师治疗内障眼病效验方——决明退障丸

【组成】珍珠母 15 克，决明子 15 克，甘草 3 克，当归 6 克，白芍 6 克，制首乌 10 克，沙苑子 10 克，枸杞子 10 克。

【制法】研末以夏枯草膏饴糖适量为丸。

【用法】一日服 2 次，每次 6 克。

【功效】平肝养血，益肾滋阴。

【主治】视物昏渺或有黑影，星萤飞扰，瞳神内隐，有点状白障者。

【赏析】本方以决明子、珍珠母、夏枯草平肝泻火；当归、白芍、制首乌养血明目；沙苑子、枸杞子滋补肝肾。以上三类药物合用，共奏平肝明目，滋阴养血，双补肝肾之功效。故具有良好的明目退障的作用。

（十三）新拨云退翳丸（洪宜成）

金陵医派眼科大家洪立昇主任中医师传承人洪宜成副主任中医师治疗内障眼病效验方——新拨云退翳丸

【组成】决明子 9 克，菊花 5 克，谷精草 9 克，白蒺藜 9 克，木贼草 9 克，蝉衣 5 克，密蒙花 9 克，赤芍 9 克，红花 9 克，归尾 9 克，川芎 5 克，生甘草 3 克。

【制法】共研细末，炼蜜为丸。

【用法】一日 2 次，每次 9 克。

【功效】退翳明目。

【主治】风轮翳障遮睛。

【赏析】此丸剂为南京市名中医洪宜成主任所研制。主要用于治疗内障眼病，即病毒性角膜炎的辅助治疗。此眼病为五轮中风轮疾患。风轮在脏为肝，肝与胆相表里，故肝经风热、肝胆风火、气血瘀滞、窍失清净为本病主要病机。本效验方以决明子、菊花、谷精草、白蒺藜、木贼草、密蒙花平肝泻火明目；赤芍、红花、归尾、川芎活血化瘀；蝉衣祛除风热，甘草调和诸药，对多种风轮翳障遮睛眼病确有良效。

（十四）柴芩消炎饮（洪宜成）

金陵医派眼科大家洪立昇主任中医师传承人洪宜城副主任中医师治疗内障眼病效验方——柴芩消炎饮

【组成】柴胡5克，炒芩9克，丹皮9克，连翘9克，青葙子9克，千里光6克，赤芍9克，红花9克，归尾6克，生甘草3克，薄荷5克，菊花5克。

【制法】配成饮片。

【用法】一日2次煎服。

【功效】清肝泻火，祛风消炎。

【主治】目赤疼痛，畏光流泪，口中干苦，肝经风热、风火上炎的风轮疾病。

【加减法】

1. 初症状较轻，风热偏盛，上方去柴胡、炒黄芩、丹皮，加桑叶、防风、蝉衣、银花等。

2. 炎症较重，伴口苦咽干，肝胆风火盛者，上方加龙胆草、木通、栀子、板蓝根、大青叶等，或曾服龙胆泻肝丸6克，每日2次吞服，或珍珠层粉1.5克，每日2次冲服。

3. 大便干结者加熟大黄或瓜蒌仁。

4. 炎症消退，自觉症状消失或大部分消失者，上方去柴胡、炒黄芩、丹皮、薄荷，加养阴清热之品：生地、玄参、知母、石斛、麦冬等。

【赏析】"柴芩消炎饮"通过多年临床治疗角膜炎，并取得一定疗效的基础上选用有效药物组成。柴胡、炒芩、丹皮、连翘、千里光、菊花、薄荷均有较强的清肝泻火、祛风清热等作用；赤芍、红花、当归尾有活血散瘀退赤等功能。试验和临床使用证明，柴胡、炒芩、丹皮、连翘、菊花、青葙子、千里光及银花、山栀、板蓝根、大青叶均分别有较好的抗病毒和抗菌的解热消炎等作用。临床治疗病毒性角膜炎取得了较好的效果。提示本方具有现代医学药理学基础。

（十五）补血复明糖浆（洪宜成）

金陵医派眼科大家洪立昇主任中医师传承人洪宜成副主任中医师治疗内障眼病效验方——补血复明糖浆

【组成】白芍 4.5 斤，制首乌 9 斤，白术 4.5 斤，玉竹 9 斤，珍珠母 9 斤，沙参 8 斤，沙苑子（或覆盆子）3 斤，菟丝子 1.5 斤，党参 9 斤，熟地 9 斤，地骨皮 3 斤，石斛（或麦冬）6 斤，女贞子 6 斤，五味子 1.5 斤，决明子 4.5 斤，陈皮 4.5 斤，天冬 4.5 斤，夏枯草 4.5 斤，甘草 1.5 斤。

【制法】熬汁压榨去渣，用白糖 70～100 斤制成十万毫升糖浆。

【用法】一日 2 次，每次 20 毫升。

【功效】补血养肝，滋阴益肾。

【主治】两目或单目神水内见有乳白色，或眼病日久形体不丰，睛珠隐涩疼痛或有偏头痛。

【赏析】本效验方制成南京市中医院院内制剂用方配制量，运用于肝血不足、肾阴亏虚之慢性眼病已数十载。方中制首乌、玉竹、党参、白术、熟地黄、白芍益气补阴养血；沙苑子、菟丝子、女贞子、石斛、天冬、沙参滋补肝肾之阴;配以决明子、夏枯草、地骨皮平肝火,陈皮和胃且防补药之滋腻,以治本为主,兼顾治标,以收补血复明之功。

（十六）桑菊消炎合剂（洪立昇）

金陵医派眼科大家洪立昇主任中医师治疗内障眼病效验方——桑菊消炎合剂

【组成】桑叶9克,菊花5克,薄荷6克,银花9克,连翘9克,红花9克,赤芍9克,归尾5克,生草3克。

【制法】配成饮片或制成60毫升合剂。

【用法】饮片一日2次煎服。合剂:一日3次,每次20毫升。

【功效】祛风清热。

【主治】风热攻目,眼赤肿痒,疼痛眵多等症。

【赏析】本方以桑叶、菊花、薄荷、银花、连翘发散风热、清热解毒;辅以红花、赤芍、归尾活血养血,甘草清热且能调和诸药。故制成院内制剂后已广泛运用于急性结膜炎等风热眼病和多种内障眼病,收效甚捷。

（十七）清凉去瘢方（施益农）

金陵医派中医儿科当代名医施益农主任中医师治疗儿童紫癜效验方——清凉去瘢方

【组成】炒山栀4克,紫草根6克,牡丹皮3克,蝉蜕5克,板蓝根3克,

白茅根6克，茜草根6克，竹茹4克，墨旱莲6克，地榆6克，生槐花5克，牛膝6克，茯苓6克。（此方以学龄前儿童用量举例）

【制法】以上为每人一天剂量。将药放入药罐，加适量清水搅匀，浸泡90分钟，中火煮沸，小火煎15分钟，灭火闷8分钟滤出药液。二煎加等量水，浸泡10分钟，其余同第一煎。

【用法】上下午多次分服。

【功效】清热化湿，凉血解毒。

【主治】小儿紫癜。症见：紫癜反复不退，以下肢多见，可伴身热，下肢浮肿，食欲不振，口干舌燥，舌红苔黄，脉弦数。

【赏析】施益农主任认为上方适用于紫癜血热妄行证型。小儿为纯阳之体，热邪侵袭更易化燥化火；燥热深入营血，损伤血络，迫血妄行易发紫癜。治疗本病应凉血以求宁络，络宁则血循经脉而血止斑退；同时方中用蝉蜕祛风清热治疗反复发作的小儿紫癜可取得良好效果。茜草、牛膝、牡丹皮既凉血又化瘀，防血止留瘀之弊；生槐花、地榆、板蓝根、炒山栀、墨旱莲、白茅根、紫草根清热解毒，凉血止血；茯苓益脾和胃渗湿。诸药合用，清解血热，止血化瘀，紫癜岂能长期为患矣。

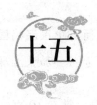

十五

养生保健类名家效验方

（一）加味玉屏风方（谢英彪）

非物质文化遗产项目"张简斋中医温病医术"代表性传承人谢英彪主任中医师预防感冒反复发作效验方——加味玉屏风方

【组成】生黄芪 15 ~ 30 克，党参 10 克，白术 10 克，山药 15 克，绞股蓝 10 克，防风 6 克，炙甘草 3 克。

【用法】水煎服，每日 1 剂。

【功效】补气固表，预防感冒反复发作。

【主治】体虚容易反复感冒，慢性鼻炎，过敏性鼻炎反复感冒及易感儿童。

【加减法】

1. 兼有口干咽干者，加麦冬 10 克，石斛 10 克。

2. 鼻炎易感风邪者，加辛夷花 6 克，苍耳子 6 克。

3. 兼有白细胞减少者，加黄精 10 克，大枣 6 枚。

4. 兼自汗者，加浮小麦 20 克，煅牡蛎 20 克。

5. 兼食欲不振者，加砂仁 4 克（分 2 次后下），陈皮 6 克。

【赏析】方中重用生黄芪大补肺气，使皮毛坚固，腠理致密，又能固表止汗，为本方君药；党参、白术、绞股蓝、山药补气健脾，固表止汗，扶正祛邪，与生黄芪相伍，其补气固表之力更佳，同为臣药；防风祛除风邪为佐药，防风与黄芪相配，相反相成，固表止汗而不留邪，祛风而不伤表；炙甘草补气润肺，调和诸药，为使药。综观全方，补散兼施，以补固为主。本效验方在《世医得效方》玉屏风散的基础上加味而成。经谢老长期临床观察，补气固表，防止感冒反复发作效果更佳。经近代药理单味药研究及复方研究，均证实本方可增强细胞免疫功能，提高补体，对虚人易感风邪，即反复感冒这一亚健康状态，以及慢性鼻炎，过敏性鼻炎易感风邪者均有扶正祛邪功效，在感冒缓解期若能坚持服用 1 个月以上，收效更佳。对于"易感儿童"可减量服用。

（二）预防感冒膏（史锁芳）

金陵医派名医李青石主任中医师嫡传弟子史锁芳主任中医师预防感冒效验方——预防感冒膏

【组成】潞党参 300 克，生黄芪 150 克，炙黄芪 150 克，炒白术 300 克，防风 100 克，荆芥 100 克，茯苓 100 克，陈皮 30 克，炙甘草 30 克，紫苏叶 100 克，桂枝 100 克，白芍 100 克，黄精 300 克，辛夷 100 克，紫河车 100 克，干姜 100 克，怀山药 300 克，核桃肉 300 克，谷芽 120 克，六曲 120 克，生姜 100 克，大枣 300 克，贯众 150 克，红景天 300 克，羊乳 200 克，饴糖 200 克，蜂蜜 200 克，阿胶 300 克。

【制法】上述中药加水浸泡 4 小时后，用武火煎开后改用文火煮 45 分钟，去渣取汁。第 2 煎、第 3 煎另加水各煎煮 40 分钟左右取汁，将三煎药汁合并后倒入铜锅内用文火浓缩。另用一锅，将饴糖、阿胶加水溶化，与蜂蜜一起加入药汁中慢慢收膏，装入瓶中密封，放入冰箱保存备用。

【用法】每日早晚各服 1 汤匙，温开水冲服。

【功效】补肺固表，兼益脾肾。

【主治】预防感冒。

【赏析】反复容易感冒者，往往存在着肺气亏虚之机。肺为华盖之脏，主卫，外合皮毛。其性娇嫩而不耐寒热，易受外邪侵袭而病。据"正气存内，邪不可干"之旨，遵"先安未受邪之地"之意，方选玉屏风散以益气养肺固卫，祛风御外以固篱笆之势；卫气于营气有着密切的关联，卫气旺盛与否亦依托营气的和调滋养，因此，配用桂枝汤以温卫固卫、调和营卫，则皮毛润泽，汗孔开合正常，机体不易受外邪的侵袭。肺虽主一身之气，但有赖脾气之运化充养，而脾主运化，为气血生化之源，饮食入胃，脾为运行其精英之令，虽曰周布诸脏，实先上输于肺，肺先受其益，是为脾土生肺金，肺受脾之益，则气益旺，化水下降，泽及百体（何梦瑶《医碥》），故选用异功散合黄精，意在健脾益气，扶脾即所以保肺，土能生金也；加用干姜者，一则与参、术、草组成理中汤之意，温阳健脾，以充旺肺气，二则寓甘草干姜汤意温肺益肺，可防寒邪侵袭。配紫苏叶者，与党参相伍有参苏饮之意，意在加强益气祛风之功。因鼻为肺窍，因此鼻又成为邪气侵袭肺脏的道路，因此，在益气养肺的药队中，加用一味辛夷意在宣通鼻窍，更好的防治外邪来侵。肺为气之主，肾为气之根，肾藏精，为水脏，金水相生，因此，本方又加用紫河车、怀山药、核桃肉辈温补精气，裨肾精充足，肾气旺盛，金水相生，水旺则金旺。贯众解表辟秽，药理研究证实本品具有良好的抗病毒作用，红景天益气扶正，药理研究证实本品具有良好的耐缺氧作用，羊乳、阿胶养肺补肺以润肺体。整方从脾养肺、从肾滋肺，寓"扶土生金""金水相生"之意，同时从肺所主，补肺固卫，补肺通窍，共奏肺气旺、卫表固、腠理密之功，以达抵御防感之效。

（三）虚损大补膏（莫燕新）

金陵医派传人莫燕新主任中医师治疗虚损效验方——虚损大补膏

【组成】党参300克，黄芪300克，当归300克，生熟地各300克，泽泻300克，山萸肉300克，怀山药300克，合欢皮200克，景天三七300克，龟板300克，郁金300克，茯苓、茯神各300克，杜仲300克，炙远志150克，菖蒲300克，绞股蓝300克，醋柴胡150克，龙牡各300克，炙五味子150克，枸杞子 300 克，柏子仁 300 克，制首乌 300 克，潼蒺藜 300 克，仙灵脾 300 克，仙茅 300 克，白术芍各 300 克，熟枣仁 300 克，野百合 300 克，狗脊 300 克，仙鹤草 300 克。

【制法】按常规方法熬膏。

【用法】每天早晨以沸水冲服 1 匙。

【功效】益气补阴，双补脾肾。

【主治】五脏虚损，体质虚弱。

【赏析】莫燕新提出"补五脏虚损者，当以肾为先"的膏方理论，结合多年经验而精选清代名医沈金鳌先生的"参芪地黄汤"作为补肾膏方的主方，方中黄芪、党参甘温益气健脾，再加用六味地黄汤滋补肾阴，使得阳得阴助而生化无穷，枣草为使，益气与补阴相结合，也是脾肾合补的范例。运用时可做以下加味:(1)兼有肾阳不足加仙灵脾、仙茅、菟丝子、巴戟天、杜仲、锁阳、楮实子、灵芝。鹿角胶温而不燥，而很少用附子，肉桂等大辛大热之品以防辛热之品耗伤真阴。(2)肾阴中包含了肾精，后者指血肉有情之阴。滋补肾阴时需要兼顾肾精。精不足，补之以味，宜填精补髓，健脑，益寿，如坎炁、紫河车、猪脊髓、龟板胶等。(3)浊邪留恋者，多见蛋白质代谢产物留于体内，高尿酸血症皆是肾功能不全的表现，予膏方中加木贼草、土茯苓泄浊。(4)《黄帝内经素问·生气通天论篇》中岐伯曰:"阳不盛其阴，则五脏气争，九窍不通。"在膏方使用时应当注意滋腻碍脾，阴盛反而会使得五脏气血偏盛，气机不畅，而导致九窍不利，加重气血瘀滞新发疾病，因此需要加入流通气机之品，诸如砂仁、陈皮、川朴花、乌药。总之遣药时慎用温燥防其伤阴，滋补药中需加流通气机之品以防壅塞脾胃运化，祛邪扶正，补泻要有度;兼护气血，既防耗气动血，又需防止气血瘀滞。因膏方中药味较多，理应面面俱到，应侧重主病主证，不能偏颇于一方。

（四）对抗疲劳膏（谢英彪）

非物质文化遗产项目"张简斋中医温病医术"代表性传承人谢英彪主任中医师治疗亚健康状态效验方——对抗疲劳膏

【组成】白参粉30克，炙黄芪300克，制何首乌300克，熟地黄300克，白术250克，山药250克，黑芝麻250克，核桃仁粉100克，桑椹子250克，紫河车粉50克，菟丝子250克，阿胶250克，鹿角胶100克，陈皮100克，砂仁50克，炙甘草50克，冰糖300克。

【制法】上药除阿胶、鹿角胶、白参粉、紫河车粉、核桃仁粉之外，余药用冷水浸泡1天，入锅加水煎煮3次，每次1小时，加热浓缩成清膏，阿胶、鹿角胶用适量黄酒浸泡，隔水炖烊，冲入清膏中，和匀。兑入白参粉、紫河车粉、核桃仁粉拌匀后再煮1～2分钟沸即成。

【用法】每日早晚以开水冲饮1匙（约20克）。

【功效】补益肺脾，益气养血，滋肾填精，对抗疲劳。

【主治】对抗躯体生长期的疲劳、脑力性长期疲劳，也可防治反复感冒、记忆力减退。

【赏析】长期疲劳是亚健康状态的主要标志和典型表现之一，其中包括躯体性疲劳、脑力性疲劳、心理性疲劳、病理性疲劳和综合性疲劳，在当前中青年及白领阶层中发生率颇高。谢老认为，长期疲劳与肺脾气虚，气血不足、肾精亏损的关系最为密切。本效验方以白参、黄芪、制何首乌、熟地黄为君药，以补益肺脾、益气养血、滋肾填精、强壮精神;阿胶、白术、山药、当归、红枣、桂圆肉协助君药益气养血、健脾养胃、对抗疲劳；鹿角胶、紫河车、黑芝麻、核桃仁协助君药补肾填精、健脑益智，以上同为臣药;陈皮、砂仁理气和胃，防止补益滋腻药物碍胃，为佐药；炙甘草、冰糖调和诸药，且能矫味，同为使药。经长期临床观察，本效验对躯体性疲劳、脑力性疲劳及容易反复感冒、记忆力减退的亚健康人群尤为适宜。

（五）强身益寿酒（谢英彪）

非物质文化遗产项目"张简斋中医温病医术"代表性传承人谢英彪主任中医师健身益寿效验方——强身益寿酒

【组成】白参2根（约60克），蛹虫草15克，怀山药60克，枸杞子50克，熟地黄60克，肉苁蓉30克，当归30克，天冬，麦冬各50克，60度高粱酒3000毫升。

【用法】每晚饮用15～20毫升（1小盅）。

【功效】大补元气，养益气血，帮助元阴，延年益寿。

【主治】中老年人用于养生保健，对抗衰老。

【赏析】本药酒方系根据中医古籍《寿世保之》长生固本酒结合谢老经验改制而成。诸药制酒，酒助药势，可使先天之本得以滋养，后天之本得以调补，脏腑安和则气血调和，身体健康。中老年人坚持适量常服，可达到补元气，生气血，滋肝肾，助元阴，延年益寿，强身健体等功效。该酒在南京汤山别院药膳馆及南京养生堂已配制应用。

（六）养生美容酒（谢英彪）

非物质文化遗产项目"张简斋中医温病医术"代表性传承人谢英彪主任

中医师养生美容效验方——养生美容酒

【组成】制首乌50克，熟地黄50克，当归30克，桂圆肉200克，枸杞子50克，甘菊花20克，冰糖50克，米酒(低度)3000毫升。

【用法】每次饮用15～20毫升(1小盅)。

【功效】美容护肤，乌须黑发，增强视力，滋补肝肾。

【主治】中老年人，尤其女性用于养生美容，护肤乌发。

【赏析】谢老此效验方由制首乌、熟地黄为主要药物。传说何首乌能延年益寿，何首乌粥在《遵生八笺》，《摄生众妙方》中又被称为"仙人粥"。近代研究证实，制首乌具有抗衰老作用，能延长人二倍体细胞生长周期及其平均寿命和最高寿命。实验研究还进一步证明,何首乌能保护和增加老年血、肝和脑组织中的超氧化物歧化酶(SOD)含量，清除自由基，从而保护生物膜免受自由基损伤，延缓衰老和疾病的发生。并且，何首乌能减少脂褐质的生成，而脂褐质是生物体内自发产生荧光的物质，其含量随生物年龄的增长而上升，是重要的衰老指标之一，从而证明了何首乌的防老抗衰，降脂祛斑的作用。熟地黄滋补肝肾，养血润肤，对抗衰老；当归、桂圆肉、枸杞子、菊花可养血容颜，强壮精神，增强视力。本药酒特别适合女性长期饮用，已在南京汤山别院及南京养心堂配制应用。

(七)黄褐斑膏(石红乔)

金陵医派传人石红乔主任中医师治疗黄褐斑效验方——黄褐斑膏

【组成】柴胡600克,黄芩400克,郁金400克,香附250克,枳壳270克,鸡血藤400克，活血藤300克，当归500克，川芎500克，首乌藤500克，丹参 450 克，夏枯草 500 克，益母草 500 克，白术 300 克，白扁豆 200 克，阿胶 100 克，龟板胶 150 克。

【制法】上药浓煎 3 次，浓缩后加入阿胶，龟板胶，烊化收膏，瓶装密封。

【用法】每日服用两次，上药为三个月量。

【功效】疏肝解郁，活血化瘀，退斑去斑。

【主治】妇女面部黄褐斑。

【赏析】黄褐斑是一种获得性面部色素代谢异常性皮肤病，好发中青年女性，表现为面部出现黄褐色或淡褐色的皮肤色素改变。中医临床治疗多从肝脾肾三脏着手，将血瘀的病机贯穿治疗始末，以达到脏腑阴阳和谐，气血运行条畅的内环境，使面色荣华有光，黧黑尽去。临床多分为三型，此型患者以 30 ~ 45 岁居多，表现多为面部的较暗黑色的斑，面积较大。患者平时脾气急躁，时胸胁胀痛，妇女在月经期多有乳房胀痛的感觉，好换用多种粉质遮盖的化妆品，男性患者酗酒等。可见大便不畅，多便秘，睡眠不实，舌质红或暗，苔薄黄，脉弦。石主任认为此类患者多因生活的无规则，工作紧张压力大，忧思恼怒，七情不舒，使肝失调达，气血郁结，运行不畅而致瘀滞，面部的皮肤失去了所需要的正常的荣润而变生黑斑。故用疏肝解郁，活血化瘀法治疗。组方在柴胡、黄芩、郁金、香附、枳壳清疏肝郁药的基础上，佐活血行滞散结药鸡血藤、活血藤、当归、川芎、制首乌藤、丹参、夏枯草、益母草，注重调护脾胃用白术、白扁豆，使瘀滞之气机条畅，气血得以濡润周身肌肤，面色黧黑斑渐退。根据每个人的情况不同，见有便秘者适当加熟大黄，严重者可以用生大黄少量。有睡眠不好者加灵磁石、夜交藤、酸枣仁等。

（八）牛髓油茶（朱萍）

非物质文化遗产项目"张简斋中医温病医术"代表性传承人谢英彪主任中医师师承弟子、高级营养师朱萍用于养颜美容效验方——牛髓油茶

【组成】面粉 1000 克，牛骨髓 300 克，牛肉干 150 克，生姜末 20 克，芝麻 100 克，核桃仁 100 克，丁香 2 克，大茴香 2 克，花椒 2 克，味精 1 克，食盐 1 克，芝麻酱 100 克。

【制法】将面粉放入锅内，用微火炒至面粉呈微黄色时倒在案板上，晾凉后筛成细粉。芝麻炒黄，核桃仁、牛肉干切碎。花椒、大茴香、丁香用锅焙焦，碾成碎面后，备用。将牛骨髓放入锅炒熟，兑入炒好的面粉、芝麻、核桃仁、牛肉干、生姜末、丁香、大茴香、花椒面、食盐、味精，炒匀即成茶粉。每次取茶粉适量，用清水调成糊，待锅内水煮沸，将糊边搅边倒入锅里，用小火煮成浓汁即成，装瓶备用。食用时撒上芝麻酱即成。

【用法】代茶，频频饮用，每日 1 次，当日饮完。

【功效】润肤补精，美容通便。

【主治】皮肤干燥，粗糙，头发早白，易于脱落等病症，对兼有贫血，体虚乏力，疲劳综合征，便秘，腰膝酸软者也适宜。

【赏析】牛骨髓为牛科动物黄牛或水牛的骨髓，可加工制成各种滋补食品，也常作为辅料，润色其他食品，本品为滋补肝肾，填精益髓，健脑益智的药补的食补佳品。营养学资料提示，牛骨髓含脂肪量高达 95.8%，其中亚油酸，油酸，棕榈酸等脂肪酸种类颇多，可以营养，保护大脑，促进脑细胞的恢复。且能润肤补精，美容通便，与美容养颜润肤的黑芝麻、核桃仁配伍后美容作用更佳。

（九）芎红酊外搽方（谢英彪）

非物质文化遗产项目"张简斋中医温病医术"代表性传承人谢英彪主任中医师治疗脱发效验方——芎红酊外搽方

【组成】川芎 60 克，红花 10 克，当归 15 克，制首乌 30 克，樟脑 1.5 克，50 度白酒 500 毫升。

【制法】将以上 5 味药材研成粗末，置于容器中，加入白酒，密封浸泡 2 周，每天摇动 1 次，滤取酒液，再将樟脑细粉加入使其溶化即成。制成品总量约为 450 毫升左右。

【用法】用药棉蘸酊剂，涂搽于脱发、褥疮、扭挫伤皮肤上，每天 4～5 次。

【功效】活血通络，补肾生发。

【主治】各种脱发，对斑秃、神经性脱发，脂溢性脱发尤为适宜。对褥疮早期未出现溃破者及软组织挫伤，关节扭伤也有效。

【赏析】本方为谢英彪教授效验方，方中川芎活血化瘀，行气通络，为血中气药，为本酊主要药物；红花活血养血，当归养血活血，为本方辅助药；制首乌补肾养血，生发乌发。三味同为辅助药；樟脑透表吸收，白酒可浸渍溶解，提取以上药材有效成分，与樟脑同为佐使药。本效验方具有活血和络，行气通径，养血生发等功效。适用于各种脱发，对斑秃，神经性脱发，脂溢性脱发尤为适宜。对褥疮早期未出现溃破者及软组织挫伤，关节扭伤也有效。

（十）四季养生膏（谢英彪）

南京中医药大学国家级重点学科"中医养生学"学术带头人谢英彪教授用于养生强体效验方——四季养生膏

1. 春季平补养生膏

【组成】金丝枣，黄精，山药，桂圆肉，白果，橘皮，砂仁，白花金针菇，宣木瓜提取物，黄明胶，阿胶，山楂等16种成分。

【功效】补气养血，对抗疲劳，增强免疫力，养颜美容，健脾养胃。

【主治】春季体力疲劳，脑力疲劳，容易感冒，面色无华，气短多汗，心慌失眠等亚健康状态。

2. 夏季清补养生膏

【组成】由石斛（栽培），黄精，山药，生苡仁，茯苓，枸杞子，橘皮，山楂，猴头菇，黄明胶，阿胶等16种成分。

【功效】清暑益气，滋阴护肤，健脾养胃，对抗疲劳，增强免疫力。

【主治】夏季精神疲惫，四肢无力，皮肤失润，食欲不振等亚健康状态。

3. 秋季润补养生膏

【组成】由野百合，枸杞子，桑椹子，乌梅肉，蛹虫草粉，羊肚菌，银耳，刺梨浓缩汁，龟甲胶，阿胶等16种成分。

【功效】养阴润燥，补肺开胃，对抗疲劳，增强免疫力。

【主治】秋季头昏乏力，皮肤失润，口干唇燥，咽干少痰，大便偏干等亚健康状态。

4. 冬季温补养生膏

【组成】由益智仁，山东冬枣，桂圆肉，蛹虫草粉，肉桂粉，核桃仁，黑芝麻，蓝梅浓缩汁，黄明胶，鹿角胶，阿胶等16种成分。

【功效】温阳补肾，补气养血，健脑益智，对抗疲劳，增强免疫力。

【主治】冬季畏寒怕冷，手足发凉，头晕耳鸣，腰膝酸软，夜尿增多，神疲乏力等亚健康状态。

四种养生膏按常规熬制方法制成传统型膏滋方（PP保鲜盒包装），礼品型浓缩膏，袋式小包装型（液压填装密封袋），块式嚼服型四种膏滋，推向市场。

【赏析】冬令进补，冬季服用膏调补，是中医的一种传统的防治手段，在民间也早已家喻户晓，已成为一种传统习惯。但中医也认为四季均可进补。因为阴阳之气的消长、平衡、运动变化贯穿于一日之中，四季之中，一身之中，人体每时每刻都有消耗和支出，需要得到及时的不断的补充，人体除合理营养，平衡膳食，吃好一日三餐之外，一年四季之中，通过膏滋方来保养人体的精气神，调节亚健康状态也是一种有效的养生保健、防病治疗方法。所以一年四季均可进补，服用膏滋方不必拘泥于冬季。谢教授主张春季平补，夏季清补，秋季润补，冬季温补。这也顺应了《黄帝内经》"春夏养阳，秋冬养阴"的古训，意思是说春夏季节阳气生发，天气逐渐暖和，以阳气的运动为主，人体在养生方面就要注意切勿克伐阳气，要侧重养阳，这样才能顺应季节之变化，如阳虚患者在春夏季节进补养阳之补益膏方或用冬病夏治的方进行治疗，就比冬季进补更容易收效；秋冬天气逐渐转寒，以阴气运动为主，进补适宜的养阴之品，可以收到事半功倍的效果，如果阴虚患者，在冬季养阴，更利于吸收。所以，一年四季均可进补，都可服用膏滋方，在空调，冰箱日益普及，膏滋方的剂型正在不断改进的当今，膏滋方的保存已不再是难题，为一年四季服用膏滋药带来了方便。从临床上看，一些虚弱症症及其他病症并不是只局限于冬季发病，尤其是外科手术后或妇女产后出现的脏腑亏虚，气血不足引起的诸多症候在各个季节均可发生，根据中医学"虚则补之，实则泻之"的理论，对于体虚或体内有实邪的患者，一年四季都可以选择适宜的膏滋或清膏内服，达到补虚或祛邪的目的。所以说进补膏方不必拘泥于冬令这段时间，只有病情需要，其他季节也可服用。古代医家也一直主张膏滋方并不局限于冬令进补时才服用，只要病情需要，一年四季可由太医拟方服用。如《慈禧光绪医方选议》中的调气化饮膏在此书中处方于四月份，扶元益阴膏处方于七月份，润肺和肝膏则处于九月份等等。这从另一个侧面说明了一年四季都可以开膏滋方，服膏滋方。

（十一）参芪补气膏（谢英彪）

非物质文化遗产项目"张简斋中医温病医术"代表性传承人谢英彪主任中医师调理气虚体质效验方——参芪补气膏

【组成】生晒参 30 克，炙黄芪 300 克，党参 250 克，麦冬 250 克，玉竹 250 克，木灵芝 250 克，五味子 100 克，丹参 300 克，茯神 250 克，柏子仁 250 克，龙眼肉 300 克，莲子 250 克，木香 100 克，超细珍珠粉 15 克，炙远志 100 克，炙甘草 50 克。

【制法】生晒参切片浸泡后浓煎 1 小时，榨渣取汁备用。余药用冷水浸泡 2 小时，入锅浓煎 3 次，每次 1 小时，榨渣取汁，合并滤汁，去沉淀物，加热浓缩成清膏。兑入生晒参汁，加炒制过的白糖 500 克，加热待糖溶化后，调入珍珠粉，再煮二沸即成。

【用法】每次 20 ~ 30 克 (1 汤匙)，每日 2 次。

【功效】补益肺脾之气，宁心安神。

【主治】气虚体质，以元不足，疲乏、气短、自汗、容易感冒等气虚表现为主要特征者。

【赏析】肺主一身之气，脾胃为"气血生化之源"，肾藏元气。气虚体质是由于肺、脾、肾三脏功能相对不足所引起，气虚体质之人应温补肺、脾、胃、肾之气。适合服用补气益气的膏滋方。本效验方以人参、炙黄芪、党参为主药，以大补元气；麦冬、玉竹、龙眼肉养阴益气；灵芝、五味子、丹参、茯神、柏子仁、莲子、远志、珍珠粉宁心安神；炙甘草调和诸药，兼可补气。制成膏方后补气作用更佳。

（十二）归地补血膏（谢英彪）

非物质文化遗产项目"张简斋中医温病医术"代表性传承人谢英彪主任中医师调理血虚体质效验方——归地补血膏

【组成】当归 200 克，熟地黄 300 克，生白芍 200 克，川芎 150 克，红花 100 克，丹参 300 克，制首乌 300 克，阿胶 200 克，枸杞子 200 克，紫河车 200 克，菟丝子 300 克，炙黄芪 300 克，党参 200 克，紫葡萄 200 克，大枣 200 克，龙眼肉 200 克，白术 200 克，陈皮 100 克，砂仁（分 2 次后下）50 克，炙甘草 50 克。

【制法】上药除阿胶外，全部用冷水浸泡 2 小时，入锅加水浓煎 3 次，每次 1 小时，榨渣取汁，合并滤汁，去沉淀物，加热浓缩成清膏。阿胶研成粗末，用适量黄酒浸泡，隔水炖烊，冲入清膏中，和匀。加炒制过的红糖 500 克收膏即成。

【用法】每次 20 ～ 30 克（1 汤匙），每日 2 次。

【功效】养血补气。

【主治】血虚体质，以气血不足，面色苍白或萎黄，口唇、爪甲色淡，头晕眼花等血虚质表现为主要特征者。

【赏析】西医所说的贫血是通过实验室检查发现的，以血液中血红蛋白、红细胞低于正常值为特征。中医所说的血虚是指血液不能濡养脏腑经脉而表现出来的证候。常常由失血过多，或脾胃虚弱，生化不足，以及七情过度，暗耗阴血等原因所引起。两者既相似，又不完全相同。本效验方以当归、熟地黄、生白芍、川芎等四物汤成分为主要药物，辅以党参、黄芪、大枣、白术、龙眼肉补气。中医认为"气旺生血"，可提高养血效果。阿胶协助四物汤补血，首乌、紫河车、菟丝子补肾，陈皮、砂仁可理气养胃，防止补益方药滋补碍胃，使之补而不腻。

（十三）鹿角桂附膏（谢英彪）

非物质文化遗产项目"张简斋中医温病医术"代表性传承人谢英彪主任中医师调理阳虚体质效验方——鹿角桂附膏

【组成】鹿角胶 200 克，肉桂 60 克，制附片 150 克，菟丝子 250 克，肉苁蓉 250 克，马戟天 250 克，仙茅 200 克，淫羊藿 200 克，熟地黄 250 克，山茱萸 100 克，山药 250 克，杜仲 200 克，川续断 200 克，桑寄生 200 克，蛹虫草 50 克（研粉，备用），核桃仁 200 克，怀牛膝 200 克，炙甘草 50 克。

【制法】上药除鹿角胶、蛹虫草粉之外，全部用冷水浸泡 2 小时，入锅加水浓煎 3 次，每次 1 小时，榨渣取汁，合并滤汁，去沉淀物，加热浓缩成清膏。鹿角胶研成粉末，用适量黄酒浸泡，隔水炖烊，冲入清膏中，和匀。加炒制过的饴糖 500 克，待糖溶化后，调入蛹虫草粉，和匀。再煮 2 沸即成。

【用法】每次 20 ~ 30 克（1 汤匙），每日 2 次。

【功效】温补脾肾，补阳散寒。

【主治】阳虚体质，以阳气不足，畏寒怕冷，手足不温等虚寒表现为主要特征。

【赏析】阳是指阳气。阳气是人体的动力、火力，能使生命的河流通畅清澈。人体若没有阳气，体内就失去了新陈代谢的活力，不能供给能量和热量，阳虚可使人精神不振，意志消沉，并顾疼痛僵硬、月经延后、痛经、不孕不育、水肿、畏寒怕冷、多种痛症。也可出现肥胖、糖、脂代谢紊乱等疾病。阳虚体质者的补养原则是温阳祛寒，温补脾肾，因为阳虚者关键在补阳。五脏之中，肾为一身的阳气之根，脾为阳气生化之源，故当着重补之。本方鹿角胶、肉桂、附子为君药，以温补肾阳；辅以菟丝子、肉苁蓉、巴戟天、仙茅、淫羊藿以增强助阳力量；熟地黄、山茱萸、山药等药配伍其中，是"善补阳者，必于阴中求阳"之意，蛹虫草又称北虫草，为人工培植的冬虫夏草菌的子实体，完全可替代货少价高的野生冬虫夏草，值得临床推广应用。

（十四）地黄二冬膏（谢英彪）

非物质文化遗产项目"张简斋中医温病医术"代表性传承人谢英彪主任中医师调理阴虚体质效验方——地黄二冬膏

【组成】干地黄 300 克，天冬 200 克，麦冬 200 克，北沙参 200 克，黑芝麻 200 克，核桃仁 200 克，野百合 200 克，龟甲胶 150 克，阿胶 150 克，白芍 200 克，玉竹 200 克，天花粉 200 克，枸杞子 200 克，山药 300 克，蛹虫草 50 克（研粉、备用），柏子仁 150 克，酸枣仁 150 克，木香 100 克，砂仁 60 克，陈皮 100 克，炙甘草 60 克。

【制法】上药除龟甲胶、阿胶、蛹虫草粉之外，余药全部用冷水浸泡 2 小时，入锅加水浓煎 3 次，每次 1 小时，榨渣取汁，合并滤汁，去沉淀物，加热浓缩成清膏。龟甲胶、阿胶研成粗末，用适量黄酒浸泡，隔水炖烊，冲入清膏中，和匀。加炒制过的冰糖 500 克，拌匀。待冰糖溶化后调入蛹虫草粉，和匀。再煮片刻即成。

【用法】每次 20 ～ 30 克 (1 汤匙)，每日 2 次。

【功效】滋养肝肾之阴。

【主治】阴虚体质，以口燥咽干，容易"上火"，吃火锅后加重，手足心热等虚热表现为主要特征。

【赏析】阴虚体质者主要表现在阴分亏虚、濡养不足和阴虚不能制阳两个方面。进补原则是补阴清热，滋养肝肾，阴虚体质者关键在补阴；五脏之中，肝藏血，肾藏精，同居下焦，所以，以滋养肝肾二脏为要。

（十五）苍白术五皮清膏（谢英彪）

非物质文化遗产项目"张简斋中医温病医术"代表性传承人谢英彪主任中医师调理痰湿体质效验方——苍白术五皮清膏

【组成】苍术 200 克，白术 200 克，青皮 150 克，陈皮 150 克，姜黄 200 克，枇杷叶 200 克，炒黄芩 200 克，瓜蒌皮 150 克，山药 200 克，茯苓 200 克，生薏苡仁 250 克，野百合 200 克，石斛 200 克，生姜汁 20 毫升，车前子 150 克，莱菔子 150 克，荷叶 200 克，绿豆皮 100 克，赤小豆皮 100 克，生甘草 40 克。

【制法】上药用冷水浸泡 2 小时，入锅加水浓煎 3 次，每次 40 分钟，榨渣取汁，合并滤汁，去沉淀物，加热浓缩成清膏。加木糖醇 300 克收膏即成。

【用法】水煎服，每日 1 ～ 2 剂，分 2 ～ 4 次分服。

【功效】祛痰化湿，健脾利湿。

【主治】痰湿体质，以形体肥胖，腹部丰满，口黏苔腻等痰湿表现为主要特征。

【赏析】痰湿体质之人主要因脾的运化功能相对不足，水液代谢不畅、分布不匀便成痰、湿。痰湿体质应该忌食肥甘厚味，多食些蔬菜、水果，尤其是一些具有健脾利湿、化痰祛痰的食物，如白萝卜、荸荠、紫菜、海蜇、洋葱、枇杷、白果、大枣、白扁豆、薏苡仁、红小豆、蚕豆、泡菜等食物，更应多食之；通过调整肺、脾、肾三脏的方药来进行调理，原则上不宜进服膏滋方，也可适量服用祛痰化湿类清膏。本效验方以苍术、白术为主要药物，取其健脾燥湿化湿之功。佐以青皮、陈皮、瓜蒌皮、绿豆皮、赤小豆皮等五皮，用以化痰湿、利水湿；枇杷叶、山药、茯苓、生薏苡仁、野百合、车前子、莱菔子、荷叶等药物调理肺、脾、肾痰湿、改善三脏功能，故本清膏适合痰湿体质者四季服用。

（十六）山药冬瓜皮清膏（谢英彪）

非物质文化遗产项目"张简斋中医温病医术"代表性传承人谢英彪主任中医师调理湿热体质效验方——山药冬瓜皮清膏

【组成】怀山药250克，冬瓜皮300克，赤小豆250克，生薏苡仁250克，陈皮200克，茯苓200克，车前子150克，泽泻150克，夏枯草200克，田基黄200克，垂盆草200克，蒲公英200克，决明子200克，炒黄芩200克，川黄连60克，苍术200克，白术200克，白芍200克，绿茶150克，生甘草50克。

【制法】上药用冷水浸泡2小时，加水煎煮2次，每次40分钟，合并滤液，去沉淀物，加炒制过的白糖300克收膏即成。

【用法】每次20～30克（1汤匙），每日2次。

【功效】清热化湿，疏肝利胆。

【主治】湿热体质，以面垢油光，皮肤油腻，口苦口臭，苔黄腻等湿热表现为最主要的特征。

【赏析】湿热体质通常是因先天、后天因素导致肝胆、脾胃功能紊乱，肝胆久郁化热，脾胃积滞化湿，湿热内蕴熏蒸而引起。湿热体质者的饮食宜清淡，不宜甘甜、油腻食物，忌食滋补药物。可选用清热化湿的汤剂或食疗之品来调整体质，使身体恢复到阴平阳秘的平衡状态。原则上不宜进服膏滋方，也可适量服用清热化湿、疏肝利胆类清膏。本方以怀山药、冬瓜皮、川黄连、黄芩为主要药物，目的是清化湿热。其他16味中药均为辅助主药，改善湿热体质之品。所谓"清膏"，是将中药材经过2～3次浓煎并加热浓缩得到较黏稠的液体状膏剂，一般不加辅料，适合胃肠吸收功能较差、食欲缺乏及糖尿病患者，相当于中药浓煎剂。如果膏滋方中，除中草药之外添加了阿胶、龟甲胶、鳖甲胶、鹿角胶等动物类胶质辅料而熬制的膏滋方，便称为"荤膏"。

(十七)桃红丹参膏(谢英彪)

非物质文化遗产项目"张简斋中医温病医术"代表性传承人谢英彪主任中医师调理血瘀体质效验方——桃红丹参膏

【组成】桃仁300克，红花30克(研粉，备用)，丹参300克，熟地黄200克，当归300克，赤芍200克，川芎200克，生山楂300克，姜黄300克，降香100克，青皮150克，陈皮200克，延胡索200克，三七粉60克，益母草300克，炙甘草60克。

【制法】上药除红花粉、三七粉之外，余药用冷水浸泡2小时，入锅加水浓煎3次，每次40分钟，榨渣取汁，合并滤汁，去沉淀物，加热浓缩成清膏。加炒制过的红糖300克，待红糖溶化后，调入红花粉、三七粉，和匀，再煮片刻即成。

【用法】每次 20 ～ 30 克 (1 汤匙)，每日 2 次。

【功效】活血化瘀，养血行气。

【主治】血瘀体质。

【赏析】血瘀体质是气血运行不通畅，相对的缓慢瘀滞，但尚未生病。血瘀体质者应经常适量进行有益心脏和血管的体育运动，常食桃仁、山楂一类活血食物，保持精神愉快，避免生气、忧郁。膏滋方可选用活血化瘀、养血行气类药物。本效验方仿照古方桃红四物汤为主，结合谢老从医 50 年经验，选用了丹参、姜黄、生山楂、延胡索、三七粉、益母草药活血化瘀佳品，又参合了降香、青皮、陈皮等行气药物，以推动血行。本方常服后可有效地改善血瘀体质，并对血瘀体质之人易发的偏头痛、黑眼圈等常见表现有防治作用。

(十八) 柴胡理气清膏 (谢英彪)

非物质文化遗产项目"张简斋中医温病医术"代表性传承人谢英彪主任中医师调理气郁体质效验方——柴胡理气清膏

【组成】柴胡 250 克，青皮 250 克，陈皮 250 克，枳壳 250 克，郁金 250 克，佛手 150 克，浙贝母 150 克，瓜蒌皮 250 克，金橘叶 200 克，香附 200 克，当归 300 克，炒白芍 300 克，玫瑰花 50 克，绿梅花 50 克，大枣 300 克，炙甘草 50 克。

【制法】将浙贝母、玫瑰花、绿梅花研成细粉备用。余药用冷水浸泡 2 小时，入锅煎煮 2 次，每次 30 分钟，榨渣取汁，合并滤汁，去沉淀物，加热浓缩成清膏。加入木糖醇 300 克，和匀，最后调入浙贝母粉、玫瑰花粉、绿梅花粉，再煮片刻即成。

【用法】每次 20 克（1 汤匙），每日 2 次。

【功效】疏肝理气，解郁活血。

【主治】气郁体质。以神情抑郁，忧虑脆弱，喜叹气等气郁表现为主要特征。

【赏析】气郁体质是因肝的疏泄条达功能失职造成。气郁体质之人应根据《内经》"喜胜忧"的原则，主动寻求快乐，多参加社会活动、集体文娱活动。培养开朗、豁达的性格，在名利上不计较得失，知足常乐。多参加体育锻炼和旅游活动。常食金橘、佛手、橘子等行气疏肝的食物。膏滋方可选用疏肝理气，解郁活血的药物。本效验方以柴胡、青皮、陈皮、枳壳、郁金为主要药物，以疏肝理气；辅以浙贝、瓜蒌皮化痰；其他药物协助柴胡等药增强疏肝解郁效果。本方对改善气郁体质有效，并可防治脏躁、梅核气、百合病、月经不调、更年期综合征、乳腺小叶增生及郁证等疾病。

（十九）黄芪固表膏（谢英彪）

非物质文化遗产项目"张简斋中医温病医术"代表性传承人谢英彪主任中医师调理特禀体质效验方——黄芪固表膏

【组成】白参 60 克，生黄芪 300 克，党参 200 克，白术 200 克，防风 150 克，刺五加 200 克，绞股蓝 200 克，黄精 200 克，阿胶 150 克，鹿角胶 150 克，当归 200 克，桂圆肉 200 克，麦冬 200 克，玉竹 200 克，紫河车 100 克，大枣 200 克，山药 200 克，陈皮 150 克，炙甘草 50 克。

【制法】上药除白参粉、阿胶、鹿角胶之外，全部用冷水浸泡 2 小时，入锅加水浓煎 3 次，每次 1 小时，榨渣取汁，合并滤汁，去沉淀物，加热浓缩成清膏。阿胶、鹿角胶研成粗末，用适量黄酒浸泡，隔水炖烊，冲入清膏中，和匀。加炒制过的冰糖 500 克，待冰糖溶化后调入白参粉，和匀，再煮片刻即成。

【用法】每次 20 ~ 30 克 (1 汤匙)，每日 2 次。

【功效】益气固表，增强免疫力。

【主治】先天失常、特禀体质，过敏体质。

【赏析】特禀体质的调理比较困难，谢老观察，中药有一定辅助防治作用，坚持服用一阶段，参、芪、白术、防风、刺五加、绞股蓝等中药有效，通过益气固表、增强免疫力，可减少哮喘、荨麻疹、花粉症及药物过敏等特禀体质易发疾病。谢老还认为，特禀体质之人宜多食益气固表的食物，少食荞麦（含致敏感物质荞麦荧光素）、蚕豆、白扁豆、牛肉、鹅肉、鲤鱼、虾、蟹、茄子、酒、辣椒、浓茶、咖啡等辛辣之品，更应避免腥膻发物及含有导致过敏物质的食物。居室宜通风良好。保持室内清洁，被褥、床单要经常洗晒，可防止对尘螨过敏。室内装修过不宜立即入住，应打开窗户，让甲醛等挥发后再搬进新居。春季室外花粉较多时，要减少室外活动时间，可防止对花粉过敏。不宜养宠物，以免对动物皮毛过敏。起居应有规律，保持充足的睡眠。应积极参加各种体育锻炼，增强体质。天气寒冷时锻炼要注意防寒保暖，防止感冒。

参考文献

[1] 谢英彪，虞鹤鸣 . 金陵医派研究 [M]. 江苏：东南大学出版社，2017年 8 月第 1 版。

[2] 李俭，谢英彪 . 中医膏滋方临床应用荟萃 [M]. 北京：人民军医出版社，2010 年 11 月第 1 版。

[3] 刘永年 . 刘永年疑难病辨治传心录 [M]. 北京：人民卫生出版社，2016年 3 月第 1 版。

[4] 龙家俊，陈新 . 难治性疾病中医临床探索 [M]. 江苏：江苏凤凰科学技术出版社，2016 年 1 月第 1 版。

[5] 谢英彪，黄永澄 . 中医大家傅宗翰 [M]. 江苏：东南大学出版社，2017年 7 月第 1 版。

[6] 谢英彪，徐蕾 . 中医大家谢昌仁 [M]. 江苏：东南大学出版社，2017年 8 月第 1 版。

[7] 胥京生 . 胥受天女科临证录要 [M]. 北京：人民卫生出版社，2010 年12 月第 1 版。

[8] 邹燕勤 . 邹云翔学术思想研究选集 [M]. 江苏：南京大学出版社，1997年 12 月第 1 版。

[9] 黄衍强，杨钧 . 癌症放疗化疗毒副反应中医特色疗法 [M] 北京：人民军医出版社，2015 年 7 月第 1 版。

[10] 谢英彪 . 名老中医教你开处方 [M]. 北京：金盾出版社，2013 年 8 月第 1 版。

[11] 谢英彪 . 谢英彪 50 年医验集 [M]. 北京：人民军医出版社，2014 年 4月第 1 版。

[12] 谢英彪 . 慢性低血压病的中医治疗 [M]. 北京：人民军医出版社。

[13] 南京市中医院 . 协定处方 (内部出版)。